J. Apley, R. MacKeith, R. Meadow
Das Kind und seine Symptome

Das Kind und seine Symptome

John Apley, Ronald MacKeith, Roy Meadow

Vorwort und Übersetzung
Franz Wurst

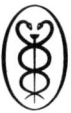 Hippokrates Verlag Stuttgart

CIP-Kurztitelaufnahme der Deutschen Bibliothek

Apley, John:
Das Kind und seine Symptome / J. Apley ; R. MacKeith ;
R. Meadow. [Aus d. Engl. neu übers. von Franz Wurst]. –
2. Aufl. – Stuttgart : Hippokrates-Verlag, 1983.
  Einheitssacht.: The child and his symptoms ⟨dt.⟩
  ISBN 3-7773-0601-0
NE: MacKeith, Ronald:; Meadow, Roy:

Titel der Originalausgabe: »The Child and his Symptoms«
von John Apley, Ronald MacKeith, Roy Meadow
Third edition 1978
© Blackwell Scientific Publications, Oxford

Aus dem Englischen neu übersetzt von
Prim. Professor Dr. Franz Wurst
Facharzt für Kinderheilkunde
Fercherstraße 6, A-9020 Klagenfurt

ISBN 3-7773-0601-0

1. Auflage 1965
2. Auflage 1983

Wichtiger Hinweis

Medizin als Wissenschaft ist ständig im Fluß. Forschung und klinische Erfahrung erweitern unsere Kenntnisse, insbesondere was Behandlung und medikamentöse Therapie anbelangt. Soweit in diesem Werk eine Dosierung oder eine Applikation erwähnt wird, darf der Leser zwar darauf vertrauen, daß Autoren, Herausgeber und Verlag größte Mühe darauf verwandt haben, daß diese Angabe genau dem Wissensstand bei Fertigstellung des Werkes entspricht. Dennoch ist jeder Benutzer aufgefordert, die Beipackzettel der verwendeten Präparate zu prüfen, um in eigener Verantwortung festzustellen, ob die dort gegebene Empfehlung für Dosierungen oder die Beachtung von Kontraindikationen gegenüber der Angabe in diesem Buch abweicht. Eine solche Prüfung ist besonders wichtig bei selten verwendeten Präparaten oder solchen, die neu auf den Markt gebracht worden sind.

© Hippokrates Verlag GmbH, Stuttgart 1983
Jeder Nachdruck, jede Wiedergabe, Vervielfältigung und Verbreitung, auch von Teilen des Werkes oder von Abbildungen, jede Abschrift, auch auf fotomechanischem Wege oder im Magnettonverfahren, in Vortrag, Funk, Fernsehsendung, Telefonübertragung sowie Speicherung in Datenverarbeitungsanlagen, bedarf der ausdrücklichen Genehmigung des Verlages. Printed in Germany 1983. Satz und Druck: Sulzberg Druck GmbH, Sulzberg im Allgäu.

Inhaltsverzeichnis

Vorwort	9
Vorwort zur 3. Auflage der Originalausgabe	11
Dankadresse	12
1. Die psychosomatische Betrachtungsweise	13
Wie häufig sind Störungen vorwiegend emotionalen und sozialen Ursprungs?	18
Die Praxis der psychosomatischen Medizin	18
2. Die Gefühle des Kindes und seine somatischen Symptome	22
Grundregeln	24
Mechanismen	26
Psychosomatische Störungen oder Ganzheitsmedizin?	29
3. Umwelt, Familie und Kind	34
Die Familie	38
Die Persönlichkeit des Kindes und ihre Störungen	44
4. Krankheiten des Respirationstraktes	47
Primäre Erkrankungen der Nase	48
Tonsillen und Adenoide	49
Hyperventilation	51
Asthma	53
5. Rezidivierende Schmerzzustände	64
Rezidivierende Bauchschmerzen	66
Anzeichen einer emotionalen Störung	68
Rezidivierende Gliederschmerzen	73
Migräne	75
Rezidivierende Kopfschmerzen	77
Gemeinsamer Nenner bei rezidivierenden Schmerzzuständen in der Kindheit	80
6. Rezidivierende Fieberzustände, azetonämisches (zyklisches) Erbrechen, das periodische Syndrom	82
Rezidivierende Fieberzustände	82
Azetonämisches Erbrechen	85
Das periodische Syndrom	89
7. Enuresis und andere Miktionsstörungen	93
8. Obstipation, Überlauf-Inkontinenz und Enkopresis	106
Obstipation	106
Überlauf-Inkontinenz und Enkopresis	114
9. Hautkrankheiten	118
Emotionelle Störungen und Hautkrankheiten	120
Einige häufige Hautkrankheiten	121
10. Tics	127

11.	Schreien im Kindesalter	132
	Die Behandlung des Schreiens	139
12.	Schlafstörungen	143
	Schlafstörungen in verschiedenen Altersgruppen und ihre Behandlung	148
13.	Schwierigkeiten mit der Säuglingsernährung	152
	1. Allgemeine Überlegungen	152
14.	Schwierigkeiten mit der Säuglingsernährung	161
	2. Technik	161
	Ernährung an der Brust	161
	Flaschenernährung	168
	Einführung fester Nahrung	170
15.	Appetitstörungen und Nahrungsverweigerung	172
16.	Magerkeit und Minderwuchs	178
	Magerkeit	178
	Einige organische Krankheiten, die Magersucht verursachen	180
	Minderwuchs	189
17.	Adipositas	192
	Die Ursachen der Adipositas	193
	Prognose	198
	Differentialdiagnose	198
	Vorbeugung	199
	Die Behandlung der Adipositas	200
18.	Akute körperliche Krankheit und ihre Auswirkungen auf Eltern und Kind	205
19.	Behinderungen	212
	Auswirkungen auf das Kind und seine Familie	212
	Die Eltern	213
	Das Kind	220
	Die Bedürfnisse behinderter Kinder	224
20.	Einige häufige Behinderungen	227
	1. und 2. Das blinde und das sehschwache Kind	228
	3. und 4. Das taube und das schwerhörige Kind	228
	5. Das schwächliche Kind	229
	6. Das diabetische Kind	229
	7. Das schwachbegabte Kind	230
	8. Das epileptische Kind	232
	9. Das unangepaßte Kind	234
	10. Das körperlich behinderte Kind	234
	11. Das Kind mit einer Sprachstörung	236
	Arzt und Patient	237
21.	Die Konsultation	238
	Die Anamnese	241
	Klinische Untersuchung und Abklärung	245

22. Diagnose	247
23. Beruhigung	251
24. Behandlung	264
Adressenliste	267
Bibliographie	269
Sachverzeichnis	277

Vorwort

F. Wurst

Was ist Krankheit? Viele bedeutende Ärzte haben sich um eine Definition bemüht, doch der Begriff ist dadurch nicht klarer geworden. Fast meint man, er zieht sich ins Dunkel des nicht mehr Erfaßbaren zurück, je näher man ihm an den Leib rücken möchte. »Krankheit ist das Fehlen völliger Gesundheit«, wäre eine platte Definition, doch wird damit das Problem nur weiter geschoben, denn was ist Gesundheit? Diese ist nach den Satzungen der WHO ein Zustand völligen körperlichen, seelischen und sozialen Wohlbefindens. Ein Zustand den es nicht gibt. Wir Ärzte sind und bleiben in diesem Kinderspiel »Ich bin, ich bin was du nicht bist« die Gefoppten. Hier allerdings setzt *John Apleys* große Darstellungskunst ein, die er uns in seinem Buch »Das Kind und seine Symptome« beweist. Er müht sich erst gar nicht um eine Definition, die nichts bringen kann, weil es die völlige Gesundheit eben nur in der Theorie gibt. Er führt uns mitten in die Praxis seiner jahrzehntelangen Tätigkeit als Pädiater.

Ich hoffe, daß nun nicht mißverstanden wird, was die Schwerpunktsetzung für die Praxis bedeutet. Nicht etwa ein Nachschlagewerk über Therapiemöglichkeiten mit neuen Medikamenten und über ihre Dosierung. Er hätte damit nur die Zahl solcher für die Praxis unentbehrlicher Bücher um eines vermehrt. Im Gedränge einer gut besuchten Praxis kann es der Arzt sehr gut brauchen.

Im »*Apley*« allerdings kann man nicht nachschlagen, man muß ihn lesen. Wir begegnen dem Autor dabei als einem liebe- und humorvollen Kinderarzt, der nicht den Ausgangspunkt jeden pädiatrischen Wissens und Könnens aus den Augen verloren hat, das Kind in den ersten Lebensjahren und seine Mutter.

Wie die Mutter zum Kind steht, ist aber auch nicht die Folge von körperlichen oder psychischen Anlagen. Das Verhalten der Mutter ist Ausdruck ihrer jeweiligen körperlichen und seelischen Verfassung, die Folge von bestimmenden Ereignissen in ihrem bisherigen Leben, ihrer Position in der Familie und ihrer näheren Umwelt.

Also eine Kinderpsychiatrie? Dieses Fachgebiet kann und will das Buch nicht für sich reklamieren, es hält freundliche aber bewußte Distanz und verstrickt sich nicht in tiefenpsychologische Auslegungen und Therapievorschlägen. Dafür beschreibt es die vielfältigen verschlungenen Wechselbeziehungen in der Dyade Mutter-Kind als Wurzeln von Krankheiten. *Apleys* Buch ist eine praxisnahe allgemein verständliche pädiatrische Psychosomatik, wobei die Mutter ebenso wie das Kind in ihren Reaktionen verstanden werden muß. Und genau da zeigt uns das Buch mit überzeugenden Beispielen, wie wir beiden helfen können.

Apleys Buch ist lebensnahe und lebensvoll. Trotzdem bleibt es in seinem Anliegen, den Arzt von der Wichtigkeit dieses psychosomatischen Standpunktes zu überzeugen, wissenschaftlicher Argumentation auf der Spur. *Apley* hat nicht die

Mühe gescheut, seinen Bestseller in manchen Kapiteln völlig neu zu schreiben, um letzte Ergebnisse und Erfahrungen mit einzuflechten und seine Leser im Hinblick auf das Wesentliche noch stärker anzusprechen.

1965 wurde das Buch erstmals ins Deutsche übertragen. 1979 hat mich *Apley* bei einer Tagung gefragt, ob ich nicht die kürzlich erschienene 3.Auflage übersetzen möchte. Das Werk war 14 Jahre vorher im Hippokrates Verlag in vornehmer Ausstattung herausgekommen und hatte auch dank der brillianten Übersetzungskunst von Frau Dr. *Ruth Haffter* einen breiten Leserkreis gefunden. Ich entschloß mich nicht ungern, dieses Angebot anzunehmen. Mich hatte schon die 1.Auflage fasziniert. Auch bot sich mir die angenehme Möglichkeit, einen Teil der ersten Übersetzung wörtlich zu übernehmen. Damit möchte ich auch Frau Dr. *Haffter* meinen Dank abstatten.

Dem Verlag gebührt der Dank, daß er sich schnell zur zweiten Übersetzung entschloß und somit dem Übersetzer Gelegenheit gab, sich mit dem Inhalt mit Genuß, der bekanntlich Zeit und Ruhe voraussetzt, auseinanderzusetzen. Mit der Hoffnung auf eine rasche Fertigstellung des Werkes verbindet sich der Wunsch, daß das Buch vielen Kinderärzten und Allgemeinpraktikern vieles Wichtige mitgibt zum Nutzen ihrer kleinsten Patienten und ihrer sorgenvollen Mütter.

Franz Wurst

Vorwort zur dritten Auflage (des Originals)

Das Thema dieses Buches bleibt *das Kind mit seinen Symptomen* u.zw. als Einheit betrachtet. Nicht Stücke oder Teile des Kindes sondern das Kind selbst, wie es reagiert, sich anpaßt und wächst. Wir haben uns nicht das Ziel gesetzt, die Standardwerke der Pädiatrie zu ersetzen, sondern ihren bloßen Knochen Fleisch und Seele zuzufügen. Die psychosomatische Betrachtungsweise läßt die innig miteinander verbundenen somatischen, psychischen und sozialen Standpunkte nicht außer acht und gewährt der pädiatrischen Praxis mehr Lebensnähe, Lebendigkeit und Wissenschaftlichkeit. Die Überarbeitung der dritten Auflage erfolgte unter Mitarbeit eines dritten Autors mit noch mehr Gründlichkeit und unter Heranziehung neuer Forschungsergebnisse, die frischen Wind in das Werk hereingetragen haben. Die letzten vier Kapitel verlangten keine Neubearbeitung sondern nur kleine Änderungen. Ein Kapitel über Unfälle wurde weggelassen, da der Inhalt anderswo abgehandelt wurde. Von den übrigen Kapiteln wurden einige völlig neu geschrieben und die meisten anderen umfassend überarbeitet. Ältere Texte wurden gestrichen oder ersetzt und an vielen Stellen wurde neues Material verwendet. Im ganzen Buch haben wir dem praktischen Teil den Vorrang gegeben und die häufigsten Probleme hervorgehoben, die Kinder, Eltern und Ärzte in Schwierigkeiten bringen.

Wir hoffen, daß so wie bisher die Leser der englischen wie der übersetzten Ausgaben so freundlich sein werden, uns Kommentare und Ratschläge zu übermitteln, von denen unser Werk auch in Zukunft profitieren soll.

Dankadresse

Für die dritte Auflage sind wir Herrn Dr. *R. P. Warin* für seine hilfreichen Kommentare zum Kapitel über Hautkrankheiten zu Dank verpflichtet, ebenso Frau *Angela Hartup* für ihre wirksame Hilfe bei der Herstellung des Buches.

1. Die psychosomatische Betrachtungsweise

Die mechanistische Betrachtungsweise. Der Trugschluß der Somatiker: »Ein Symptom, eine Krankheit, eine Behandlung«. Die vier Dimensionen der kindlichen Persönlichkeit. Wie häufig sind psychosoziale Krankheiten? Die Praxis der psychosomatischen Medizin. Die Bedeutung der richtigen Diagnose. Die Prognose.

Es ist verlockend, das ärztliche Handwerk mit der Reparaturarbeit an einem Auto zu vergleichen.

Der Automechaniker konzentriert sein Interesse auf den Bestandteil des Wagens, der einen Defekt aufweist. Er kann einen Konstruktions- oder Herstellungsfehler haben oder kann abgenutzt sein; der Defekt kann entstanden sein, weil der Wagen auf schlechten Straßen gefahren wurde oder auf guten Straßen zu schnell oder weil er von einem anderen Wagen beschädigt wurde. Der Wagen kann schlecht behandelt oder beschädigt worden sein, weil der Lenker vielleicht schlecht sieht, weil er sich etwa keinen freien Tag leisten konnte, weil er familiären oder geschäftlichen Sorgen nachgrübelte – oder weil er auf das Fahrverhalten anderer Verkehrsteilnehmer nicht richtig reagierte. Wenn der Mechaniker den Wagen und seinen Lenker als eine Einheit zu betrachten hätte und wenn er versuchen würde, den Wagen zu reparieren, während er noch in Betrieb ist, wäre der Vergleich gültiger.

Der Trugschluß der somatischen Medizin

Es ist ein Trugschluß, daß ein somatisches Symptom immer eine physische Ursache haben muß und immer eine physische Behandlung erfordert. Der Mensch ist von komplexer Art und die Herkunft seiner Symptome spiegelt diese Komplexität wider.

Die Unhaltbarkeit der These:
»Ein Symptom, eine Ursache, eine Behandlung«

Jeden Fall von Bauchschmerzen mit Appendektomie behandeln oder der Mutter jedes Kindes, das mit sieben Monaten noch nicht sitzt zu sagen, es sei ein Spätentwickler aber sonst in Ordnung, nur deshalb, weil diese Begründungen häufig stimmen, hieße Schwierigkeiten herausfordern. Jedes Symptom kann bei verschiedenen Anlässen auf verschiedene Ursachen oder Kombinationen von Ursachen zurückzuführen sein, auf physikalische, chemische, infektiöse, psychische oder soziale. Ein Ausschlag an den Händen kann gleich ausschauen, ob er nun nur durch ein Reinigungsmittel verursacht wurde oder durch eine Ehescheidung oder durch beide. In der Nase kann eine Vielzahl von Agentien – Tabakrauch, Krankheitskeime, Pollen, Tropfen eines Medikamentes oder Zorn – die gleiche Vasodilatation, Hypersekretion, Schwellung und Okklusion hervorrufen. Ähnliche Beispiele sind im Buch mehrfach angeführt. Eine wirksame Behandlung ist gegen die Ursachen gerichtet und nicht allein gegen die Symptome. Wie kann der Arzt nun die Ursachen im individuellen ihm vorgestellten Fall finden?

Will man seine Symptome verstehen, dann muß man das Kind verstehen. Es ist für den Arzt nicht sinnvoll – und auch nicht wissenschaftlich –, einen kleinen Teil der erkennbaren Erscheinungen zu prüfen und den Rest zu ignorieren. Das bedeutet nicht automatisch mehr Laborbefunde. *William Penn* sagte sehr richtig: »Es gibt eine wahre Wollust des Untersuchens«. Labor- und Röntgenuntersuchungen sind oft nützlich und können sehr wesentlich sein, wenn sich auch der Arzt bei allen angeordneten Untersuchungen im klaren sein soll, welche Fragen er beantwortet wünscht. Aber Laborwerte sind nicht der einzige und schon gar nicht immer der verläßlichste Weg, ein besseres Verständnis für die Herkunft der Beschwerden des Patienten zu erhalten. Ein erfahrener Arzt peilt die Diagnose auf der Basis einer umfassenden, gleich zu Anfang erhobenen Vorgeschichte an, die er später ergänzt, wenn er nicht recht vorankommt. Einige Laboruntersuchungen mögen logisch indiziert – oder mögen erwiesenermaßen überflüssig sein. »Schließe zuerst die organischen Gründe aus«, hat einiges für sich, aber in der Praxis neigt der Arzt dazu, *zuerst die häufigen organischen Ursachen auszuschließen* und dann die allgemeinen psychischen und sozialen in Betracht zu ziehen. Hat er eine Niete gezogen, dann sucht er nach weniger naheliegenden organischen und daraufhin nach ungewöhnlichen psychischen Ursachen. Manchmal wird er dieses Vorgehen den Richtlinien gemäß wiederholen müssen. Ein zwanghaftes Suchen nach organischen Gründen mit medizinischen Scheuklappen unter Vernachlässigung häufiger Möglichkeiten auf psychologischem Gebiet, kann die richtige Behandlung und notwenige Hilfe aufhalten und kann vielleicht dauernden Schaden anrichten. Hausärzte haben den Vorteil, daß sie vielleicht bereits eine Menge von der Familie und dem Milieu wissen. Zeit zu finden für die Vorgeschichte, bereits wenn der Patient zu ersten Mal zur Behandlung kommt, ist ein allgemeines ärztliches Problem, auf lange Sicht hin bestätigt sich aber häufig doch die Ökonomie dieser Methode.

Eine vollständige Vorgeschichte verschafft dem Arzt mehr Fakten über seinen Patienten. Wie aber soll er wissen, welche Angaben in der Masse der anamnestischen Daten bedeutsam sind, welche ihm nützlich sein werden bei seiner Suche nach ätiologischen Faktoren? Die Menge der Daten bedarf eines organisierten Vorgehens.

Zur Analyse der Gesamtheit:
Die vier Dimensionen der kindlichen Persönlichkeit

Die Faktoren, die der Arzt über das Kind sammelt, kann man ordnen, indem man sie unter verschiedenen Aspekten gruppiert. Will er andererseits ein einigermaßen komplettes Bild vom Kind erhalten, dann muß er von jedem wichtigen Aspekt des Kindes Kenntnis haben. Der Arzt mag das Kind vorübergehend nur von einem Blickwinkel her betrachten, will er aber detaillierten Untersuchungen zuliebe das Kind »in Stücke zerlegen«, dann muß er die Teile später wieder zusammensetzen. Das Kind soll nach vier Dimensionen beurteilt werden:

somatisch   emotional
geistig   sozial

Sie sind alle miteinander verbunden, und keine darf übersehen werden, will man ein komplettes Bild des Kindes gewinnen. Will man das Kind in jeder dieser Dimensionen richtig einschätzen, dann ist ein gesundes Wissen über seine Entwicklung unerläßlich. Ohne dieses bleibt die Bewertung von Symptomen und Eigenschaften unverläßlich und manchmal ernsthaft irreführend. Hier richten wir unser Augenmerk auf die Herkunft körperlicher Symptome und werden uns gründlich mit der Symptomatologie der gestörten Funktion auseinandersetzen.

Die somatische Dimension

Innerhalb dieser Dimension betrachtet der Arzt den anatomischen und physiologischen Zustand der Körperteile, die von der Störung am stärksten in Mitleidenschaft gezogen sind, aber ebenso den Zustand der Körperfunktionen in ihrer Gesamtheit. Bei der Diagnose versucht er, eine ätiologische Darstellung zu geben. Er kann z. B. sagen, das Kind mit den Beschwerden des Nässens, der Appetitlosigkeit, der Fieberschübe hat:

a) eine Harnwegsinfektion
b) einen vesiko-ureteren Reflux
c) eine Nierenschrumpfung
d) eine Hypertension mit Herzerweiterung
e) eine Wachstumsstörung

In der gleichen Weise erfordert die Diagnose einer Unterernährung somatische (anatomische und physiologische) Feststellungen hinsichtlich des Körperwachstums, einer Anämie, eines Infekts. Sie schließt eine Funktionsstörung ebenso ein wie eine Fehlernährung, die festgestellt sein mag. Aber die somatische Diagnose einer »Unterernährung« erklärt nicht von sich aus, was in den Familienverhältnissen dazu Anlaß gab, daß dieses Kind zu dieser Zeit unzureichend Nahrung erhielt und diese Störung entwickelte. Auch läßt sie offen, warum das Kind nicht zum Arzt gebracht wurde oder, im Fall eines Arztbesuches, warum seine Anordnungen nicht regelmäßig befolgt wurden.

Die geistige Dimension

Ist die Beurteilung dieser Dimension wichtig für den Umgang mit kranken Kindern? Nicht in jedem Fall, in manchem aber schon. Und ebenso wie der Arzt das Herz jedes von ihm untersuchten Kindes mit dem Stethoskop abhorcht und nicht häufig etwas findet, so sollte er sich jedesmal ein Bild über die Intelligenz des Kindes machen.

Ein fünf Monate altes Kind eines jungen Arztes wurde mit akuter Bronchitis ins Spital eingeliefert. Es sollte adoptiert werden. Die Eltern hegten keinen Verdacht, aber die Routineuntersuchung durch einen Medizinstudenten brachte zutage, daß das Kind geistig stark rückständig war.

Wenn ein Kind adoptiert wird in der Erwartung, es würde sich normal entwickeln, dann aber sich herausstellt, daß es schwer behindert ist, könnte die Adoption ein böses Ende für das Kind und die Adoptiveltern nehmen. Das Ergebnis der Routineuntersuchung erbrachte in diesem Fall Aufklärung von großer Wichtigkeit.

Schwache Intelligenzanlagen können indirekt somatische Symptome hervorbringen. (In unserem Land sind es geistig behinderte Kinder, die nicht kauen, Milchdiät und passierte Speisen erhalten, so daß man gelegentlich Skorbut zu sehen bekommt und allgemein eine Eisenmangelanämie). Ein geistig schwaches Kind, das fühlt, daß es den Erwartungen seiner Eltern nicht entspricht, kann emotionelle Spannungen entwickeln, die sich schließlich in körperliche Symptome umsetzen. Ein Kind mit mittelmäßigen oder guten geistigen Anlagen kann in gleicher Weise somatisieren, wenn es durch des Vaters Ehrgeiz übermäßig belastet und über seine Fähigkeiten hinaus unter Druck gesetzt wird. Sogar das hochbegabte Kind neigt zu Störungen und Körpersymptomen, wenn es sich gelangweilt oder frustriert fühlt, – als Folge seiner guten geistigen Anlagen.

Die emotionale Dimension

Ein großer Pädiater sagte einmal: »Sicherlich unterwirft sich das Kind nicht bereitwillig einer Spaltung des Geists vom Körper, und von seinen Störungen sind viele Störungen von beiden« (*Cameron* 1946). 1928 hat *W.B.Cannon* in seinem klassischen Werk *Körperliche Veränderungen bei Schmerz, Angst, Hunger und Wut* gezeigt, wie stark verwoben psychische und körperliche Reaktionen beim Tier sind. Seither haben viele Studien diese somatische Einheit beim Menschen nachgewiesen.

Viele Körpersymptome entwickeln sich aus übers Ziel schießenden Reaktionen, die sich beim Menschen in alltäglichen emotionalen Situationen abspielen. Das Reaktionsmuster des Einzelnen ist das Ergebnis von Wechselwirkungen zwischen Anlagen und den eigenen Erfahrungen und Streß-Einflüssen. Wenn wir von Streß-Krankheiten, von Körperreaktionen auf Streß sprechen, dann verwenden wir hier das Wort Streß unter Miteinbeziehung von physischen, emotionellen und sozialen Faktoren. Es schließt mit ein »jeden Reiz oder jede Veränderung der äußeren oder inneren Umwelt, der die Homöostase stört und der unter bestimmten Bedingungen, Krankheit auslösen kann« (*Rees* 1959).

Gewisse Syndrome und Krankheiten werden als »psychosomatische« etikettiert. Das heißt, emotionelle Faktoren werden bezichtigt, einen großen oder sogar überwiegenden Einfluß auf die Entwicklung von Körpersymptomen zu nehmen. Wir heben hier und auch anderswo hervor, daß die Heraussonderung und Etikettierung gewisser Störungen als »psychosomatisch« willkürlich und irreführend ist. Jede Krankheit, ob Leukämie, Asthma oder Depression, hat somatische und psychische Wurzeln und alle Aspekte verdienen Beachtung. Wir verwenden das Wort »psychosomatisch« trotzdem, des landläufigen Gebrauchs und der Kürze wegen.

Worauf soll der Arzt in der Praxis achten, um seine Überlegung, ein Symptom sei emotionaler Herkunft, zu untermauern? (siehe auch Kap. 2). Der Mangel an Beweisen für eine organische Ursache reicht dafür nicht aus. Er braucht positive Hinweise auf eine emotionale Störung. Selbst wenn das Kind eine unumstrittene organische Störung hat, muß der Arzt versuchen, die emotionale Dimension abzuschätzen, denn emotionale Faktoren können zur Entstehung der Störung beigetragen haben und können den Verlauf wie auch die Behandlung beeinflussen. Darüberhinaus wird der Arzt so manche emotionale Schwierigkeit entdecken, die zwar mit dem gegenwärtigen Symptom, Syndrom oder Krankheitsbild nicht im Zusammenhang steht, der aber doch abgeholfen werden kann. (In Kap. 2 ist noch weiter davon die Rede: »Die Emotionen des Kindes und Körpersymptome«.)

Die soziale Dimension

Seit die Medizin wissenschaftlicher geworden ist, hat sie sich notwendigerweise mehr mit gesellschaftlichen Fragen auseinandergesetzt. Dieses Thema kann hier trotzdem nicht weiter verfolgt werden, da unser Augenmerk auf die soziale Dimension des Menschen gerichtet ist. Als Beispiel der sozialen Dimension wurden einige Zusammenhänge zwischen Krankheit und Armut zusammengestellt (siehe S. 36). Sie umfassen ein häufigeres Vorkommen von Anenzephalie, Meningomyelokele, Bettnässen, Erkrankungen und Todesfällen bei Infektionskrankheiten, Schwachsinn und Delinquenz.

Die höhere Frequenz vieler Krankheiten – von der Enteritis bis zur Enuresis – bei Kindern aus niedrigeren sozialen Schichten ist gut bekannt. Sie stellt noch heute eine Herausforderung für den Pädiater dar. Es ist nicht sehr sinnvoll, ein Kind von seiner Krankheit zu heilen und es dann in einer Umgebung zu belassen, in der es einen Rückfall erleiden wird. Der Arzt kennt keine medizinische Behandlung für Armut. Aber ist er sich des Einflusses bewußt, den soziale Faktoren bei der Krankheit des Kindes spielten, armselige Wohnverhältnisse, Unterernährung, eine brüchige Familie und ein Mangel an heilpädagogischen Möglichkeiten, dann wird er vielleicht in der Lage sein, irgend etwas zum Nutzen und zur indirekten Hilfe für das Kind zu tun. Kann er nicht persönlich helfen, dann kann er wenigstens eine zuständige Einrichtung dafür mobilisieren.

Wie häufig sind Störungen vorwiegend emotionalen und sozialen Ursprungs?

Zu den häufigsten Ursachen von wiederholten Absenzen bei größeren Schulkindern gehören Asthma, Magenweh und Kopfweh, alles Störungen, bei denen psychische Faktoren im allgemeinen eine wichtige Rolle spielen. Rezidivierende Bauchschmerzen kommen bei mehr als 1 von 10 unausgewählten Schulkindern vor, und rezidivierende Gliederschmerzen kommen bei 1 von 25 Kindern vor (Kap. 5). In einer Allgemeinpraxis wurde festgestellt, daß $^1/_5$ der untersuchten Kinder eine psychosomatische Störung hatte, und das ist wahrscheinlich zu niedrig geschätzt. Krankheiten im Kindesalter treten in ärmeren Familien häufiger auf.

Die Häufigkeit dieser Diagnose ist offensichtlich abhängig von den Kenntnissen und Auffassungen des Arztes. In der Häufigkeit der Krankenhauseinweisungen wegen »psychosomatischer Störungen« kommen verschiedene Faktoren zum Ausdruck: Die Mühen, die diese Störungen für den Hausarzt bedeuten, und die Wichtigkeit, die der Patient der Störung beimißt usw. Nach unseren und vielen anderen Erfahrungen ist es klar, daß die Zahl der Kinder, die wegen psychosomatischer Störungen eingewiesen werden, groß ist und daß sie möglicherweise noch größer wird.

Statistiken mit Krankenhauseinweisungsdiagnosen geben dem Großteil der Kinder kaum den wirklichen Grund für die Notwendigkeit der Aufnahme an. In einer ausgezeichneten Zusammenfassung hat *Straus* (1965) dargestellt, daß in der ganzen Welt soziale Faktoren einen wesentlichen Grund für die Krankenhauseinweisung von Kindern bilden. In 45% spielen sie eine Rolle, in 15% sind sie der Hauptgrund. Da die unter schlechten sozialen Bedingungen zum Ausbruch gekommenen infektiösen Krankheiten und Ernährungsstörungen nun einen leichteren Verlauf nehmen, bilden die schweren psychosozialen Anpassungsstörungen einen zunehmenden Anteil der Einweisungen in Kinderkrankenhäuser. Diese nehmen daher in immer höherem Prozentsatz Kinder von Gastarbeitern auf, Kinder aus sozial labilen und gestörten Familien. Eine knappe Zusammenfassung über die somatischen Aspekte dieser Kinderkrankheiten wird den Kindern weniger zugute kommen als eine breitere Besprechung.

Die Praxis der psychosomatischen Medizin

Der Arzt und sein Patient

Um eine Vorgeschichte zu erheben und eine Untersuchung vorzunehmen, müssen sich zumindest zwei Personen bereit finden – der Arzt und der Patient. Von diesen beiden Menschen ist es der Arzt, der die Situation besser abschätzen kann, von seiner Haltung und seinem Vorgehen hängt die Mitarbeit des Patienten zum großen Teil ab.

Die zwischenmenschliche Beziehung zwischen Arzt und Patient ist so wichtig, daß es wohl wert ist, darüber nachzudenken. Viele Ärzte haben eine unbewußte

Geschicklichkeit, dem Patienten Vertrauen einzuflößen, bei den meisten kann diese Fähigkeit bewußt gefördert werden. Ein Arzt z.B., der gut mit Kindern umgehen kann, hat eine Technik, die von Kind zu Kind verschieden ist, die aber erlernt werden kann. Das Wesentliche an dieser Haltung ist das Akzeptieren des Kindes – wie immer es ist –. Der Arzt nimmt Anteil am Kind und den Eltern und fühlt mit ihnen. Er sitzt nicht zu Gericht über sie. Freundlichkeit allein jedoch genügt nicht. Die wissenschaftliche Grundhaltung ist auf diesem Gebiet der Medizin genau so gültig wie in der Biochemie. Zu den Körperflüssigkeiten, mit denen er sich befassen muß, gehören Blut, Tränen und Schweiß. Der Arzt, der seinen Patienten verstehen will, braucht einige Kenntnisse über das Verhalten von Tieren und Menschen. Er kann sich nicht auf Intuition allein verlassen. Das Wissen um menschliches Verhalten ist nicht bloß eine Geisteshaltung, sondern ein verfügbares Arsenal von Wissen und Technik.

Es ist demütigend, aber auch anspornend für uns Ärzte zu wissen, daß wir ein wichtiger Teil der Umgebung des Patienten sind, die die Gesundheit und ihre Störungen beeinflußt. Iatrogene Krankheiten sind nur extreme Beispiele für die vielen Möglichkeiten der Beeinflussung der Gesundheit der Patienten durch den Arzt.

Georgina J., ein neunjähriges Mädchen mit viel Selbstbeherrschung, sehr stark der Typ des jüngsten Kindes einer großen Familie, hat während mehrerer Jahre an anfallsweisem Erbrechen gelitten, zeitweise verbunden mit Bauchschmerzen, zeitweise mit erhöhter Temperatur. Bei wiederholten klinischen Untersuchungen konnte kein organischer Befund erhoben werden. Die intelligenten Eltern haben verstanden und akzeptiert, daß es sich bei Georginas Symptomen um den Ausdruck einer emotionalen Störung handelte, und sie haben ihr Verhalten gegenüber dem Kind im täglichen Leben in kluger Weise modifiziert. Die Anfälle wurden harmloser, dauerten weniger lang und traten mit viel größeren Intervallen auf.

Während einer späteren leichten Attacke wurde Georgina erstmals von einem neuen Arzt untersucht, der den Eltern kategorisch erklärte, es handle sich um eine subakute Appendizitis. Er hielt an seiner Meinung fest, obwohl weder der zugezogene Chirurg noch der früher behandelnde Pädiater dieser Diagnose zustimmen konnten. Die Brechattacken wurden schlimmer und häufiger. Eine Probelaparotomie wurde vorgenommen, und eine Appendix ohne Zeichen von Entzündung wurde entfernt. Als das Erbrechen später wieder auftrat, wurde ein anderer Arzt gerufen. Seither ist kein Erbrechen mehr aufgetreten. Als charmante und intelligente junge Frau war sie später anfällig für Kopfschmerzen und Übelkeit.

Oft ist es nützlich, wenn Eltern und Kind den Arzt gesondert sprechen. Eine Frage an die Mutter: »Was für eine Art von Kind ist es«? kann fruchtbar sein. Und die Frage »Was halten Sie für die wirkliche Ursache der Störung«? mag Befürchtungen der Eltern an die Oberfläche bringen, die tatsächlich überflüssig sind, wenn sie auch eine große Rolle bei der Störung des Kindes gespielt haben. Das Kind auch allein zu sehen, ist eine Geste der Achtung. Sie mag dem Arzt Einblick geben, wie es über seine Familie und die Lehrer denkt.

Die psychosomatische Betrachtungsweise

Ist eine exakte Diagnose nötig?

Das Zeitalter der Chemotherapie hat in dramatischer Weise die Bedeutung einer exakten Diagnose der Infektionskrankheiten herausgestellt. Angeborene Herzfehler sind ein gutes Beispiel auf einem anderen Gebiet. Sobald eine wirksame chirurgische Behandlung verfügbar war, wurde die genaue Diagnose zum Gebot. Ähnlich beruht die Wichtigkeit des Erkennens körperlicher Symptome psychischen oder sozialen Ursprungs auf der Möglichkeit, dem Patienten in vielen Fällen durch entsprechende Maßnahmen Hilfe zukommen zu lassen. Es liegt auch an dem Wunsch des Arztes, die Wahrheit zu finden, und dieses Streben schickt ihn in vielen Fällen auf einen langen Weg, bis er schließlich imstande ist, seinem Patienten zu helfen.

Je mehr Teilursachen erkannt werden, um so exakter wird die Diagnose. Die ganzheitliche Betrachtungsweise für die Erstellung der Diagnose wird für ihn auch zur ganzheitlichen Behandlung und Vorbeugung. Die kindlichen Symptome ergeben sich aus der Summierung einer ganzen Anzahl belastender Faktoren. Wenn der Arzt in einige Schwierigkeiten des Kindes mehr Licht bringt, wird das Kind mit den anderen besser umgehen können oder neue vermeiden lernen. Besser ein Zaun auf der Spitze des Felsens, als ein Rettungswagen an seinem Fuß.

Die Mitteilung an Kind und Eltern

Wenn er eine sorgfältige Anamnese aufgenommen, das Kind gründlich untersucht und keine körperliche Störung gefunden hat, wird der gute Arzt nicht sagen: »Dem Kind fehlt nichts«. Der Arzt wäre nicht aufgesucht worden, wenn alles in Ordnung wäre. Wenn man den Eltern eines Kindes mit unbestimmten Bauchschmerzen ohne organische Störung sagt: »Es fehlt ihm nichts, sorgen Sie sich nicht, es wird sich verwachsen«, macht man drei Fehler. Erstens stimmt es nicht, denn zumindest zwei Dinge sind nicht in Ordnung – ein Kind mit Schmerzen und eine Mutter mit Angst. Zweitens ist der Rat schlecht, weil die Eltern beunruhigt sein sollen, wenn das Kind ungeklärte Beschwerden äußert. Drittens ist die Prognose oft falsch: Keineswegs bei allen Kindern »verwachsen« solche Beschwerden. Sie werden es viel eher tun, wenn die Störung, die eine überwiegend somatische, psychisch oder sozial verursachte sein kann, richtig diagnostiziert ist, wenn alle Umstände berücksichtigt werden, wenn der ganze Patient richtig behandelt wird. Dieser Punkt wird nochmals behandelt in Kap. 21 und 23.

Was wird aus Kindern mit »psychosomatischen Störungen«?

Was wird aus Kindern, wenn somatische Symptome geistigen, emotionalen oder sozialen Ursprungs nicht richtig diagnostiziert und daher auch nicht richtig behandelt oder überhaupt nicht behandelt werden? Was für ein Erwachsener wird aus ihm? Wie hoch sind die Selbstheilungsraten? Und wie stehen diese im Verhältnis zu den Heilungen ordnungsmäßig behandelter Kinder? Es gibt bis jetzt erstaunlich wenige Verlaufsstudien und Längsschnittprognosen für diese häufigen Störungen. Besonders Längsschnittuntersuchungen würden benötigt. Die primär somatischen Krankheiten des Kindesalters sind oft flüchtiger Art, liegt jedoch eine schwere Belastung auf psychischem oder sozialem Gebiet vor, dann verdienen Verlauf und Prognose genauere Überwachung. Eine der wenigen kontrollierten Längsschnittstudien ist ausführlich auf S. 40 beschrieben. Bei 9 von 10 Kindern mit rezidivierenden Bauchschmerzen ist der Zustand emotionaler Herkunft. Als Erwachsene hatten noch 2/3 von ihnen Symptome (*Apley* 1959). Neuere Studien – in der Regel leider über viel kürzere Zeiträume verfolgt – sind auf S. 71 beschrieben. Bei Kindern mit zyklischem Erbrechen kann nach *Hoyt* und *Stickler* (1960) das führende Symptom verschwinden, aber häufig treten andere Störungen auf und bleiben bestehen. Und *Hammond* (1973) fand, daß von 12 Kindern mit zyklischem Erbrechen 8 auf Migräne wechselten.

Wenn es nach den oben erwähnten Studien scheint, daß die Prognose auf lange Sicht düster ist, muß in Erinnerung gerufen werden, daß viele Fälle, vom ganzheitlichen Standpunkt aus gesehen, eigentlich unbehandelt blieben. Bei richtiger Behandlung verbessert sich die Prognose (*Apley* und *Hale* 1973); aber eine unbedingte Voraussetzung für eine vernünftige Behandlung ist eine richtige und vollständige Diagnose.

Ungenügende Beachtung der Persönlichkeit des Patienten führt unweigerlich zu einer unvollständigen und unrichtigen Diagnose, zu einer falschen Prognose und zu einer falschen Behandlung. Überdies können neue Leiden entstehen und sich auf dem Boden des vernachlässigten psychischen Zustandes des Patienten entfalten, so daß der Arzt, anstatt zu heilen, eventuell neue Steuerungen auslösen kann (*Bykov*, 1957). Niemand wird bestreiten, daß gefährliche körperliche Krankheiten rasch diagnostiziert werden müssen. Aber der Arzt, der grundlos fortfährt, nach einer organischen Störung zu suchen und die Wichtigkeit von geistigen, emotionalen und sozialen Dimensionen abstreitet, sollte erkennen, daß er selbst zu einem pathogenen Faktor wird, der durch seine wohlmeinende, aber nie endende Bemühung, eine organische Ursache zu finden, die Krankheit des Patienten aufrecht hält (*Weiss* 1947).

Ein Arzt, der sich um Kinder annimmt, findet aus seiner Verantwortung heraus besondere Möglichkeiten, denn die Anpassungsfähigkeit der Kinder (die körperliche wie die psychosoziale) bildet sich in hohem Maß während der ersten Lebensjahre aus. In der frühen Kindheit und vielleicht wieder in der Adoleszenz ist die Persönlichkeit am stärksten formbar. In den Kinderjahren kann für den Patienten mehr getan werden als im Erwachsenenalter. Es wird klar, daß weitere wesentliche Fortschritte in der Präventivmedizin durch Verbesserungen in der physischen, noch mehr aber in der geistigen und psychischen Umwelt des Kindes erreicht werden können.

2. Die Gefühle des Kindes und seine somatischen Symptome

Körperliche Störungen sind übersteigerte normale Reaktionen. Grundregeln: Psychosomatische Reaktionen sind unspezifisch. Ähnlichkeit mit Immunreaktionen. Anfälligkeit und Organdisposition, allgemeine Reaktionen, autonomes Nervensystem. Mechanismen. Psychosomatische Krankheiten oder Ganzheitsmedizin? Erkennung der zugrundeliegenden emotionalen Störung. Was kommt zuerst? Alter und Geschlecht.

Es sollte Laien und Ärzten aus eigener Erfahrung gleichermaßen klar sein, daß Veränderungen der Körperfunktionen emotionale Veränderungen begleiten können. Eine Exploration oder ein Test z.B. kann »Sensationen in der Magengegend«, gehäufte Harnentleerung, Durchfall oder Trockenheit des Mundes hervorrufen. Wie aufschlußreich sind Redewendungen wie »diese Arbeit macht mir Kopfzerbrechen« oder »es steigt mir heiß auf«. Solche Assoziationen sind nicht neu und der Medizinstudent kennt sie im Studienalltag. Aber irgendwie findet dieses Wissen keine Anwendung, wenn er später Patienten behandelt.

1649 wies *William Harvey* auf die »Signalbedeutung der Gemütsbewegung hin .., was in der Tat mehr Aufmerksamkeit verdient als die Tatsache, daß bei fast allen Gemütsbewegungen, bei Begierde, Hoffnung oder Angst unser Körper in Mitleidenschaft gezogen wird, unsere Miene sich verändert und das Blut hierhin oder dorthin zu fließen scheint«.

Etwa 300 Jahre später wurden diese Ideen wie folgt zusammengefaßt (*Stafford-Clark* 1959): »Die sogenannte psychosomatische Betrachtungsweise in der Medizin und Chirurgie hat uns gelehrt, daß es wahrscheinlich eine einzige fundamentale Antwort des Organismus auf Angst, Schmerz, Hunger, Infektion, seelische Belastung und körperliche Erkrankung gibt. Als Ärzte wissen wir seit langem, daß ein plötzlicher Schock plötzliche und manchmal katastrophale Reaktionen von Körper und Seele auslösen kann. Wir haben angefangen zu erkennen, daß der lang anhaltende Kampf mit Streß und Spannung, der manchem von uns beschieden ist, nicht ein Kampf ist, bei dem es immer nützlich ist, zu unterscheiden zwischen realen und eingebildeten Schicksalsschlägen; auch entstehen die Narben am Körper und in der Seele nicht unabhängig voneinander.«

In neuerer Zeit sind die Zusammenhänge zwischen Emotionen und Veränderungen der körperlichen Funktionen genauer untersucht worden. Die Verbindung zwischen emotionaler Spannung und körperlichen Symptomen ist in vielen klinischen Untersuchungen erwiesen worden, im Magen, im Kolon, in der Nase und in anderen Regionen des menschlichen Körpers.

Es wurde durch viele Beobachtungen bestätigt, im Tierexperiment wie auch beim Menschen, daß das autonome Nervensystem und das endokrine System mitbeteiligt sind. Ein Anfang wurde gemacht, als anatomische Regionen des Gehirns landkartenmäßig mit emotionalen Reaktionen in Verbindung gebracht wurden. Später erschienen Untersuchungen zur »Biochemie des Verhaltens«. Diese faszinierenden wissenschaftlichen Studien erhielten durch die Geschichte von Tom, einer klassischen Beschreibung in der Medizin, erheblichen Auftrieb (*Wolf* und *Wolff* 1943).

Als *Tom* neun Jahre alt war, verschluckte er eine heiße Speise und bekam in der Folge eine akute Ösophagusstriktur. Er hätte sterben können, aber eine Gastrostomie ermöglichte, ihn am Leben zu erhalten, und während vieler Jahre ernährte er sich durch die Magenfistel. Dann arbeitete er in einem Laboratorium, wo er zugleich der Untersucher und das Versuchskaninchen war. Der Zustand und die Funktion seines Magens wurden untersucht im Zusammenhang mit jenen Stimmungsschwankungen, wie sie im Alltag jedes Menschen vorkommen. Die gastrischen Reaktionen (Sekretion, Motilität und Durchblutung) wurden schwächer, wenn die Versuchsperson sich aus Situationen affektiver Spannung zurückzog, wurden hingegen verstärkt durch den unerfüllten Wunsch, sich in einen Kampf einzulassen. Bei vaskulärer Überfüllung wurden die Magenschmerzen stärker empfunden als gewöhnlich und wurden sogar als Folge heftiger Peristaltik empfunden. Einige dieser Veränderungen waren nicht zu unterscheiden von jenen, die bei organischen Krankheiten des Magens vorkommen.

Diese glänzenden Untersuchungen und Beobachtungen zeigten deutlich, wie die Organfunktion die Reaktionen des Menschen auf Ereignisse in seinem Leben widerspiegelt und ein Teil der Funktion des ganzen Organismus ist, des ganzen Menschen.

Diese Untersuchungen machen klar, daß die Reaktionsweisen in den zahlreichen emotional bedingten Störungen nichts Außergewöhnliches oder gar Geheimnisvolles darstellen. Die körperlichen Störungen sind Übersteigerungsformen emotionaler Reaktionen, wie wir sie beim Durchschnittsmenschen täglich erleben können.

Die übereinstimmenden Ergebnisse von Tierexperimenten und zahlreichen klinischen Beobachtungen wurden zusammengefaßt im Begriff der Schutzreaktionsmuster. Der Mensch reagiert auf Streß durch Reizantworten und Verhaltensweisen, die für ihn charakteristisch sind und von klein auf individuelle Unterschiede erkennen lassen (*Escalona* 1968). Sie können angeboren und familienspezifisch sein (siehe Kap. 3), wenn sie sich auch mit dem Alter ändern, wie wir später in diesem Kapitel zeigen werden, und auch durch verschiedene Umwelteinflüsse modifizierbar sind. Lernprozesse und Konditionierungen tragen dazu bei, daß sich verschiedene Arten von Reaktionen durch Umwelteinflüsse formieren.

Der Beweis, daß somatische Störungen durch emotionalen Streß und durch Mißerfolge in der Anpassung an schwierige Situationen fixiert werden, soll kurz zusammengefaßt werden. Wir finden die Störungen öfter bei bestimmten Persönlichkeitstypen. Häufig beginnen die körperlichen Störungen in einer Krisenperiode. Oft folgt eine Zeit emotionaler Schwierigkeiten – vielleicht voraussehbar – in einem offensichtlichen zeitlichen Zusammenhang mit dem erstmaligen Auftreten oder der Exazerbation der Symptome. Bessert sich die Situation, dann kann die somatische Störung zurücktreten oder verschwinden.

Grundregeln

Aktionen und Reaktionen sind komplexer Art, denn psychosomatische Störungen werden von inneren wie auch von äußeren (inklusive sozialen) Faktoren festgelegt.

1. Das Unspezifische der psychosomatischen Reaktionen

Psychosomatische Reaktionen sind normale Reizantworten, die auf normale Stimuli erfolgen. Sie kommen bei gesunden Menschen vor, wenn auch in größerer Intensität bei Menschen mit psychosomatischer Krankheit. Die Medizin verfügt darin über viele Beispiele, etwa die Dermatitis, die viele Ursachen haben kann, Medikamente, Reinigungsmittel, Ehescheidung. In dem kleinen Buch *The Nose* haben *Holmes* und Mitarbeiter (1950) durch direkte Beobachtung nachgewiesen, daß die Nasenschleimhaut schrumpfen oder sich verdicken kann durch Virusinfektionen, medikamentöse Nasentropfen, Zigaretten oder Zorn.

2. Ähnlichkeit mit Immunreaktionen

Wir heben hervor, daß psychosomatische Reaktionen in zwei fundamentalen Eigenschaften den Immunantworten ähnlich sind:

a) Es besteht eine Überempfindlichkeit (gegenüber emotionalem Streß oder artfremden Eiweiß),
b) Die Reaktion ist eine Antwort auf etwas, was dem Individuum einmal widerfahren ist (psychisch oder immunologisch).

Es ergibt sich die wichtige Schlußfolgerung, daß die psychosomatische Krankheit auf einem Lernvorgang beruht (wird später näher ausgeführt unter »Konditionierung«).

3. Anfälligkeit

Einige Individuen sind in spezieller Weise anfällig. Dies kann Anlagefaktoren, Umweltfaktoren oder einer Kombination von beiden zugeschrieben werden. Ohne ins Detail zu gehen, soll hier die Wichtigkeit der Familie hervorgehoben werden. Sie erzeugt die Disposition zu psychosomatischen Störungen durch genetische Faktoren, durch Gewohnheiten oder durch beide. Ein psychosomatisches Leiden ist charakterisiert durch »Familientradition«.

Die Anfälligkeit kann eine *lokale* sein, man spricht dann von Lokalisation bzw. Organdisposition (Tab. 2.1).

Tabelle 2.1 Organdisposition für psychosomatische Reaktionen

Organ:	Einige klinische Manifestationen
Bronchien	Asthma
Kopfgefäße	Migräne
Verdauungstrakt	Erbrechen
	rezidivierende Schmerzzustände
	Diarrhoe
	Ulcus pepticum
	Drei-Monatskolik
Nasenschleimhaut	Rhinitis vasomotoria
Haut	Ekzem
Skelett	Wachstumsstörung

Zumindest bei manchen Patienten kann der Reaktion ein pathophysiologischer Befund, ein organisches Substrat zugrundeliegen wie z.B. bei der Migräne. Die Entdeckung weiterer darf vorausgesagt werden (über einen möglicherweise pathologischen Befund am autonomen Nervensystem wird unten berichtet).

Es ist wohlbekannt, daß ein Organ, das ursprünglich die stärksten Reaktionen zeigt, nach einer Periode von Jahren zugunsten eines anderen in den Hintergrund tritt. So kann ein Säuglingsekzem im Schulalter durch Bronchialasthma abgelöst werden, dem schließlich in der Adoleszenz Migräneanfälle folgen.

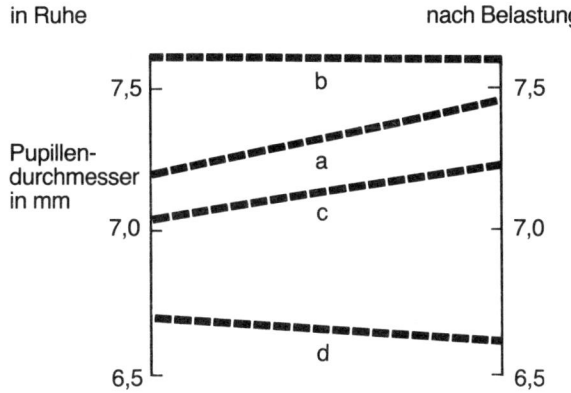

Abbildung 2.1 Pupillengröße in Ruhe und nach Belastung. a) in einer Gruppe gesunder Kinder, b) bei Kindern mit rezidivierenden Bauchschmerzen, c) bei gesunden Erwachsenen, d) bei Eltern von Kindern der Gruppe b, die auch selbst Symptomträger sind. Beachte: Die Differenz der Durchmesser zwischen den Gruppen c) und d) in Ruhe ist der physiologischen Abnahme der Pupillenweite mit dem Alter zuzuschreiben; die gesunden Eltern waren im Durchschnitt viel jünger als die Symptomträger.

Allgemeinreaktionen kommen bei anfälligen Personen häufiger vor als allgemein vermutet. So wird ein Kind mit rezidivierenden Bauchschmerzen während einer Attacke meist blaß und zieht sich dabei zurück. Stärkere physische und psychische Veränderungen wurden auch bei Migräne beobachtet. In die Allgemeinreaktionen der Person als ganzer sind zwei Mechanismen eingebaut. *Zunächst* das *endokrine System* mit Verbindungen zum Hypothalamus und *zweitens* das *autonome Nervensystem* mit Reaktionen, die sich vielfältig messen lassen (Durchblutung, Schweißsekretion, Speichelfluß). Die Beteiligung des autonomen Nervensystems hat in der UdSSR beträchtliche Beachtung gefunden (*Kurstin* 1976).

Eine neuere Methode ist die Messung der Pupillenreaktion als Indikator der autonomen Funktion. Die Beobachtungen von *Rubin* u. Mitarb. (1967), daß bei bestimmten psychosomatischen Störungen die Pupillen in Ruhe überstark, bei Belastung aber zu wenig reagieren, wurden im wesentlichen von *Apley* u. Mitarb. (1970) bestätigt. Darüber hinaus darf aufgrund einer vorläufigen Mitteilung (*Apley* 1975) angenommen werden, daß Familien, in denen Bauchschmerzen gehäuft vorkommen, pathologische Reaktionen im autonomen Nervensystem aufweisen, wie in Abb. 2.1 dargestellt.

4. Konditionierung

Der Einfluß der Konditionierung kann in der Praxis an Kliniken erlebt werden. »Schmerzfamilien« werden in Kap. 3 besprochen. Ein Asthmakind kann im Anfall Todesangst erleben. Auch wenn es darüber nicht spricht, kann diese Angst zu weiteren Anfällen disponieren. Ein Kind, das bei einem Anfall ohne Mutter ins Krankenhaus eingewiesen wurde, wird beim Einsetzen eines Anfalls stärker verängstigt sein und mit mehr Schmerz und Unbehagen reagieren.

In eleganten Versuchen an Menschen haben *Miller* u. Mitarb. (1969) nachgewiesen, daß das autonome Nervensystem lern- bzw. konditionierungsfähig ist. Die beim Menschen beobachteten Variablen umfaßten Blutdruck, Puls und EEG. Es soll hervorgehoben werden, daß beim operanten wie beim preferentiellen Konditionieren die Art der Belohnung keine Rolle spielt. Es konnte ein Glockenton sein, ein Wort des Lobes oder auch die Mitteilung, daß sich die Reaktion in die im Experiment erwartete Richtung bewegt.

Viele Fragen bleiben unbeantwortet. Die Methode hat gewiß noch ihre Haken. Es fehlt auch noch an Berichten und Versuchsserien. Aber sicher sind die Kinderjahre die Zeit, in der bedingte Reaktionen am deutlichsten Wirkung zeigen, warum also die Möglichkeiten einer *klinischen Dekonditionierung* für sogenannte psychosomatische Störungen zu prüfen.

Mechanismen

So wie die Neurologie ihre wissenschaftliche Basis durch die Neurophysiologie erhält, so die psychosomatische Medizin durch die Psychophysiologie. Das Gefühl, das am gründlichsten mit Methoden der Physiologie studiert wurde, war die Angst (*Lader* 1970), die einen außerordentlich wichtigen Platz in der Pathogenese psychosomatischer Störungen einnimmt. (Die verschiedenen Manifestationen der kindlichen Angst in verschiedenen Altersstufen, werden in Tab. 2.2 dargestellt). Die psychophysiologischen Grundlagen für psychosomatische Störungen sind in vereinfachter Terminologie in Abb. 2.2 dargestellt. Wenn ein Reiz auf ein Individuum einwirkt, dann wird er verschlüsselt. Das ist das Stadium des Erregt-werdens (arousal), es ist begleitet durch eine Änderung des Körperzustandes.

Alles bildet sich wieder normal zurück, sobald sich das gesunde Individuum angepaßt hat. Aus verschiedenen Gründen kann aber der Anpassungsvorgang versagen. Der Reiz kann zu stark gewesen sein oder wurde zu oft wiederholt. Angst kann eine übersteigerte Reaktion bewirkt haben. Durch angeborene oder erlernte Einflüsse kann das Individuum oder das Organ besonders anfällig gewesen sein.

Chronische und rezidivierende psychosomatische Krankheiten bilden sich in der Regel auf einem oder auf beiden der zwei großen Fundamente, der Anfälligkeit und der Konditionierung. In der klinischen Praxis scheinen sich psychosomatische Krankheiten üblicherweise selbst zu verewigen. Dafür gibt es zwei Erklärungen. Erstens ist der Verlust an Anpassungsvermögen meist mit Angst verbunden. Und

Tabelle 2.2 Manifestationen der Angst in verschiedenen Altersstufen

	Säugling:	Exzessives Schreien
		Unruhe
		Schlafstörung
		Nahrungsverweigerung
		Erbrechen nach dem Füttern
		Ekzem
	Kleinkind:	Daumenlutschen und Nägelbeißen
		Hyperkinesien
		Exzessive Masturbation
		Trennungsangst
		Pavor nocturnus
		Stuhlretention
		Asthma
	Schulkind:	Schlechte Konzentration
		Persistierende Ängste
		Nachtangst
		Extreme Abhängigkeit
		Tics
		Stottern
		Anorexie
		Anorexie, Eßlaunen
		Rezidivierende Schmerzzustände
		Enuresis und Harndrang
		Enkopresis

28 *Die Gefühle des Kindes und seine somatischen Symptome*

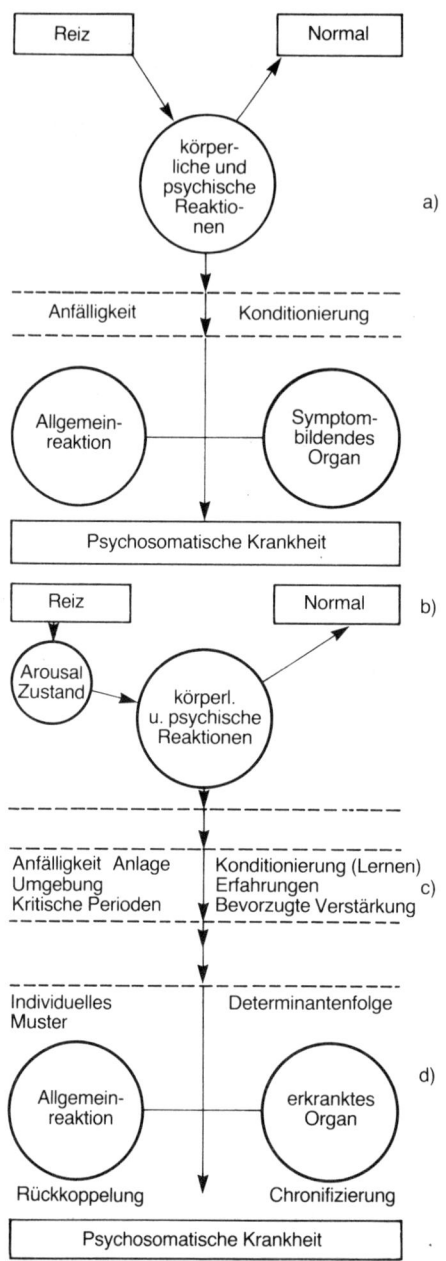

Abbildung 2.2 a) Die psychophysiologische Basis für psychosomatische Störungen. Modell; b) Psychosomatische Reaktionen: Normaler Ablauf; c) Psychosomatische Störungen: Anfälligkeit und Konditionierung; d) Psychosomatische Krankheit: rezidivierend od. chronisch.

zweitens wirkt die Bewußtheit von Symptomen, z. B. Schmerz oder Keuchen, selbst im Sinne eines feed back und vermehrt dadurch die Angst.

Nach einer Zeitspanne von unterschiedlicher Dauer können irreversible anatomische Veränderungen folgen, z. B. an den Blutgefäßen bei Hypertonikern und in den Lungen bei Asthmatikern.

So kann eine psychosomatische Krankheit auch tödlich ausgehen.

Viel häufiger findet sich der Mensch mit etwas ab, was praktisch dem Urteil »lebenslänglich« gleichkommt. Medizinische Modelle, wie wir sie gezeichnet haben, können Ärzten Hinweise geben, wie und wo sie ansetzen können, um dem Patienten zu helfen. Gleichzeitig entlarven sie die Felder unseres Unwissens und geben weiterer Forschung Auftrieb.

Psychosomatische Störungen oder Ganzheitsmedizin?

Das Wort »psychosomatisch« findet in zweierlei nicht völlig gleicher Bedeutung Verwendung. Im engeren Sinn wird es für körperliche Störungen gebraucht (»psychosomatische Störungen«), bei denen emotionale, soziale oder adaptive Faktoren eine beherrschende oder auslösende Rolle spielen. Im weiteren Sinn bezeichnet es eine Methode oder ein Vorgehen (»psychosomatische Medizin«), die den somatologischen und den psychologischen Aspekt des Patienten voll in Betracht ziehen.

Im Einzelfall begegnen wir beim Versuch, gewisse körperliche Störungen als »psychosomatisch« zu identifizieren und abzugrenzen, Schwierigkeiten, denn bei jedem kranken Menschen gibt es Wechselbeziehungen zwischen körperlichen und emotionalen Zuständen, und wie groß ihr Anteil ist, läßt sich oft schwer abschätzen. Solche Diskussionen über die Abgrenzung bringen kaum weiter, aber eine ganzheitliche Betrachtungsweise (die psychische und soziale Faktoren mitberücksichtigt) ist logisch und praktisch nützlich. Bei einem Asthmatiker z. B. können Anfälle zu verschiedenen Zeiten durch Infektion, artfremdes Eiweiß oder soziale Schwierigkeiten und Anpassungsstörungen ausgelöst werden, und manchmal verstärken sie einander in der Wirkung.

Colitis ulcerosa ist ein anderes Beispiel. Sie wurde als psychosomatisches Leiden qualifiziert und Fehlhaltungen der Eltern zugeschrieben, auch unterdrücktem Ärger und Feindseligkeit. Sie wurde auch als infektiös bedingt angesehen, als Nahrungsmittel – (besonders Milch-)Allergie oder als immunologische Störung und als somatopsychische Störung etikettiert (als psychische Krankheit aufgrund einer körperlichen Störung). Die Ursachen können vielfältig sein, doch wie auch immer, Colitis ulcerosa kann mit somatischen (Ausschläge, Arthritis, Mangelzustände), und psychischen Störungen (Angst, überstarke Abhängigkeit), familiären und sozialen Beziehungen in Verbindung stehen. Colitis ulcerosa scheint eine nichtspezifische Reaktion zu sein, die bei verschiedenen Menschen zu verschiedenen Zeiten durch verschiedene Agentien ausgelöst wird, physische und psychische. Die zugrunde liegenden Ursachen werden vielleicht nicht ganz verstanden, aber Faktoren, die das Leiden in Gang setzen, sind oft deutlich erkennbar und sind zugänglich einem ganzheitlichen Vorgehen. Wir haben im Krankenhaus wiederholt innerhalb einiger Stunden Rückfälle bei Kindern erlebt, nachdem sie eine beiläufige Bemerkung aufgeschnappt hatten, daß sie in Kürze nach Hause entlassen werden oder daß sie einen Bariumeinlauf erhalten sollen. Colitis ulcerosa neigt immer zur Verschlechterung bei psychischer oder physischer Belastung, bei der Verabreichung von Breitband-Antibiotika und bei kleineren Operationen (*Jones* und *Gummer* 1960). Vom Standpunkt des ärztlichen Praktikers soll der Patient ganzheitlich betrachtet werden. Und bei der Behandlung eines Falles wird er wahrscheinlich die besten Resultate erzielen, wenn er physische Methoden, z. B. Diät, Medikamente, chirurgische Eingriffe, mit der Veränderung ungünstiger Einflüsse auf das Gefühlsleben und die soziale Position verbindet.

Man kann der Meinung sein, daß zumindest *Infektionen* Beispiele rein organischer Krankheitsentstehung sind. Es ist nun bewiesen, daß auch bei ihnen emotionelle und soziale Einflüsse nicht übersehen werden sollen.

Meyer und *Haggerty* (1962) stellten Studien an 100 Mitgliedern aus 16 Familien über den Zeitraum eines Jahres an, nahmen regelmäßig Rachenkulturen auf hämolytische Streptokokken ab, maßen die Antistreptolysintiter und werteten klinisch jede Krankheit aus. Zu den Faktoren, die sich als wichtig erwiesen, gehörten, wie erwartet, Nahkontakte mit Infektionsträgern und das Lebensalter der Probanden. Daneben fand sich die Meinung mancher Eltern bestätigt, daß das Auftreten von Krankheiten in Beziehung stand zu akuten Familienkrisen (Ereignisse, die die Familie zerrissen, den Lebensalltag geändert und starke Angst ausgelöst haben). Schockartige Ereignisse (z. B. Unfälle, Krankheiten und Todesfälle in der Familie, das Miterleben eines gewaltsamen Todes, die Ehescheidung einer Tante, der Verlust des Arbeitsplatzes durch den Vater) waren in den zwei Wochen vor einer Streptokokkenerkrankung viermal so häufig als in den zwei Wochen danach. Die Anfälligkeit gegenüber Streptokokkeninfektionen und Erkrankungen stand auch in Beziehung zu chronischem emotionalem Streß. Auch die Gewebsreaktionen wurden beurteilt. Die Autoren wiesen nach, »daß in akuten und chronischen Streß-Situationen nicht nur die Infektanfälligkeit und Morbidität erhöht war, sondern auch der Anteil der Personen mit signifikantem Anstieg des Antistreptolysintiters, der nach der Infektion mit der Zunahme von Belastungen parallel ging«.

Anstelle einer Klassifikation von körperlichen Störungen als physisch bzw. psychosomatisch ziehen wir eine ganzheitliche Beurteilung vor. Das heißt, wir geben den jeweiligen somatischen, psychischen, sozialen und anderen Faktoren das ihnen zukommende Gewicht. Wenn wir den Patienten als Ganzheit sehen, dann übersehen wir nicht die Bedeutung jedes einzelnen Anteils. Bei ganzheitlichem Vorgehen werden Diagnose und Therapie eines Kindes mit Leukämie und eines Kindes mit einer Armfraktur physische wie psychische Aspekte miteinschließen, genau so wie bei einem Kind mit Tics oder Zornanfällen.

In der Ganzheitsmedizin steht der Mensch mehr im Mittelpunkt als die Krankheit. Gute Medizin ist Ganzheitsmedizin.

Wir heben hervor, daß dieses Buch nicht bestimmte »psychosomatische Störungen« zum Inhalt hat, sondern das ganzheitsmedizinische Vorgehen allen Patienten gegenüber.

Die Erkennung einer zugrundeliegenden emotionalen Störung

Ein nicht hintanzustellendes Werkzeug in der Diagnose ist die Vorgeschichte. Sie wird üblicherweise dazu gebraucht, nach Symptomen zu fragen. Aber man sollte sie auch dazu verwenden, um nach dem Patienten zu fragen und nach der Familie, der er angehört. Mit zunehmender Erfahrung und dem Wissen um ihre Möglichkeiten wird sie in immer höherem Maße verläßlich und genau.

Die Möglichkeit, daß Körpersymptome emotionell verursacht sind, nimmt zu, wenn die Vorgeschichte über perinatale Komplikationen oder eine frühe Hirnschädigung berichtet (zerebrale Schäden scheinen das Kind gegenüber äußeren Streß-Einwirkungen anfälliger zu machen), wenn ferner die Eltern (besonders die Mutter) Depressionen unterworfen oder das junge Kind Trennungen ausgesetzt war.

Die Beurteilung der kindlichen Persönlichkeit mag Hinweise bringen, daß das Kind außerordentlich ängstlich oder sensibel ist, erregbar oder passiv, anfällig gegenüber emotionalen Störungen. Solche Störungen können als Übergeschäftigkeit oder Unbeholfenheit, überstarke Abhängigkeit oder Geltungsbedürftigkeit, Überängstlichkeit oder Jähzorn, Schlafstörungen oder Lügen, Schul- und Lernschwierigkeiten in Erscheinung treten. Zwei Fragen sind dabei zu beantworten: »Haben sich die geistigen Fortschritte des Kindes verlangsamt oder sind sie zum Stillstand gekommen?« »Stellt es daheim und in der Schule normale Beziehungen her?«

Für eine gesamtheitliche Diagnose ist es nötig, intime Einzelheiten über das Kind ans Licht zu bringen, nämlich, wie es gegenwärtig ist – nicht nur *bei Ausbrüchen* oder wenn es gerade Symptome produziert, sondern *in der Zwischenzeit* – und wie es war, bevor noch die Ausbrüche oder die Symptome auftraten. Es wird uns helfen, auch etwas mehr über die Familie zu erfahren, wie sie ist und wie sie war (siehe Kap. 3). Für den Arzt, der eine ganzheitliche Vorgeschichte erhalten hat, wird die Mutter ebenso lebensnah verständlich sein wie das Kind.

Was kommt zuerst?

Auch bei klarem Vorliegen einer emotionalen Störung ist es nützlich zu wissen, ob diese oder die körperlichen Symptome zuerst aufgetreten sind. Eine chronische körperliche Krankheit, z.B. eine Malabsorptionsstörung bei Glutenunverträglichkeit, kann mit emotionaler Labilität und Depression einhergehen. Und sogar eine kurze physische Krankheit kann eine langdauernde psychische Veränderung zur Folge haben. (Die Auswirkung körperlicher Krankheit auf Kind und Familie werden in den Kap. 18 und 19 besprochen).

Wenn körperliche Symptome auf emotionale Störungen folgen, dann soll eine umfassende und genaue Vorgeschichte die Reihenfolge der Ereignisse zu klären und die Entstehungsursachen früherer Erkrankungen aufzudecken suchen. Im Verlauf des ganzen Buches geben wir Beispiele, die die Notwendigkeit und Unersetzlichkeit einer genauen Vorgeschichte für die Diagnostik beleuchten.

Die Gefühle des Kindes und seine somatischen Symptome

Emotional bedingte körperliche Störungen: Alter, Geschlecht

Chronologisches Auftreten

Die körperlichen Ausdrucksformen für emotionale Störungen können mit dem Lebensalter wechseln. Ein Kind kann als Säugling an Erbrechen leiden, an rezidivierenden Bauchschmerzen im Schulalter und an Kopfschmerzen in späteren Jahren. Manche Kinder weisen eine noch größere Vielfalt körperlicher und psychi-

Tabelle 2.3 Chronologisches Auftreten körperlicher Störungen, das durch psychische und soziale Faktoren beeinflußt wurde

	Störung		Frequenzgipfel
Säuglings- und Vorschulalter	Dreimonatskolik		1– 6 Monate
	Atemnot-Attacken		6–24 ,,
	Erbrechen		
	Wachstumsstörung		
	Anorexie		0–3 Jahre
	Fettsucht		
	Obstipation		1–3 ,,
	Pica		2–4 ,,
	Schlafirregularitäten		
	Vergiftungen (Unfall)		2–5 ,,
Schulalter	Rezidivierendes Erbrechen		3–8 ,,
	Unfälle		
	Fettsucht		
	Tics		7–12 ,,
	Rezidivierende Schmerzen:		
		Bauch	6–12 ,,
		Beine (»Wachstumsschmerzen«)	8–12 ,,
		Kopf	
		Migräne	
	Schlafstörungen	Pavor noct.	4– 7 ,,
		Nachtangst	8–10 ,,
		Schlafwandeln	8–14 ,,
Zunahme in der Pubertät	Atemstörungen		
	Blaßwerden		
	Erröten		
	Colitis ulcerosa		
Abnahme in der Pubertät	Enuresis		
	Enkopresis		
	Asthma		
Pubertät	Schlechte Körperhaltung		
	Anorexia nervosa		

scher Störungen auf, wie ganzheitliche Vorgeschichten häufig in der Praxis zeigen. Tab. 2.3 zeigt die Lebensalter auf, in denen Störungen hauptsächlich in Erscheinung zu treten pflegen, bei dem einen Kind als Folge früherer Symptome, bei einem anderen als mehr oder weniger isoliertes Auftreten. Der Zeitfaktor verdient weiteres Studium, der Begriff der »sensiblen Perioden« der Entwicklung scheint hierfür einen wichtigen Beitrag zu leisten.

Geschlechtsverteilung

Es ist nicht unbekannt, daß Knaben häufiger durch Unfälle zu Schaden kommen als Mädchen. Aber es ist nicht ganz verständlich, warum sich Schlafstörungen viel häufiger bei Knaben finden als bei Mädchen.

Anorexia nervosa trifft man fast ausschließlich bei Mädchen an, aber die dafür vorgebrachten Erklärungen sind bestenfalls unvollständig. Bei Mädchen, aber nicht bei Knaben, nimmt zwischen 8 und 9 Jahren die Zahl der Patienten mit rezidivierenden Bauchschmerzen zu, lange bevor die vor der Menarche eintretenden körperlichen Veränderungen sichtbar werden. Erste Migräneanfälle häufen sich bei Mädchen zwichen 10 und 11 Jahren, bleiben aber bei Knaben selten (*Bille* 1962).

Es ist verlockend, eine Erkärung solcher Unterschiede zwischen den Geschlechtern auf der Basis der Endokrinologie zu versuchen, aber es bleibt die Möglichkeit, daß soziale und kulturelle Einflüsse daran beteiligt oder gar bestimmend sind. Ganzheitliche Längsschnittstudien von Geschlechtsunterschieden bei Körpersymptomen würden wahrscheinlich unser Verständnis der Symptomatologie vergrößern und gleichzeitig wichtige Hinweise für deren Vorbeugung und Behandlung beisteuern. Längsschnittstudien bestätigen allgemein eine größere Anfälligkeit der Knaben für viele Störungen im Kindesalter (*11 000 Siebenjährige* von *Pringle, Butler* und *Davie* 1966).

Um die verblüffenden Ergebnisse der Alters- und Geschlechtsstatistik einer Lösung näherzubringen, wäre eine Zusammenarbeit der Verhaltenswissenschaften mit der Biochemie erstrebenswert.

3. Umwelt, Familie und Kind

Rasse, Kultur und soziale Klasse. Die Familie und ihre Krankheitsmuster. Die Persönlichkeit des Kindes und seine Störungen.

Eine Ökologie der Kindheit

Jedes Kind ist ein einmaliges ökologisches Experiment. Ohne einiges Verständnis für die Einflüsse, die seine Entwicklung formen, können wir nicht hoffen, das Kind zu verstehen. In der Umwelt befinden sich die wesentlichen Hinweise für einige sonst unbegreifliche Störungen der Kindheit, und für viele Krankheiten trägt das Wissen über die Umwelt zur Kunst des Arztes bei, Störungen und Symptome zu erklären, zu behandeln und ihrer Entstehung vorzubeugen.

Des Kindes unmittelbare physische Umwelt ist sein Heim, und seine frühe soziale Umwelt ist die Familie innerhalb der Gemeinschaft. Der Arzt muß zumindest wissen, in welcher Art von Unterkunft das Kind lebt, wie es mit den anderen Familienangehörigen zurechtkommt, wie sich die Familie präsentiert, was sie der Gemeinschaft zu geben hat und was die Gemeinschaft ihr bietet.

Wenn eine Familie aus Südirland nach Southwark auswandert, von Birmingham nach Brisbane, von Westindien nach England oder von Puerto Rico in die USA, dann nimmt sie einige ihrer Bräuche und Auffassungen mit. Sie trifft dort eine andere Witterung und andere Infektionsgefahren an, andere Vorstellungen über Ernährung und Kultur, andere Erwartungen und Einrichtungen der Gemeinschaft.

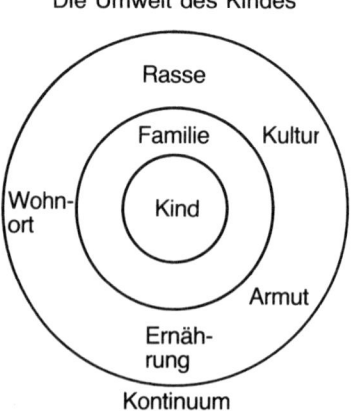

Abbildung 3.1 Die Umwelt des Kindes

Erweisen sich die Glieder der Familie nicht imstande, sich körperlich, geistig, emotional und sozial den Verhältnissen einigermaßen anzupassen, dann kommt es zu Krankheit und Symptombildung. Die Umwelt kann eine Quelle von Störungen und Symptomen sein für Familien, die eingewandert sind und für Familien die ansässig sind. Die Umwelt des Kindes setzt sich aus allen äußeren Bedingungen und Einflüssen zusammen, unter denen es aufwächst (Abb. 3.1). Wir können hier nur einige aufzählen in ihrem Verhältnis zur Krankheit. Aber obwohl sie einzeln besprochen werden, sind sie allgemein miteinander verbunden.

Rasse

Australische Ureinwohner fallen in ihren Körperproportionen von der frühen Kindheit an durch die im Verhältnis zum Rumpf langen Extremitäten auf (*Eveleth* und *Tanner* 1976). In den USA reifen afroamerikanische Kinder schneller als Kinder europäischer Herkunft. Das Wachstum afrikanischer Kinder in Afrika ist aber durch Unterernährung und Krankheiten oft herabgesetzt. Andererseits wird Fettsucht zunehmend häufig bei schwarzen Frauen, wenn sich ihre wirtschaftlichen Verhältnisse bessern und sie anstelle von zwei nun vier Mahlzeiten am Tag zu sich nehmen. Am deutlichsten zeigen sich rassische Einflüsse dort, wo sich sehr unterschiedliche Rassen mischen. Trotzdem lassen sich Einwirkungen von Vererbung, Kultur und Armut nur schwer voneinander abgrenzen.

Einige ältere Zahlen über Säuglingssterblichkeit in Singapur (*Trowell* und *Jelliffe* 1958) geben ein extremes Beispiel dafür

Kinder von	Chinesen	58‰
	Indern	62‰
	Malaien	124‰
	Europäern	25‰

Von einem anderen Blickwinkel aus bekräftigt ein Zitat aus *Morleys* Werk *Pediatric Priorities in the Developing World* (1973) das Argument, da rassische und andere Einflüsse leicht durcheinander gebracht werden können: »In den Entwicklungsländern leidet ein Kind in den ersten fünf Lebensjahren an sehr vielen Krankheiten. In vielen ländlichen Distrikten dieser Länder stirbt ¼ bis ⅓ der Kinder vor dem fünften Geburtstag. Auf jeden Krampfanfall und jede Diarrhoe in den westlichen Ländern kommen bei Gegenüberstellung einer gleichen Anzahl von Kindern 5–10 in den Entwicklungsländern.«

Kultur

Ein nettes Beispiel der Zusammenhänge zwischen rassischen und kulturellen Einflüssen ist die »Vollmondkrankheit«. Die Feiern zur Geburt eines Kindes werden in Hongkong um 30 Tage nach der Geburt oder den ersten Vollmond danach aufgeschoben, das Kind wird dann zeremoniell gekleidet. In neuerer Zeit wurden die Zeremonienkleider oft mit Naphthalin geschützt. Viele chinesische Säuglinge leiden an einem Mangel an Glukose-6-phosphat-dehydrogenase. Wenn beide Faktoren zusammentreffen, kann das Kind an einem »30-Tage«- oder »Vollmond«-Ikterus mit Anämie erkranken (*Hu* 1965).

Für die Sozial- und Persönlichkeitsentwicklung sind kulturelle Einflüsse sicher wichtig, wenn sie auch bisher nur wenig studiert wurden. Die Ergebnisse der Kinderaufzucht in israelischen Kibbuzim wurden untersucht, aber die Auswirkung moderner westlicher Praktiken des Isolierens frühgeborener Kinder im Krankenhaus und der Absonderung selbst gesunder Säuglinge in Heimen abseits von ihren Müttern und Familien müssen noch in Langzeituntersuchungen geprüft werden.

Das Krankenhaus ist ein Mikrokosmos der Kultur. In der westlichen Zivilisation hat man Geburt und Tod dem Miterleben durch die Familie beinahe entzogen. Der in die Tiefe gehende Einfluß der Hospitalisierung wird an verschiedenen Stellen dieses Buches besprochen. Die Schädigungsmöglichkeiten der Trennung und gewisser Formen medizinischer Behandlung (*Sibinga* u.a. 1973) werden in Kap. 18 dargestellt. Im gleichen Kapitel werden die dramatisch geänderten modernen Behandlungsmethoden neugeborener Kinder, normaler, behinderter und kranker, erörtert.

Soziale Klasse; Armut

In unserem Land wurden die Zusammenhänge zwischen Mortalitäts- und Morbiditätsraten und sozialen Klassen festgestellt. Der Berufszugehörigkeit des Familienoberhaupts entsprechend werden die Familien in Klassen eingeteilt, wobei die Prozentsätze der Betroffenen von Klasse 1 zu Klasse 5 ansteigen. Aber Tod und physische Krankheit sind es nicht allein. Auch Störungen der Familienfunktion, der Konformität und der Gesellschaft, Verhaltensformen und geistige Leistungen variieren mit der sozialen Klasse.

Von niedrigen sozialen Klassen gehen Einflüsse auf die zahlenmäßige Abstufung vieler Störungen aus, die hauptsächlich auf Armut zurückgehen. »Armut ist die häufigste chronische Krankheit der Armen.« Ihre Bedeutung für die körperliche und geistige Gesundheit von Kindern läßt sich leicht darstellen.

Faktoren die mit Armut zusammenhängen:

Höhere Zahl von Fehlgeburten und Totgeburten
Niedriges Geburtsgewicht und gehäufte Frühgeburten
Perinatale Mortalität erhöht
Höhere Zahl Unehelicher
Kindersterblichkeit erhöht

Höherer Prozentsatz an Anencephalien und anderen Mißbildungen des Zentralnervensystems
Erhöhte Morbidität für Infektionen der Luftwege, Anämie, akuten Gelenksrheumatismus, Rachitis und Skorbut
Kleinwüchsigkeit
Mehr Unfälle
Mehr Enuresis
Niedriger Intelligenzgrad
Mehr Schulversäumnisse
Mehr Sprachfehler
Mehr Jugendkriminalität

Armut ist ein Faktorenkomplex, der in den einzelnen Familien verschiedene Ausdrucksformen hat. Die Menschen leben dadurch in schlechteren Wohnungen, sind zusammengepfercht und dadurch Infektionen stärker ausgesetzt, sind nicht entsprechend ernährt und gekleidet, haben mehr mit äußeren und inneren Schwierigkeiten zu kämpfen, haben schlechtere Schul- und Ausbildungsmöglichkeiten. Die Eltern können in höherem Maß ihren Aufgaben nicht nachkommen, teils aus Gründen, die in ihrer Persönlichkeit liegen, teils infolge der äußeren Bedingungen, mit denen sie fertig werden müssen oder meist aus einer Kombination beider. Kinder aus armen Familien sind häufiger durch Krankenhausaufnahmen der Trennung von den Eltern ausgesetzt und müssen öfter in Pflege genommen werden, wenn Eltern sie verlassen oder vernachlässigen. Dieser »Zyklus von Deprivationen« läßt sich schwer unterbrechen.

Frühe Erfahrungen mit häufigen Krankheiten, Gewalttätigkeit, Trennung, familiären Spannungen und emotioneller Deprivation bleiben natürlich nicht auf Familien mit niedrigem Einkommen beschränkt, aber in diesen Familien kommen sie häufiger vor. Es verwundert nicht, daß sich die hier angeführten Notstände in die nächste Generation weiter verpflanzen, wenn die Kinder einmal erwachsen sind. Ein Beamter des Gesundheitsamtes hat einmal erklärt (*Saint* 1967), daß Ambulanzärzte und Angestellte der Gesundheitsbehörden 50% ihrer Zeit für nur 5% aller Familien verwenden, nämlich sozial anfällige Problemfamilien. Die sozialmedizinischen Probleme sind außerordentlich komplexer Art. Schlechte Wohnverhältnisse bringen Kinder häufiger ins Krankenhaus, wo dann eine »akute infektiöse Bronchitis« festgestellt wird. Hätte man die Zuweisung genauer als eine »sozialmedizinische« klassifiziert, dann hätte man vielleicht den Versuch machen können, die häuslichen Verhältnisse zu bessern, aus denen das Kind kam und in die es wieder zurückkehren wird.

Gesunder Menschenverstand und Liebe sind kein Vorrecht irgendeiner sozialen Klasse und haben auch nicht mit den Einkommensverhältnissen zu tun, aber die Qualität der häuslichen Umwelt übt einen wichtigen Einfluß auf die psychosoziale wie auch die körperliche Entwicklung des Kindes aus.

Die Familie

Die unmittelbare Umwelt des Kindes ist seine Familie. Will ein Arzt ein Kind richtig einschätzen, dann soll er nicht nur die Wohnbedingungen, sondern auch Wertvorstellungen der Familie, die häusliche Atmosphäre und die Beziehungen zwischen dem Kind und den anderen Familienangehörigen ins Kalkül ziehen.

In der westlichen Zivilisation wird die Familie vor unseren Augen umgeformt, und der Arzt in der Praxis hat die einmalige Möglichkeit, diesen Prozeß zu verfolgen. Eine der wichtigsten Veränderungen ist die Entstehung der Kernfamilie (oder Elementarfamilie). Da die Familienbeziehungen nicht mehr so stark verdünnt sind, steht das Kind stärker als früher unter dem Einfluß des Verhältnisses zwischen Vater und Mutter, der Qualität elterlicher Fürsorge und der Eifersucht zwischen den Geschwistern. Väter stehen nun weniger Stunden als früher am Arbeitsplatz und haben mehr Zeit für die Kinder. Mütter üben einen Beruf aus. Die Pubertät tritt immer früher ein, wenn auch dieser Trend nun zum Stillstand zu kommen scheint (*Roberts* und *Dann* 1975). Mit längerer Schul- und Ausbildungszeit bleiben die Kinder länger in Abhängigkeit von ihrer Familie, auch wenn sie schon längst erwachsen sind. Uneheliche Geburten sind häufiger, wenn auch nicht nur bei Jugendlichen, und in Familien mit nur einem Elternteil, die nun ziemlich häufig geworden sind, nehmen Erziehungsprobleme deutlich zu. In den meisten intakten Vollfamilien mit beiden Eltern wurde der traditionelle autoritäre Erziehungsstil durch mehr Familiendemokratie ersetzt, die – wie in anderen Demokratien – ihre Schwierigkeiten hat, mit den wechselseitigen Beziehungen und Rollen zurechtzukommen.

Allerdings, die wesentliche Funktion der Familie bleibt bestehen. Sie ist eine zweifache und kontinuierliche. Erstens, das Kind mit seinen Erbanlagen auszustatten und zweitens, deren Entwicklung zu fördern. Um das zu erreichen, *übermittelt die Familie Chromosomen und Sitten*. Sie *hat Anteil an den Genen und Erfahrungen*. Ihre Wirksamkeit in beiderlei Hinsicht wird ausschlaggebend sein für die Gesundheit der Familie und in beträchtlichem Ausmaß auch für Gesundheit oder Krankheit jedes einzelnen Angehörigen. Ein einfaches Modell kann die Familienfunktion im Verhältnis zur Außenwelt illustrieren. Wir können die Familie mit der Tasche eines Beuteltiers vergleichen. Innerhalb des eigenen Familienbeutels wird das Kind ernährt, gefördert und geschützt. Und es macht Gebrauch von der besonderen Art und Weise, wie die Familie dafür sorgt, daß es zunimmt an Größe und Kraft und an Wissen über die Welt. Zu den Erfahrungen die es macht, solange es noch im Beutel ist, kommen mehr und mehr von der weiteren sozialen Umwelt hinzu. Es beginnt den Beutel zu verlassen, aber kehrt zurück nach immer längeren Exkursionen. Während es Fortschritte macht zu immer größerer Unabhängigkeit, werden seine angeborenen Fähigkeiten entwickelt, sie können wachsen oder verkümmern, je nachdem, wie der Familienbeutel seine Funktion erfüllt. Die Periode, in der es seine körperlichen Fähigkeiten erlangt, seine persönlichen Eigenschaften und seine Umweltsanpassung, die ihm sein ganzes Leben zur Verfügung stehen müssen, ist die Kindheit. Darin liegt die Bedeutung der Familie.

Familienmerkmale

Viele Arten von Dingen erhalten durch die Familie ihr Gepräge: Musik und Krankheit, Glatzenbildung und Bigamie. Solche Familienmerkmale treten uns nicht nur als Gewohnheiten und Interessen vor Augen, sondern auch als Krankheiten und Symptombildung.

Körperfehler als Familienmerkmal

Dieses Kapitel befaßt sich hauptsächlich mit Umwelteinflüssen auf Gesundheit und Krankheit und geht nur kurz auf Vererbung ein. Die Kontroverse »Vererbung *oder* Umwelt« ist überholt. Es besteht ein Spektrum mit hereditärer Determination auf dem einen Ende und Umweltsprägung auf dem anderen, und fast in allen Fällen ist das Ergebnis eine Mischung aus beiden. Aber selbst wenn der genetische Anteil nur selten ganz verantwortlich zu machen ist und im Gegensatz zur Umwelteinwirkung in der Praxis unmöglich zu ändern ist, so erweist es sich doch als nützlich, seine Wirkungsweise zur Kenntnis zu nehmen. Es gibt Zustände, bei denen der Modus der Vererbung einfach ist. In viel mehr anderen ist er komplexer. Körpergröße, Konstitution und Intelligenz beruhen auf polygenetischer Vererbung und werden auch von der Umwelt beeinflußt. Die meisten üblichen körperlichen Mißbildungen sind ein Ergebnis der Polygenie. Zusätzlich werden sie auch von Umwelteinflüssen bestimmt, die bereits intrauterin wirksam werden (»Kongenital« bedeutet ein Vorhandensein bei der Geburt und nicht »erblich bedingt«). Das gilt für viele häufige Mißbildungen wie z.B. die Lippenspalte, die Meningomyelokele, den Klumpfuß und die Pylorusstenose. Einige Mißbildungen, die man bisher für erblich hielt, haben sich mittlerweile als Folgezustände defektiver intrauteriner Bedingungen herausgestellt, z.B. die Arthrogryposis multiplex congenita (*Wynne-Davies* und *Lloyd-Roberts* 1976).

Familiäre Neigung zu Infekten. Gelegentlich, wie bei der Hypogammaglobulinaemie, spielt Vererbung die Hauptrolle; das ganze Immunsystem kann aus genetischer Ursache verändert sein. Bei Familien mit akutem Gelenksrheumatismus bewirkt das Zusammentreffen von Umweltfaktoren (Streptokokken) mit einer entsprechenden hereditären Anlage den Ausbruch der Krankheit. *Court* u. Mitarb. (1963) haben nachgewiesen, daß »jede Familie, deren Angehörige im gleichen Haushalt leben, ein komplexes Verhältnis zu einer oder mehreren Gruppen von Krankheitserregern ausbildet, so daß die klinischen Symptome von Krankheiten in bestimmten Intervallen auftreten. Die einzelne Krankheit mag nur kurz dauern, die Familieninfektion aber erstreckt sich über viele Jahre«. Die Studie von *Meyer* und *Haggerty* (1962) über ein Thema, das man kurz und bündig nennen könnte *Streps and stress* (siehe Kap. 2), hat bewiesen, daß Streptokokkenbefall und Erkrankung des einzelnen beeinflußt wird vom emotionalen Zustand der Familie. Neueste Untersuchungen (*Tolman* 1976) legen nahe, daß Schnupfen ähnlichen Einflüssen unterliegt und daß uns jede Erklärung willkommen ist, warum Erkäl-

40 Umwelt, Familie und Kind

tungen sich plötzlich einer Familie bemächtigen, sich sprunghaft verbreiten und verschlimmern oder sich langwierig dahinziehen.

Störungen verschiedener Art: die kranke Familie.
Zu den Krankheiten, die ganze Familien befallen können, gehören so verschiedene Zustände wie: Atemstörungen, Ekzem, Asthma, Fettsucht, Enuresis, Zöliakie, periodisches Syndrom und gehäufte Unfälle, die anderorts in diesem Buch er-

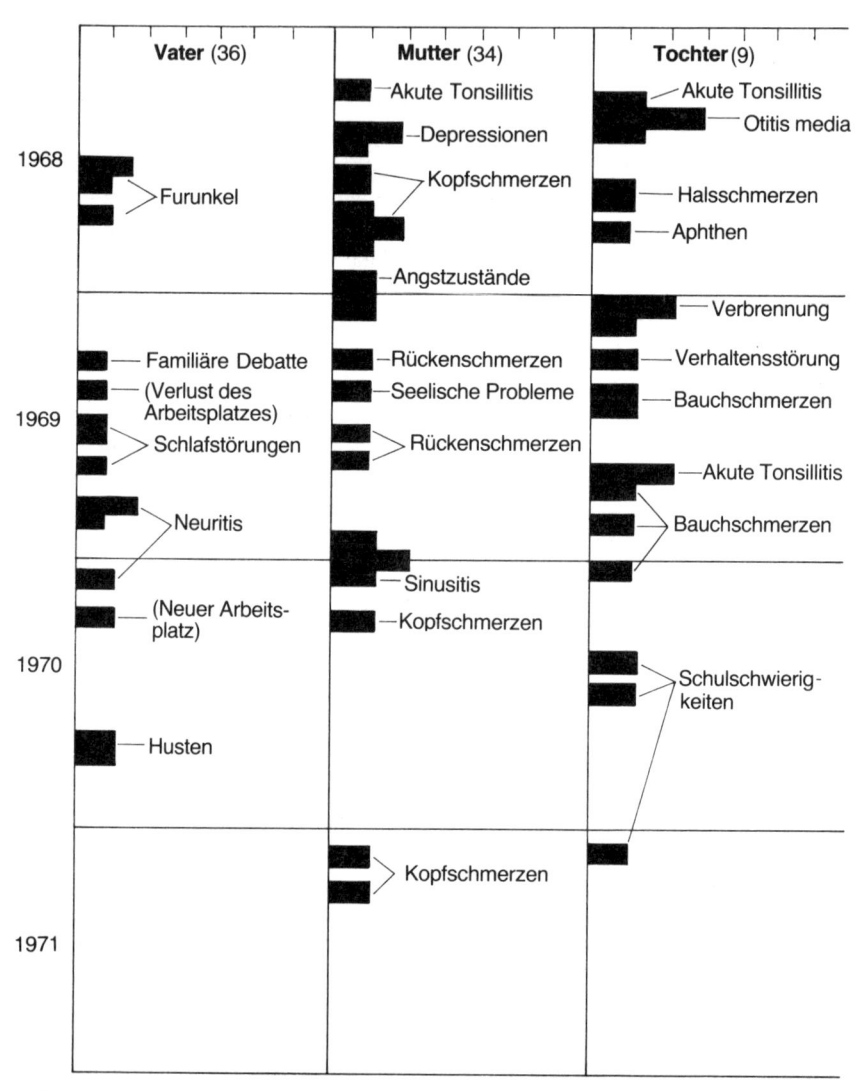

Jahr	Vater (36)	Mutter (34)	Tochter (9)
1968	Furunkel	Akute Tonsillitis, Depressionen, Kopfschmerzen, Angstzustände	Akute Tonsillitis, Otitis media, Halsschmerzen, Aphthen
1969	Familiäre Debatte (Verlust des Arbeitsplatzes), Schlafstörungen, Neuritis	Rückenschmerzen, Seelische Probleme, Rückenschmerzen, Sinusitis, Kopfschmerzen	Verbrennung, Verhaltensstörung, Bauchschmerzen, Akute Tonsillitis, Bauchschmerzen
1970	(Neuer Arbeitsplatz), Husten		Schulschwierigkeiten
1971		Kopfschmerzen	

Abbildung 3.2 Eine kranke Familie: das Kommen und Gehen von Krankheiten in einem bestimmten Zeitraum

örtert werden. Als Illustration über die Wechselbeziehungen zwischen Gesundheit und Krankheit in einer Familie wird die vorstehende Abbildung wiedergegeben (Abb. 3.2, *Apley* 1973).

Die Familie ist der Patient: Dieser Begriff hat eine gewisse Logik und viele Anwendungsbereiche für die Praxis. Sicher präsentiert sich die Familie wissentlich nur selten als Nährboden der Krankheit. Für einen Arzt, der noch nicht im Gefahrenbereich einer Überspezialisierung tätig ist und der die Angehörigen einer Familie als Individuen kennt, die als Teile einer Gesamtheit fungieren, wird dies unbestreitbar klar werden. Besondere Beispiele in der klinischen Praxis sind die »Familie als Krankenhaus« oder die »Problemfamilie«, wenn auch die meisten Familien der Normalität näher stehen.

Der Arzt wird sich die Frage stellen: Was veranlaßt den einen Familienangehörigen mehr als einen anderen, zu einer ganz bestimmten Zeit gewisse Störungen zu zeigen? Ist er imstande, eine plausible Antwort zu finden, wird sie ihm in der Prognose und Behandlung oft behilflich sein können.

Das kranke Kind als Barometer, als Sündenbock und als Alibi

Was auf den ersten Blick bei einem Kind ein kleineres Symptom, eine unbedeutende Störung zu sein scheint, kann für den erfahrenen Arzt ein Anzeichen für eine Familienkrankheit sein, die er vorher nicht vermutet hatte. Die Krankheit des Kindes kann sich überwiegend somatisch manifestieren, z. B. eine Sichelzellanämie oder Rachitis. Oft aber ist sie psychogener Natur und das Kind zeigt sich als Barometer des emotionalen Familienklimas. »Die emotionale Störung eines Kindes läßt sich am besten beurteilen als ein Aspekt des Funktionierens einer Familie« (*Ryle* 1962). Fütterungsschwierigkeiten und Erbrechen beim Säugling und beim größeren Kind werden manchmal durch die Depression der Mutter hervorgerufen (*Carne* 1966). Bei älteren Kindern können Krankheiten verschiedener Art durch die prämenstruelle Empfindlichkeit der Mutter hervorgerufen werden (*Dalton* 1965).

In manchen Familien wird ein Angehöriger – es kann der Vater sein, häufiger eines der Kinder – zum Sündenbock gemacht, er ist schuld an allem, was schief geht. Der Sündenbock steht unter ständigem Druck, dadurch manifestiert sich bei ihm eine chronische Störung, die ganz plötzlich mit psychischen oder/und somatischen Symptomen hervorbrechen kann, verständlich nur dem, der die Familiendynamik versteht.

Kindliche Symptome können für Eltern ein manchmal bewußter, doch häufiger unbewußter Vorwand sein, einen Arzt aufzusuchen, wenn sie in Wirklichkeit wegen eines Familienproblems Rat brauchen. Der Arzt kann in ein Haus gerufen werden, offenbar nur, um ein Kind zu untersuchen, beim näheren Hinsehen wird er aber erkennen, daß ein anderer Angehöriger der Familie die Person ist, für die Beratung tatsächlich gesucht wird.

Unfälle, Vergiftungen, Kindesmißhandlung

Alle Kinder sind unfallgefährdet, denn sie sind Kinder. In Körperbau und Motorik, in der Intelligenz, Erfahrung und im Urteil sind sie noch unreif. Ein kleiner Teil der Kinder ist aber in besonders hohem Maß *unfallgefährdet*. Einige von ihnen haben eine Sehschwäche, einen Hörfehler oder eine Koordinationsstörung der Muskulatur, einige sind rückständig in der Intelligenz. Einige sind emotionell labil, und *viele Kinderunfälle bringen durch ihre Wiederholung zum Audruck, daß ihnen gestörte Familienverhältnisse zugrunde liegen*, nach denen der Arzt fahnden sollte.

Verbrennungen und Verbrühungen können der gleichen Kategorie zugeordnet werden, und in einem beträchtlichen Teil der Fälle bildeten gestörte Verhältnisse den familiären Hintergrund (*Wilkinson* 1974). Einige Kinder, die zufällig giftige Stoffe kosten, sind normale Kleinkinder, die ihre Umwelt erkunden. Andere haben vielleicht Verlangen nach Dingen, die ungewöhnlich schmecken. Wachsende Sorge haben Berichte ausgelöst, daß ein gestörtes Familienmilieu den Hintergrund von Vergiftungen abgeben kann, die man nicht zu den Unfällen zählt (*Rogers* u. a. 1976). Ehekonflikte, größere Schwierigkeiten zwischen Eltern und Kind sowie Arzneimittelmißbrauch wurden am häufigsten genannt. Das stellt eine Erweiterung des üblichen Begriffs von Kindermißhandlung dar.

Unsere Ansichten über *Kindesmißhandlung* mit der üblichen Konstellation von Gewalttätigkeit, vernachlässigter Erziehung und emotionaler Deprivation haben sich seit den ersten Beschreibungen beträchtlich geändert. Zu den Risikogruppen gehören Kinder, die bei nur einem Elternteil (unverheiratet oder geschieden) leben, unerwünschte Kinder (besonders dann, wenn die Mutter wieder schwanger ist und diese Schwangerschaft ungewollt ist; *Holman* und *Kanwar* 1975), Kinder mit niedrigem Geburtsgewicht, Kinder die in den ersten Monaten oder Jahren getrennt von der Mutter aufgewachsen sind, ferner die körperlich oder geistig chronisch kranken oder behinderten Kinder. Dieser Liste können wir die ungeborenen Kinder von Müttern hinzurechnen, die nur selten die Schwangerenambulanzen aufgesucht haben, und Kinder von Müttern, die selbst mißhandelt wurden (*Gayford* 1975).

Der Mißhandler ist gewöhnlich ein Familienangehöriger, die Eltern, besonders Mütter, sind meist beteiligt. Eltern, die ihre Kinder mißhandeln, können ganz gewöhnliche Menschen sein, die außer Kontrolle geraten durch Belastungen emotioneller oder materieller Art, die niemanden haben, der ihnen hilft, vielleicht auch unter den schlechten Lebensverhältnissen leiden oder sehr gereizt sind wegen eines »schwierigen Kindes«. Die Mißhandlung kann im Jähzorn geschehen, oft unter dem Einfluß von Alkohol. Manche Eltern haben Beruhigungsmittel oder Antidepressiva zu sich genommen. Manche von ihnen sind unreif, reizbar oder unausgeglichen, aber nur wenige haben eine psychische Krankheit. Krisen und Drucksituationen können dann die Aggressionsakte auslösen. Der Vater findet vielleicht keinen Schlaf, weil das Kind schreit, oder der Wagen ist beschädigt, oder die Familie mußte die Wohnung wechseln. Zu Gewaltakten kommt es am ehesten dann, wenn

die Familie in Armut und Schmutz lebt, wenn in der Wohnung kein Platz ist, häusliche und finanzielle Hilfe abgehen und auch Verwandte als Stütze fehlen.
Der gemeinsame Nenner in den genannten Kategorien ist die kranke Familie; das Kind ist unwissentlich ihr Indikator. In diesem Zusammenhang sind alle Störungen am Kind als psychosomatisch zu klassifizieren. Die Psyche der Eltern ist geschädigt und der Körper des Kindes (er ganz besonders!) zeigt die Wirkungen.

Die Wirkungen kindlicher Krankheiten auf die Familie

Die Familie beeinflußt das kranke Kind und das kranke Kind beeinflußt die Familie. Über die Auswirkungen einer akuten Krankheit auf andere Familienangehörige kann in Kap. 18 nachgelesen werden, über die Einflüsse chronischer Krankheiten und Behinderungen auf sie in Kap. 19.

Intelligenz und Familie

Älteste und einzige Kinder stellen einen höheren Prozentsatz an erstklassigen Studienabschlüssen an der Universität. Innerhalb der gleichen sozioökonomischen Klasse haben Kinder aus großen Familien niedrigere Intelligenzquotienten als Kinder aus kleinen. Überraschenderweise findet man, daß schulisch unterdurchschnittliche Kinder aus den Sozialklassen I und II zu einem relativ höheren Prozentsatz ernsthaft geistig behindert sind. In dieser Gruppe gibt es offenbar weniger Kinder mit niedrigem IQ aufgrund schwacher Begabung und mangelhafter Betreuung und mehr Kinder, deren Rückstand Folge einer perinatalen Hirnschädigung ist.

Obwohl die geistigen Anlagen eines Menschen zum großen Teil genetisch bestimmt sind, spielen Umwelteinflüsse vor, während und nach der Geburt eine große Rolle für das Endergebnis. Die Intelligenz kann Schaden leiden durch intrauterine Rubeolen, Geburtsverletzungen und schwere Unterernährung im Säuglingsalter. Adoptivkinder stammen meist aus den Sozialklassen IV und V, werden aber gewöhnlich in die Klassen I und II adoptiert. Nach einer gut bekannten Studie stand ihre Durchschnittsintelligenz in der Adoleszenz beinahe 20% höher als die ihrer wirklichen Mütter (*Lewis* 1960), was wieder beweist, daß das, was Intelligenztests messen, stark von der Umwelt beeinflußt ist.

Die Qualität früher sprachlicher Anregung daheim und im Kindergarten hat Einfluß auf die spätere Intelligenz (*Bernstein* 1961). Die Intelligenz ist auch vermindert, wenn die Mutter in einer zerstörten Familie aufgewachsen ist (*Clark* und *Davis* 1963). Aufstiegsstreben, gute Schulmöglichkeiten, familiär-traditionelle Ausdauer und Fleiß spielen alle eine wichtige Rolle für die geistigen Fähigkeiten und Leistungen im späteren Leben. Diese formenden Kräfte aus der Familie stehen selbst wieder unter dem Einfluß der sozialen Klasse, der Rasse und der Nationalität.

Die Persönlichkeit des Kindes und ihre Störungen

Bevor wir daran gehen, einige allgemeine Symptome und Störungen zu beschreiben, mag es nützlich sein, einige Charakterzüge der kindlichen Persönlichkeit zu besprechen, weil viele Symptome eine Art Karikatur der Charakterzüge sind.

Die Persönlichkeit ist nicht eine gleichbleibende Summe fixer Eigenschaften. Sie ist ein wachsender Organismus mit sich entwickelnden Charakterzügen, genau so wie im körperlichen Bereich, und sie ist vor allem in der frühen Kindheit noch formbar.

Erbfaktoren tragen zweifellos dazu bei, jedoch auf komplexe Weise und nicht leicht bewertbar. Intrauterine und perinatale Einflüsse spielen offensichtlich eine bedeutende Rolle bei den schweren Folgezuständen einer Rubeolenerkrankung der Mutter oder bei perinataler Hypoxie. Ihre Wirkung kann dabei relativ schwach sein, wenn sie nur kleine Läsionen im Gehirn hinterlassen mit geringer zerebraler Dysfunktion, wobei sie die Anfälligkeit des Kindes zu psychischen Zusammenbrüchen gegenüber Belastungen des täglichen Lebens erhöhen. In der Persönlichkeit des Kindes ist vielleicht mehr veranlagt, als man bisher gemeint hat, trotzdem spielt die Umwelt, die ja modifizierbar ist, eine beträchtliche Rolle. Von Geburt an gehen von der ganzen Umgebung des Kindes Einflüsse aus, die in ständigem Wechsel begriffen sind und aus der Mutter, der Familie, der Schule, der Gemeinde und der Kultur bestehen, in der das Kind lebt. Viele Faktoren, denen die Fähigkeiten des Kindes ihr volles Erblühen verdanken, sind noch unbekannt, aber wir kennen wenigstens einige von ihnen, die das Kind zu fördern scheinen und Pflege verdienen, während andere eine schädliche Wirkung zu haben scheinen und daher vermieden werden sollten. Neben frischer Luft, Nahrung und Schutz brauchen der Säugling und auch das schon ältere Kind viele Anregungen und Möglichkeiten, ihren Körper, ihren Geist und ihr Kontaktbedürfnis zu betätigen. Man könnte von den emotionalen Vitaminen sprechen. Wir müssen nicht den Einfluß des Vaters unterschätzen, aber das Kind braucht dringend eine ununterbrochene warme Beziehung zu seiner Mutter oder einer Mutterperson. Von Anfang an ist dies eine Beziehung von beiderseitigem Geben und Empfangen. Es kann noch andere Mutterfiguren in seiner Welt geben, aber die ununterbrochene Beziehung von den ersten Tagen an, die sich die ersten Jahre hindurch fortsetzt, ist von größter Wichtigkeit. Jeder Bruch bedeutet eine Störung für das Kind und die Entwicklung seiner sozialen Beziehungen. Wenn der Säugling sich anschmiegt, saugt oder der Mutter (zunächst mit Augen und Ohren) folgt, hält er damit Kontakt mit ihr aufrecht. Wenn er lächelt, schreit oder lallt, löst er damit eine Reaktion der Mutter aus in Form von Beschützen, Zärtlichkeit, Liebkosung oder Fütterung. Seine Reaktion auf ihre Zuwendung belohnt sie und verstärkt ihre Empfänglichkeit. Der Säugling ist zunächst ausschließlich auf sich selbst bezogen, er ist sich noch keiner anderen Person bewußt. Die Wahrnehmung breitet sich nach außen hin aus, sobald er Gerüche, Töne, Licht und Dunkel aufnimmt. Während der ersten Lebenswochen kristallisiert sich ein vages, immer wiederkehrendes »Muster« heraus in Form der mütterlichen Erscheinung, die erste Person außer ihm, deren er sich dumpf bewußt wird, die erste Person, von der er empfängt und der er gibt. Obgleich die Familie, die Nachbarn und das Gemeinwesen später hinzukommen zur sich erweiternden Umwelt des Kindes, ist doch die Qualität der ersten zwischenmenschlichen Beziehung weitgehend entscheidend für die spätere Art der Beziehung zu anderen Menschen, zur Gesellschaft und später zu seiner eigenen Frau und Familie. Es ist daher sehr vernünftig, ein gutes und stabiles Mutter-Kind-Verhältnis in der frühen Kindheit mit allen möglichen Mitteln zu fördern.

Für die Formung der kindlichen Persönlichkeit ist das Wichtigste die Haltung der Mutter gegenüber den physischen und psychischen Bedürfnissen des Kindes und ihre Antwort darauf. Denn im Bereich des Körperlichen wie des Psychischen kommen Mangelkrankheiten vor und können das Wachstum beeinträchtigen. Selbst wenn der Säugling sich an die inadäquate und ungeeignete mütterliche Haltung anzupassen scheint, treten oft später, oft sehr viel später, im allgemeinen zu Zeiten der Neuorientierung, abnorme Reaktionen auf, die zeigen, daß das Kind eine verminderte Reserve an Anpassungsfähigkeit hat. Die Vaterrolle wurde bisher ziemlich übersehen, aber ihre potentielle Wichtigkeit findet zunehmend Beachtung (*Klaus* und *Kennel* 1976), wie später beim Thema der mütterlichen Deprivation beschrieben.

In einer Atmosphäre, die von Angst, Unzulänglichkeit und Streit der Eltern erfüllt ist, hat es ein Kind nicht leicht, gesund heranzuwachsen. Angst wie auch Mut sind ansteckend. Angst ist ein verbreiteter schädlicher Faktor für das emotionale Klima, in welchem sich die kindliche Persönlichkeit entfaltet, aber es gibt noch andere schädliche Einflüsse. Ein Kind kann überfordert werden durch den Ehrgeiz des Vaters. Ein anderes kann behindert sein durch die unsichtbare Nabelschnur, die die Mutter nicht durchtrennen lassen will. Ein anderes kann leiden unter einem Erziehungssystem, das keine Individualitäten duldet. Es gibt viele Möglichkeiten für das Kind, um zu zeigen, daß es Hilfe nötig hat für die Lösung seiner Anpassungsprobleme. Einige dieser Notsignale sind die sogenannten Verhaltensstörungen, andere Signale sind die körperlichen Symptome. Ärzte schulden es ihren Patienten, die Signale zu erkennen und geeignete Abhilfe zu schaffen.

Es ist wahr, daß nur ein kleiner Prozentsatz von Kindern schwere Persönlichkeitsstörungen entwickelt, aber bei viel mehr Kindern mit ungelösten emotionalen Schwierigkeiten verkümmert oder verkrüppelt die Persönlichkeit bzw. leidet die körperliche Gesundheit, so daß sie nicht in den vollen Genuß ihres Lebens gelangen können. Vollständiger Schutz vor allen Streßsituationen, physischen wie emotionalen, ist nicht wünschenswert, wenn er auch erreichbar wäre. Kinder gewinnen in ihrer Persönlichkeit, wenn sie in ihrem Leben mit Beanspruchungen konfrontiert werden und Freude an ihrer Bewältigung haben. Das Ziel sollte nicht ein Leben ohne Streß sein, aber die Vermeidung von Streßsituationen, die über das hinausgehen, woran sich das Kind anpassen kann und die seine Gesundheit und Persönlichkeit zerstören oder auf die Dauer schwer beeinträchtigen können. Daß die Qualität der häuslichen Umwelt für die geistige und soziale Entwicklung des zweijährigen Kindes einen entscheidenden Einfluß hat, ist völlig sicher. Niemand weiß, was die »ideale Persönlichkeit« ist. Ein weiter Spielraum für Varianten gesunder Persönlichkeitsentwicklungen ist zu begrüßen. Es gibt viele Möglichkeiten für den Arzt, Eltern (besonders Müttern) behilflich zu sein, alle Einflüsse zu verstärken, die den Körper und die Persönlichkeit des Kindes zu voller Entfaltung bringen. Er kann Ratschläge geben, um Einflüsse mit schädlichen Wirkungen auszuschalten oder zumindest auf ein Minimum zu reduzieren, wenn sie eine emotional stabiles, insbesondere aber ein psychisch weniger robustes Kind bedrohen. Wir hoffen, damit gezeigt zu haben, daß körperliche Störungen psychosozialer Herkunft oft erfolgreich behandelt werden können. Aber zu gleicher Zeit fassen wir ins Auge, was noch besser ist – ihre Vorbeugung.

Zusammenfassung

Alle Krankheiten, wie verschieden ihre Ursachen und ihre Erscheinungen auch sein mögen, erfordern unseren vollen und intensiven Einsatz. Der Arzt muß die neuesten und wirksamsten Methoden zur Anwendung bringen. Ihre Wirksamkeit soll ihn nicht darauf beschränken, sich mit ihnen zufrieden zu geben, sondern sollen ihn anregen, sie weiter auszubauen.

Ein ganzheitliches Vorgehen macht die Praxis der Medizin für den Arzt interessanter und befriedigender, weil Diagnose, Behandlung und Vorbeugung immer verläßlicher und wirksamer werden. An Kindern angewandt trägt es den Lohn in sich.

4. Krankheiten des Respirationstraktes

Beschränkte Reaktionsmöglichkeiten auf verschiedene Reize – Erkrankungen der Nase – Tonsillen und Adenoide – Hyperventilation – Asthma

Selbst für den Laien ist die Atmung ein Vorgang, der in deutlichem Zusammenhang steht mit dem Leben an sich. Es könnte deshalb angenommen werden, daß Funktionsstörungen des Respirationstraktes gelegentlich Anpassungsschwierigkeiten im Leben zum Ausdruck bringen. Die Gewohnheit, den Respirationstrakt von der Gesamtpersönlichkeit abzutrennen und ihn ferner in verschiedene Abschnitte aufzuteilen, ist zurückzuführen teils auf die Vorteile für die Beschreibung (die wir anerkennen), aber auch auf eine mechanistische Denkart, die bedauerlich ist. In der Krankheit ist der ganze Mensch in Mitleidenschaft gezogen und, obwohl ein Teil des Respirationstraktes hauptsächlich betroffen sein kann, ist oft ein großer Teil des übrigen Körpers bis zu einem gewissen Grade ebenfalls krank.

Obwohl die Reize, auf die der Respirationstrakt reagieren kann, zahlreich sind, sind seine Möglichkeiten der Reaktion beschränkt. Die Schleimhaut kann rot oder blaß werden; sie kann an- oder abschwellen; sie kann zu viel oder zu wenig Sekret absondern; das Sekret kann wäßrig oder mukös sein. Die Atmung kann variieren in bezug auf Frequenz, Rhythmus, Tiefe, Leichtigkeit oder Mühsamkeit. Es ist erwiesen, daß die Reaktion dieselbe sein kann, ob sie ausgelöst ist durch reizende Gase, durch Allergene, durch Viren oder durch Emotionen. Obwohl beim einzelnen Individuum ein Körperteil mehr zur Erkrankung neigt als ein anderer, kann die Prädilektionsstelle von Zeit zu Zeit variieren oder sich ändern im Verlauf einer Krankheitsphase. »Asthma kann in der Nase beginnen, aber in den Brochien enden.«

Nicht alle *Af*fektionen der Organe sind *In*fektionen. Die wichtige Rolle, die die Infektionen spielen, sollte uns nicht blind machen für andere Faktoren, die ursächlich oder zusätzlich von Bedeutung sein können. Bei Erkrankungen des Respirationstraktes können Armut, mangelhafte Ernährung, atmosphärische Störungen eine Rolle spielen; die emotionalen wie die physikalischen Faktoren verdienen sorgfältige Beachtung. Chronischer Katarrh z.B. ist ein Komplex von konstitutionellen Umwelt-Faktoren, bei denen die Diagnostik eine kritische Haltung und die Anwendung einer umfassenden Schau erfordert. Ein Kind im Krankenhaus wegen rezidivierender bronchialer Infektionen zu behandeln und es wieder heimzuschikken, ohne auch nur den Versuch zu machen, etwas wegen der häuslichen Verhältnisse zu unternehmen, ist genau so wenig zu entschuldigen wie das Versäumnis, Mukoviszidose auszuschließen.

Primäre Erkrankungen der Nase

Nicht jede »laufende Nase« ist durch ein Virus oder eine Allergie bedingt. Schwellung der Nasenschleimhaut, vermehrte Sekretion, Niesen, Schnüffeln und ein Irritationsgefühl in der Nase können nicht nur durch Gründe, wie Rauchen, Infektionen, Nasentropfen und Allergene, verursacht sein, sondern auch durch emotionelle Störungen. Sichtbare Veränderungen der Schleimhaut der Bronchien sind gefunden worden bei emotionalem Streß; die analogen Veränderungen in der Nasenschleimhaut können viel leichter beobachtet werden, wie ein kleines, sehr lesenswertes Buch *The Nose* (Holmes et al., 1950) schön zeigt. Im übrigen kann in jedem individuellen Fall mehr als ein Faktor mitspielen; emotionaler Streß kann den Effekt von Infektion oder Überempfindlichkeit verstärken (*Wolf* u. Mitarb., 1950).

Organische Krankheiten

Wenn Symptome wie Niesen oder Hypersekretion während einer Jahreszeit auftreten, in der reichlich Blütenstaub vorhanden ist, wird die vasomotorische Rhinitis allgemein als Heuschnupfen bezeichnet. Es muß immerhin daran erinnert werden, daß die Rhinitis vasomotoria zu jeder Jahreszeit auftreten kann, auch bei Individuen, die auf Blütenstaub nicht überempfindlich reagieren.

Für die Erkennung eines verursachenden Allergens ist eine genaue Vorgeschichte entscheidend. Hauttests können eine gewisse Hilfe bedeuten, wenn sie auch oft überflüssig und weniger verläßlich sind als eine sorgfältige Vorgeschichte; die Provokation der Nasenschleimhaut gibt verläßlichere Ergebnisse, wenn auch die Methode unangenehmer ist und einen erfahrenen Prüfer voraussetzt.

Ist Pollenüberempfindlichkeit erwiesen, dann bringt eine Serie von desensibilisierenden Injektionen während des Winters in mehr als 50% der Fälle eine Besserung, aber man wird sie manchmal jährlich wiederholen müssen.

Rhinitis vasomotoria prädisponiert zu Sekundärinfektionen der Schleimhaut, und es kann sich eine purulente Rhinitis entwickeln. Adenoide Wucherungen können gleichzeitig vorhanden sein. Eine Schwellung der Nasenschleimhaut kann die Nase verlegen, kann aber auch Adenoide vortäuschen. Eine seitliche Röntgenaufnahme der Weichteile wird uns zeigen, ob die Rachenmandeln vergrößert sind.

Eine Untersuchung des Respirationstraktes mit Inspektion der Nasenschleimhaut ist in allen Fällen wichtig. Und selbst wenn die vorliegende Störung in der Nase oder im Rachen liegt, ist es wichtig, die Möglichkeit einer pulmonalen Infektion in Betracht zu ziehen.

Emotionaler Streß

Die Nasenschleimhaut kann bei emotionalen Störungen stark betroffen sein, wie dies gezeigt wurde für die Hyperämie und andere Reaktionen. Selbst wenn eine

Infektion vorhanden ist, wundert man sich oft über das Ausmaß der Reaktion im Vergleich zur Harmlosigkeit des Infektes. Es kann sein, daß die Rhinitis in einem einfachen zeitlichen Zusammenhang steht mit Episoden von emotionalem Streß; es können auch noch weitere Symptome psychischer Spannung vorhanden sein. Es kann beobachtet werden, daß, sowie die Spannung bei geeigneter Behandlung nachläßt, die Rhinitis sich ebenfalls stark bessert oder verschwindet.

Das Wesentliche für die Diagnose eines »Streß« als primäre Ursache ist das Fehlen einer kausalen organischen Ursache und der Nachweis einer emotionellen Spannung oder Störung in zeitlichem Zusammenhang mit der Attacke. Die sorgfältige Untersuchung von Nase und Hals ist wichtig, in Zweifelsfällen ist die Zuweisung zu einem HNO-Spezialisten angezeigt.

Auf eine Wiederholung dieser Maßnahme sollte man lieber verzichten.

Unklare Fälle

Bei unklaren Fällen ist es vernünftiger und oft befriedigender, zunächst durch eine vertiefte Anamnese genau zu ermitteln, ob ein emotionaler Streß ursächlich in Frage kommt, als sofort zeitraubendere Untersuchungen oder chirurgische Eingriffe vorzunehmen, die bei chronischen Nasenleiden in der Regel erfolglos verlaufen. Die längere Beobachtung eines Patienten kann die Hauptursache aufdecken.

Anne T., ein sechsjähriges Mädchen, wurde dem Pädiater von einem Otorhinolaryngologen geschickt, bei welchem sie wegen erschwerter Nasenatmung in Behandlung war. Er fand keine organische Krankheit in den oberen Partien des Respirationstraktes und keine Allergie.
Anne erwachte nachts jeweils in einer Panik und war außerstande, durch die Nase zu atmen. Obwohl nur eine geringe Sekretion bestand, sah die Mutter bei diesen Zuständen eine rosarote fleischige Schwellung innerhalb der Nase, die man sonst nicht sehen konnte.
Erst im Verlauf von vielen Konsultationen konnte man die wichtigen Details aus der Familienanamnese erfahren. Der Vater, ein Alkoholiker, der mit dem Gesetz in Konflikt gekommen war, war nach Angaben der Mutter eben erst daran, erwachsen zu werden. Die Tatsache, daß er in einer psychiatrischen Klinik und im Gefängnis gewesen war, wurde vor den Kindern verheimlicht. Die Mutter selbst litt an Migräne, und drei ihrer Schwestern litten ebenfalls an Kopfweh, nervösem Ekzem und Asthma. Zwei waren zusätzlich verhaltensgestört.
Die Mutter gab später zu, daß sie froh war, Gelegenheit zu haben, ihre Sorgen einem Außenstehenden anvertrauen zu können. Sie selbst war offensichtlich sehr empfänglich für die Beratung. Nach einigen Monaten war nicht nur Annes Nase stark gebessert, sondern das ganze Kind war viel vertrauensvoller und robuster, »ein ganz anderes Kind« geworden.

Tonsillen und Adenoide

Tonsillektomie und/oder Adenotomie zählen zu den häufigsten Anlässen für die Krankenhauseinweisung von Kindern. Die relative Häufigkeit dieser Operationen ist erstaunlichen Sprüngen unterworfen. Sie mag in einer Stadt sechs-oder siebenmal so hoch sein, als in der Nachbarstadt. Sie ist viel höher bei Kindern aus gehobenen sozialen Klassen, wenn man auch das Gegenteil erwarten würde. Der Erfolg der Operation ist schwer zu beurteilen. Auch bei kontrollierten Untersuchungen (*Mc Kee* 1963, *Mawson* u. Mitarb., 1967, *Roydhouse* 1970) ist man auf die Angaben der Eltern über die Gesundheit der Kinder angewiesen. Die Eltern sind sicher beeinflußt durch das Bewußtsein, daß ihr Kind operiert oder nicht operiert wurde. Wenn auch die Untersuchungen den besseren Gesundheitszustand der operierten Gruppe gegenüber der nicht operierten hervorheben, so besteht doch weitgehend Übereinstimmung darüber, daß ein großer Teil, vielleicht sogar die Mehrzahl der Operationen überflüssig und keineswegs hilfreich war. Eine Nachprüfung von Kindern aus Birmingham, die dort drei Jahre auf einer Warteliste für Tonsillektomie standen, ergab, daß die Hälfte von ihnen keine Operation mehr nötig hatte (*Wood* u. Mitarb., 1972).

Wir benützen die folgenden Richtlinien als Indikation für eine Adeno-Tonsillektomie:

1. Kinder jeden Alters mit starker Vergrößerung der Organe, so daß ein erhebliches Hindernis für die Atmung oder das Schlucken besteht (es sind nur sehr wenige).
2. Kinder jeden Alters nach Diphtherie (sehr seltene Fälle).
3. Kinder über drei und unter acht Jahren nach wiederholter akuter Tonsillitis mit Schluckbeschwerden, mit mindestens fünf Erkrankungen im Jahr und jährlichen Schulversäumnissen von mindestens drei Wochen.

Über den Wert der alleinigen Adenotomie sind die Meinungen geteilt. Als Hauptindikationen gelten:

1. Rezidivierende Otitis media
2. Fließendes Ohr, das anderen Behandlungsmaßnahmen trotzt
3. Schwere Verstopfung der Nase als Folge chronisch vergrößerter Adenoide. Aber nicht alle Mundatmer haben entweder eine chronisch verstopfte Nase oder große Adenoide.

Die Tonsillektomie kann echte Risiken, insbesondere bei jüngeren Kindern, mit sich bringen, nämlich Blutung, Mittelohrentzündung, katarrhalische Infektionen und psychische Störungen. Die Adenektomie ist weniger gefährlich. Weder Tonsillektomie noch Adenotomie dürfen Erwartungen in uns wecken, daß sie Husten oder Erkältungen verhindern.

Wenn wir einer Beweisführung einen kritischen Maßstab anlegen, dann wird uns klar, daß Tonsillen und Adenoide allzu häufig umsonst entfernt werden, vielleicht, weil dem Arzt keine anderen Behandlungsmethoden zur Verfügung stehen, oder weil die Eltern eine eindrucksvolle Therapie wünschen.

Ohne überzeugende Indikation sollte die Operation nicht durchgeführt werden, Schwäche, Appetitlosigkeit, Mangel an Energie oder andere vage Störungen beim Kind, die als Gründe für die Tonsillektomie angeführt werden mögen, sollten Anlaß zu einer genauen Untersuchung des Kindes sein, die die soziale, emotionale und physische Situation abklärt.

Wenn die Eltern zu einer Operation drängen, sollte der Arzt versuchen, ihre Motive zu erkennen. Vielleicht wissen sie von einem anderen Kind, das sich nach der Operation günstig entwickelt hat, oder man hat ihnen gesagt, daß die Tonsillektomie entscheidend sei für die Gesundheit des Kindes. Es ist verständlich, daß die Eltern es vernünftig finden, die Gesundheitsstörungen bei ihren Kindern auf somatischer Basis zu erklären. Es ist aber die Aufgabe des Arztes, hinter die Fassade zu sehen, alle möglichen Faktoren zu finden und zu berücksichtigen und dann den Eltern seine Befunde und Schlußfolgerungen zu erklären, in einer Sprache, die dem Laien verständlich ist.

Hyperventilation

Geringere und vorübergehende, durch Hyperventilation verursachte Symptome sind in der Praxis nicht selten. Ein Patient mit Hyperventilation kann über Atemnot klagen, ohne zu wissen, daß er hyperventiliert, und auch der Arzt kann dies übersehen. Meist ist der Patient beeinträchtigt durch die Folgen der Hyperventilation. Die Symptome können bestehen in Schwindel, Schwäche, Müdigkeit, Ohnmacht, Schmerzen auf der Brust, Herzklopfen, Sensibilitätsstörungen oder Krämpfen in Händen und Füßen, als Folge einer respiratorischen Alkalose. Hyperventilation kann auch zu Temperaturerhöhung führen, ohne daß eine Infektion vorliegt.

Organische Störungen

Hyperventilation kann mit Erkrankungen des Respirationstraktes einhergehen, angefangen von der gewöhnlichen Infektion bis hin zum seltenen Pneumothorax. Auch ein Herzfehler kann die Ursache sein, besonders beim Kleinkind. Andere Gründe sind die metabolische Acidose (z.B. bei Niereninsuffizienz, diabetischer Ketose oder bei Überdosierung von Salizylaten). Gelegentlich stehen auch Krankheiten des Zentralnervensystems dahinter, z.B. Enzephalitis und Meningitis. Vorgeschichte, somatische Untersuchung und relevante Harn-, Blut- und Liquorbefunde klären die Diagnose.

Selbst wenn die Hyperventilation im Gefolge einer organischen Krankheit auftritt, kann sie eventuell nicht primär durch diese bedingt sein, sondern durch zusätzliche emotionale Faktoren, z.B. durch Angst.

Emotionaler Streß

Hyperventilation kann anfallsweise auftreten oder kontinuierlich bestehen im Zusammenhang mit emotionalem Streß. Die Angst vor Krankheit oder vor dem

Tod kann eine wesentliche Rolle spielen bei der überstarken Reaktion im Bereich des Respirationstraktes; aber wir haben gesehen, daß eine unformelle, freundschaftliche Haltung von seiten des Arztes notwendig ist, wenn er diese Dinge vom Patienten erfahren will. Die Hyperventilation bei emotionalem Streß kann zur Gewohnheit werden, selbst wenn die erste Episode mit einer organischen Krankheit im Zusammenhang stand.

David D., ein 13jähriger Knabe, war vor zwei Jahren wegen akutem Rheumatismus und Zeichen einer Beteiligung des Herzens hospitalisiert worden. Er hatte sich gut erholt und hatte keinen Residualbefund von seiten des Herzens.

Jetzt klagte er über gelegentliche Attacken von Atemnot und Kribbeln in den Händen, wofür keine organische Ursache gefunden werden konnte. Er gab schließlich an, daß er beim letzten Krankenhausaufenthalt beobachtet hatte, daß er sehr tief atmete (er war mit Salizylaten behandelt worden), dabei sei er von Ärzten und Studenten immer untersucht worden »wegen seines Herzens«. »Manchmal«, gab er zu, »war ich beunruhigt wegen meiner Atmung, ich fragte mich, ob daran mein Herz schuld sei«.

Nachdem er seine Ängste ausgesprochen hatte und nachdem man mit ihm seine Störungen besprochen und sie ihm erklärt hatte, hat er seine Symptome verloren.

Die sekundären Störungen können beim Patienten manchmal reproduziert werden, wenn, als diagnostischer Test, der Arzt zur Hyperventilation auffordert.

Fast immer sind neben der Hyperventilation noch andere Hinweise auf emotionale Störungen vorhanden. Wenn man die Anamnese der ersten Episoden aufnimmt, findet man eher den Zusammenhang mit einer Streßsituation. Besprechungen und Erklärungen gewinnen an Gewicht, wenn man demonstriert, daß die Symptome durch Hyperventilation hervorgerufen werden können. Durch Behebung der zugrunde liegenden Spannung tritt meistens eine Besserung oder Heilung auf.

Robert C., ein achtjähriger Knabe, wurde wegen beschleunigter Atmung während mehr als 24 Stunden daheim untersucht. Dieser Zustand war vorher schon während zwei Nächten für kurze Zeit aufgetreten. Die Atemfrequenz betrug 60 pro Minute, ein anderer abnormer Befund wurde nicht erhoben. Der Knabe wurde ins Krankenhaus aufgenommen, wo die Atemfrequenz während des Tages zwischen 45 und 70 schwankte, während sie auf 20 sank, wenn er schlief.

Einige Jahre vorher hatte er an nervösen Gewohnheiten gelitten, wie Gesichtstic, Beißbewegungen und Ausstoßen von tierischen Lauten. Robert teilte das Zimmer mit seinen zwei Schwestern oder schlief auch bei seiner Mutter; der Vater war nachts meist von zu Hause fort, da er in der Nachtschicht arbeitete. Die Familie war vor kurzem in ein anderes Quartier umgezogen, und Robert hatte die Schule gewechselt und haßte sie.

Später kam heraus, daß Robert bei seiner Mutter die Furcht geäußert hatte, er könnte im Schlaf aufhören zu atmen. Es wurde mehrmals mit dem Knaben und noch mehr mit der Mutter allein gesprochen. Nach einigen Monaten erzählte die Mutter, daß Robert viel selbständiger geworden sei und daß er nie mehr Atembeschwerden hatte.

Asthma

Die Häufigkeit von Asthma liegt im Kindesalter bei etwa 3%. Die Untersuchung auf der Insel Wight erbrachte bei Kindern im Alter von 9 bis 11 Jahren einen Anteil von 2,3% (*Graham* u. Mitarb., 1967), eine analoge in Aberdeen bei 10- bis 15jährigen einen Prozentsatz von 4,8 (*Dawson* u. Mitarb., 1969). 70% der zehnjährigen Kinder mit Asthmaanamnese haben mit 20 Jahren ihr Leiden verloren (*Williams* u. *Mc Nicol* 1969), die übrigen haben noch Anfälle. Die Häufigkeit von Erwachsenen liegt bei 1%, das bestätigt die Auffassung, daß Kinder dazu neigen, aus ihrem Leiden herauszuwachsen.

Asthma geht mit einem sehr qualvollen Zustand und mit Entkräftung einher, führt aber im Kindesalter nur selten zum Tod.

Charakteristisch für Asthma sind häufig wiederkehrende Anfälle von Atemnot, Keuchen und Husten. Gewöhnlich setzt es plötzlich ein, und zwar infolge intermittierend wiederkehrender Verlegung der Atemwege. Die Symptome sind unspezifische Reizantworten, die von Mensch zu Mensch variieren, ebenso im zeitlichen Ablauf beim einzelnen. Asthma kommt bei Personen vor, die als Folge einer Erbanlage und äußerer Einflüsse dazu disponiert sind, auf auslösende Reize mit Überreaktion zu antworten.

Eine Vielfalt plötzlicher Streß-Einwirkungen kann einen Anfall herbeiführen: Anstrengungen, physische Reize, artfremdes Eiweiß – Allergene durch die Lunge oder den Darm aufgenommen, Infektionen oder psychische Einwirkungen angenehmer oder unangenehmer Art. Ein Streß kann einen anderen ersetzen, oder es kann eine Summation von Faktoren gegeben sein. Wenn das Individuum z.B. unter einem emotionalen Streß steht, kann es Asthma als Folge eines auslösenden Reizes entwickeln, der unter anderen Bedingungen unwirksam bliebe. Asthma wird üblicherweise den allergischen Krankheiten zugeordnet. Es gibt allerdings einige Verwirrung, da die Bezeichnung »Allergie« verschiedene Bedeutung haben kann. Im ursprünglichen Sinne *Pirquets* wurde Allergie als ein Zustand definiert, der auf die Sensibilisierung gegenüber artfremden Eiweißstoffen zurückgeht. Einige Reaktionen auf Nicht-Eiweißkörper oder auf Einflüsse der Umgebung (z.B. Kälte), werden nun auch oft mit dem Begriff Allergie belegt. Vielleicht läßt sich Asthma am besten begreifen als ein Syndrom, das sich aus einem pathophysiologischen Prozeß ergibt und zwar als Antwort auf die Summierung konstitutioneller und umweltwirksamer Faktoren, von denen einige Allergene sind. Zu den Allergenen würden wir nicht emotionale Störungen rechnen. Auch würden wir nicht Infektionen als Allergene bezeichnen. Wenn nämlich eine Infektionskrankheit einen Asthmaanfall herbeiführt, dann liegt durchaus keine Überempfindlichkeit gegenüber dem bakteriellen Eiweiß vor. Die asthmatische Reaktion ist dem Streß zuzuschreiben, der durch die Infektion zustandekommt.

Varianten des Asthmas

Die hauptsächlichen unspezifischen Antworten, die sich bei Asthmaanfällen einstellen, sind Dyspnoe und Keuchen, verbunden mit feuchten Rasselgeräuschen und manchmal Reiben bei der Auskultation. Diese Symptome können variieren nach Ausprägung und Ausmaß. Die Dyspnoe kann z.B. minimal sein oder auch sogar fehlen. Der Auskultationsbefund kann zwischen den Anfällen bei manchen Kindern normal sein, bei anderen durch verstreute residuale Rasselgeräusche pathologisch.

Viele Kleinkinder zeigen eine überstarke Reaktion auf Infektionen des oberen Respirationstraktes. Sie entwickeln während der Erkältung einen lästigen Husten, bei dem Rasseln auf der Brust zu hören ist. Man pflegt sie zur Gruppe der Kinder mit »rezidivierender asthmoider Bronchitis« zu rechnen. Manche von ihnen verlieren diese Bereitschaft, bei anderen kehren die Attacken mit keuchendem Atmen immer wieder bis schließlich die Diagnose »Asthma« lautet.

Eine andere Gruppe präsentiert sich mit vagem Krankheitsgefühl und Husten, jedoch ohne Atemnot und Keuchen. Bei der Auskultation bilden Reibegeräusche das hervorstechende Kennzeichen und es erscheint uns wichtig, daß wir uns eher der Diagnose Asthma bewußt sein sollen als der einer Infektion des Respirationstraktes.

Die Darstellung dieser Varianten ist interessant und wichtig. Vom ätiologischen und therapeutischen Gesichtspunkt aus können sie gemeinsam mit dem Asthma diskutiert werden.

Die Mechanismen des Asthmas

Im Anfall ist der Luftstrom durch verschiedene Mechanismen beengt. Es besteht vermehrte Sekretion, die oft zähflüssig ist; die Schleimhaut ist hyperämisch und ödematös; die glatte Muskulatur der Bronchien ist kontrahiert. Während der Exspirationsphase werden die Luftwege normalerweise enger; im Asthmaanfall bewirkt die zusätzliche Verengung, daß das Exspirium mehr erschwert ist als das Inspirium. Die Dyspnoe ist die Folge der Verlegung der Atemwege, besonders der Bronchien durch Schleim und Ödem. Hörbares Keuchen kommt in der Trachea und in den großen Bronchien durch plötzlichen Anstieg des intrathorakalen Druckes zustande, wobei engere Hohlräume kollabieren und die Trachealwände aneinanderrücken. Der Widerstand gegen die Exspiration, der durch diese verschiedenen Mechanismen verursacht wird, kann zu einer beträchtlichen Vergrößerung des Lungenvolumens und zu einer ernsthaften Verminderung der Vitalkapazität führen.

In den akuten Stadien eines Asthmaanfalles erfordern Keuchen, Dyspnoe und feuchte Atemgeräusche die klinische Überwachung der Atembehinderung. Haben sich diese Symptome zum Teil oder ganz verloren, dann sollte der Kliniker die weitere Behandlung planen. Er sollte sich für die Notwendigkeit weiterer Beobachtungen entscheiden durch die objektive Messung der Atembehinderung. Diese läßt sich vergleichen mit dem Mittelwert und der Schwankungsbreite für Kinder verschiedenen Alters und verschiedener Körpergröße. Die Tests können nach der Inhalation eines Isoprenalin Sprays wiederholt werden. Stellt sich keine Besserung ein, dann kann man auf eine andere Ursache als Bronchialspasmen schließen. Eine einfache Methode ist die Bestimmung der Vitalkapazität unter Zuhilfenahme einer älteren Taschenuhr. Genauere Zahlen erhält man mit Hilfe des Wright'schen Apparats durch Bestimmung der maximalen Exspirationsrate (*Nairn* u. Mitarb., 1961).

Bedingte Reflexe

Seit langem bestand aufgrund klinischer Erfahrung die Vermutung, Asthma sei ein »angelerntes Phänomen«, und diese Vermutung wurde nun im Tierexperiment bestätigt. Es wurde bei Meerschweinchen gezeigt (*Ottenberg* u. Mitarb., 1958) daß Asthma, das ursprünglich durch Anaphylaxie ausgelöst worden war, zu einer erlernten Antwort oder zu einem bedingten Reflex werden kann. Wenn sich beim Menschen die Krankheit entwickelt hat und der Patient zum Asthmatiker »gestempelt« ist, kann die asthmatische Reaktion durch viele verschiedene Agentien ausgelöst werden.

Um die Ätiologie klarzustellen, ist es besonders wichtig, die Umstände der ersten Anfälle genau zu ermitteln (mehr als die der späteren Anfälle, bei denen »erlernte Reaktionen« das Bild verwischen). Wenn ein bestimmter emotionaler Zustand durch einen Auslöser von außen verstärkt wird, kann die innere Spannung zu einem Asthmaanfall somatisiert werden.

Durch den Prozeß des Konditionierens kann der Patient später neue Anfälle bekommen, entweder aus einem gleichen gestörten Gefühlszustand heraus oder bei der Konfrontation mit ähnlichen äußeren Auslösern.

Organische Ursachen

Es ist nicht alles Asthma, was keucht. Bei Säuglingen und Kleinkindern kann keuchende Atmung auftreten bei aspirierten Fremdkörpern, Aspirationsbronchitis oder -pneumonie, Pankreasfibrose oder Herzfehlern.

Die Vererbung spielt eine Rolle

Bei Asthmakindern finden sich unter den Verwandten ersten Grades signifikant mehr Fälle von Asthma, Ekzem und Heufieber. Auch dort, wo die eigentlichen Symptome fehlen, finden wir unter den nächsten Verwandten asthmatischer Kinder eine höhere Bereitschaft zu bronchialen Reaktionen, d.h. eine meßbare Steigerung von Bronchospasmen nach Überlastung, als bei nächsten Verwandten nichtasthmatischer Kinder (*König* und *Godfrey* 1974). Zwillingsstudien beweisen eine größere Konkordanz für Asthma bei Monozygoten.

Die Art der Vererbung ist noch nicht ganz klar; vieles spricht für multifaktorielle Vererbung. Eine interessante Studie von *Leigh* (1967) ergab, daß bei Asthmatikern und ihren nächsten Verwandten Herz-Lungen- und psychiatrische Krankheiten häufiger vorkamen als bei einer Kontrollgruppe.

Die Konstitution oder Disposition zu Überreaktionen ist das Ergebnis des Zusammenspiels von vererbten Anlagen und Lebenserfahrungen. Die Anfälle gehen auf die *Anlage* (Konstitution) *plus* ihre *Auslöser* (oder Kombination von Auslösern) zurück. Kommt ein Asthmatiker emotional besser mit seiner Umwelt zurecht, dann können die Anfälle verschwinden, weil die zugrunde liegende Bereitschaft sich verringert hat. In einem anderen Fall kann die Zahl der Anfälle sinken, weil der Auslöser, z.B. ein nunmehr identifiziertes Allergen, gemieden wird.

Die Allergie und ihre Bedeutung bei der Entstehung von Asthma ist, wie schon erwähnt, Gegenstand widersprüchlicher Erörterungen geworden. Sie ergeben sich z.T. aus den unterschiedlichen Bedeutungen des Wortes. Asthma ist eine Krankheit des Überreagierens. Es kann, aber es muß nicht notwendigerweise eine Reaktion auf spezifische Allergene sein. Wenn ein Kind mit wiederholten Asthmaanfällen in ein Schulinternat kommt und dort frei von Anfällen ist, dann kann eine Besserung auf das Fehlen des häuslichen Allergens zurückzuführen sein oder auf den Abstand von den schwierigen Umweltverhältnissen daheim. Gegenwärtig ist als häusliches Allergen die Staubmilbe hoch in Mode (Dermatophagoides pteronissimus).

Bei manchen Menschen wechseln die Manifestationen. Eine Person, die Niesanfälle beim Bettenmachen kriegt, kann auch ein nächtliches Asthma ausbrüten. Beides kann verschwinden, wenn die wollenen Decken durch eine Terylendaunendecke ersetzt werden, deren Überzug regelmäßig gewaschen wird.

Eine sorgfältige Anamnese müßte ein lästiges Allergen aufdecken können. Ein Kind, das in Keuchen verfällt, sobald es im Sommerhaus, im Wohnwagen, in der Jugendherberge oder in Großmutters Reservebett schläft, reagiert offenbar auf Bettstaub. Hauttests können uns da weiterhelfen. Bleibt die Reaktion auf Hausstaub oder Staubmilbenextrakt bei einem Kind über sechs Jahre aus, dann ist wahrscheinlich keiner der genannten Faktoren der Auslöser. *Infektionen* spielen bei verschiedenen Asthmaanfällen eine unterschiedliche Rolle, beim Erkrankten auch zu verschiedenen Zeiten. Die virale oder bakterielle Infektion des Respirationstraktes oder auch anderswo ist eine Form von Streß, der als auslösende Ursache für eine Asthmaattacke eine Rolle spielen kann. Eine Attacke kann auf einen Schnupfen folgen, mit dem sich der Patient zu Hause oder in der Schule angesteckt hat und der offensichtlich infektiös ist. Oft gibt die Mutter auch an, daß das Kind seinen eigenen Schnupfen produziere; daß auch niemand in der Familie vom Kind angesteckt worden sei. In solchen Fällen kann es sein, daß der Schnupfen nicht infektiös war, sondern daß es sich um eine paroxymale vasomotorische Rhinorrhoe, also um einen Ausdruck der Reaktion handelt, die im asthmatischen Anfall gipfelt. Eine sekundäre bakterielle Infektion der erkrankten Bronchialschleimhaut kann den Asthmaanfall begleiten oder ihm nachfolgen. Zur Zeit können noch nicht alle ätiologischen Fragen bei allen Patienten geklärt werden. Konstitutionelle Faktoren liegen allen Fällen zugrunde, hinzu kommen Auslöser von außen. Wahrscheinlich summieren sich in den meisten Fällen verschiedene auslösende Faktoren. Ein ganzheitlich denkender Arzt wird versuchen, die zugrundeliegenden Anlagen und die Auslöser zu erkennen und ihre Wirkung zu reduzieren. Er wird die Infektionen seines Patienten behandeln aber auch seine emotionalen Schwierigkeiten, ob sie nun primär oder sekundär sind.

Emotionale Faktoren

Emotionale Störungen des Patienten tragen zur Entstehung des Asthmas auf verschiedene Weise bei. Sie beteiligen sich an der Entwicklung der asthmatischen Persönlichkeit, können die ausschlaggebende Ursache bilden und den Anfall auslösen. Sie können auch Folge eines Anfalls sein, können die Bereitschaft zu Anfällen steigern und sogar die einzelne Attacke heftiger machen. Eine emotionale Störung bei den Eltern, insbesondere der Mutter, kann in ähnlicher Weise Ursache oder Folge eines Anfalls sein – oder auch beides –. Liebevolle Fürsorge kann beim Kind einen unterdrückten Widerstand auslösen und dadurch zu weiteren Anfällen führen und unvermeidbar auch wieder zu Überbefürsorgung. Angesichts solcher allgemein gültigen Überlegungen wird sich der Arzt hüten, emotionalen Gründen die alleinige Schuld am Asthma eines Kindes zuzusprechen.

Asthmatiker zeigen oft Charakterzüge, wie Überempfindlichkeit gegenüber Kritik und Vorwürfen, ein großes Bedürfnis nach Liebe und Zärtlichkeit, Egozentrik und die Neigung zu Eifersucht und Rivalitätsproblemen. Asthma findet man besonders bei Menschen, die mehr als üblich Schwierigkeiten mit sozialen Beziehungen haben. Ihre Einstellung zur Autorität der Eltern ist dabei von besonderer Wichtigkeit. Werden bei den Patienten die normalen Reaktionen auf frustrierende Erlebnisse unterbunden, sei es durch äußere Disziplin, innere Kontrollmechanismen oder durch beide, dann entsteht ein innerer Konflikt. Viele dieser Eigenschaften können auf eine liebende und stark beschützende Mutter oder auf einen streng kontrollierenden Vater zurückgeführt werden, dessen Einstellung und Reaktion im Kind unterdrückte Ablehnung wach werden lassen. Diese »liebevolle Tyrannei« kann eventuell zu einer Situation führen, in der die Mutter »letal« wird. Asthma ist eine Krankheit, bei der psychische Störungen unter Umständen tödlich wirken können. Es kann zu einem fatalen Ausgang kommen durch eine Superinfektion der Lunge, durch einen Status asthmaticus, durch ein Cor pulmonale oder durch Medikamente die Heilung bringen sollten.

Wenn man bei der Entstehung der kindlichen Krankheit der Persönlichkeit der Mutter, dem, was sie tut oder getan hat, eine wichtige Rolle beimißt, heißt das nicht, daß man sie dafür tadelt. Statt dessen versucht man herauszufinden, weshalb sie sich gegenüber ihrem Kind so verhält, es können hierfür wichtige Einflüsse aus ihrer eigenen Kindheit, aus ihrer Ehe oder Schwierigkeiten vor oder nach der Geburt des Kindes eine Rolle spielen. Wenn solche Faktoren gefunden werden, die zum Verständnis der mütterlichen Fehlhaltung beitragen, ist es oft auf lange Sicht erfolgreicher, wenn man der Mutter über ihre Schwierigkeiten hinweghilft, als wenn man das Kind direkt behandelt. Unverzeihlich ist es, das Kind aus der Familie wegzuschicken, ohne mit den Eltern die Probleme zu diskutieren, oder die Mutter allein brüten zu lassen über ihren offensichtlichen Fehler und ihr Versagen. Es wäre rücksichtslos ihr gegenüber und gleichzeitig eine schlechte Vorbereitung für die Rückkehr des Kindes in die Familie.

Jane M,, ein 11jähriges Mädchen, litt an Asthma seit dem zweiten Lebensjahr. Sie verbrachte den größten Teil der Wintermonate im Bett. Die Eltern hatten die ärztlichen Anordnungen bezüglich allergischer Faktoren aufs gewissenhafteste befolgt; keine Wolle, keine Federn durften in ihrer Nähe sein, kein Tier durfte im Hause gehalten werden. Die Familie war wegen Janes Gesundheit in den Westen des Landes gezogen; zuerst wurde ihr Zustand dort gebessert, aber in der letzten Zeit ging es ihr schlechter. In einem sehr schweren Asthmaanfall wurde sie ins Krankenhaus eingewiesen. Ihr Zustand besserte sich schon beträchtlich im Krankenwagen auf dem Weg ins Krankenhaus.

Eine Tante väterlicherseits, die selbst an Asthma litt und die eine sehr dominierende Persönlichkeit war, lebte in der Nähe und hielt darauf, sich an der Betreuung von Jane zu beteiligen. Die Mutter litt unter häufigem Kopfweh und Erbrechen; bei der psychiatrischen Untersuchung stellte sich heraus, daß sie eine starre Persönlichkeitsstruktur hatte. Die Familie befand sich in finanziellen Schwierigkeiten, z.T. wegen all der Ausgaben, die sie wegen Jane hatte; die Mutter hatte vor kurzem eine ganztägige Arbeit übernommen, um Geld zu verdienen, entwickelte aber deswegen und auch, weil sie nur ein Kind hatte, Schuldgefühle.

Wesentliche Schwierigkeiten bei dieser Patientin waren ihr Mangel an Selbstvertrauen und eine mütterliche Haltung, die das Kind nicht groß werden ließ. Vor kurzem hatte Jane sich dem Eintrittsexamen für die Mittelschule unterziehen müssen; man erwartete, daß sie versagen werde, und sie selbst hatte das Gefühl, daß sie die ganze Familie blamieren werde und daß nichts ihre Angst beeinflussen könne.

Trotz anfänglicher Vorzeichen von Anfällen machte Jane unter ärztlicher Behandlung große Fortschritte. Obwohl sie beim Laufen etwas keuchen mußte, hatte sie nie wirkliche Asthmaanfälle. Jane erwähnte stolz, daß sie während sechs Monaten nur einmal eine der vom Arzt verordneten Tabletten nehmen mußte. Die Mutter war viel aufgeschlossener geworden gegenüber den Ärzten; sie berichtete, daß sie weniger Schuldgefühle habe wegen ihrer Berufstätigkeit, und sie war befriedigt, daß sie gelernt hatte, Jane auf eigenen Füßen stehen und selbständiger werden zu lassen.

Die Auswirkung von Veränderungen der Umweltfaktoren auf asthmatische Manifestationen stellt ein interessantes Thema dar. Wenn ein Kind mit einem Asthmaanfall ins Krankenhaus aufgenommen wird, verschwindet der Anfall manchmal plötzlich, manchmal sogar schon während des Krankentransportes ins Krankenhaus. Aber es kann vorkommen, daß beim Besuch der Eltern oder bei der Heimkehr sofort wieder ein Anfall auftritt. Der Eintritt in ein Schulinternat oder die Verschickung des Kindes in einen Erholungsurlaub (»Parentektomie«) haben oft einen guten Erfolg, der allerdings manchmal nur vorübergehend ist. Zu Hause, wo geliebte (oder zu gewissen Zeiten auch verhaßte) Menschen leben, sind die emotionalen Beziehungen am intensivsten und können deshalb auch Symptome verursachen.

Behandlung

Man kann von keiner einzelnen, einfachen oder standardisierten Behandlungsmethode in allen Fällen gute Resultate erwarten. Die Behandlung ist nicht die einer Krankheit, die Asthma heißt, sondern die einer Person, die an Asthma leidet. Die Behandlung muß den individuellen Bedürfnissen angepaßt werden, die von Zeit zu Zeit wechseln. Der Arzt braucht seine ganze Geduld, alle seine Hilfsmittel für den Patienten, seine Familie und seine Umgebung. *Eine erfolgreiche Behandlung sollte nach der Wirkung der Vorbeugung beurteilt werden*, nach der Verminderung der Zahl und der Schwere der Anfälle, nach der Hebung des Allgemeinbefindens und der Möglichkeit, ein normales Leben zu führen.

Behandlung während des Anfalls

Ob nun der Anfall leicht oder schwer ist, der Arzt muß das Kind in seiner Gesundheit und seine Eltern mit ihrer Vorgeschichte im Auge behalten. Besonders bei den ersten Anfällen sind Todesängste üblich, wenn sie auch selten zugegeben werden. Aus dem Wissen darüber kann der Arzt die Ängste erleichtern.

Leichte oder mittelschwere Anfälle

Bei diesen Anfällen braucht das Kind nicht im Bett zu bleiben. Es soll auf sein und Bewegung machen. Sympathikomimetika sind die Hauptstützen der Behandlung, sie werden oral verabreicht. Orciprenalin und Salbutamol sind wirksame Bronchodilatatoren und kommen in für Kinder leicht einnehmbarer Form in den Handel. Die Einnahme muß kontrolliert werden, damit eine ausreichende Dosis zur Wirkung kommen kann. Wird eine Infektion vermutet, soll auch ein Antibiotikum gegeben werden. Ein Sedativum kann bei leichtem Asthma helfen, man gibt es aber nicht bei schweren Zuständen. Aerosol-Inhalationen sind in Mißkredit gekommen, weil sie manchmal zu häufig genommen wurden und zu Vergiftungen geführt haben. Wenn aber klare Anweisungen gegeben und verstanden werden, können Inhalationen dem Kind sehr helfen und es auch beruhigen, wenn es alt genug ist, sich ihrer richtig zu bedienen. Für das Kind bedeutet es eine Hilfe, wenn es Mittel besitzt, mit denen es mitten in den Nacht den Anfall stoppen kann. 1–2 Hübe eines Dosier-Aerosols in nicht kürzeren Abständen als vierstündlich verabreicht, können so manche akuten Anfälle zum Abklingen bringen. Kriegt ein Kind Asthma auf körperliche Übungen, dann kann es Anfälle vermeiden, wenn es unmittelbar vor der körperlichen Tätigkeit zwei Atemzüge voll inhaliert. Ein lästiger Begleithusten läßt sich durch einen einfachen Hustensaft behandeln.

Schwere Anfälle

Bei schwereren Anfällen gibt man Theophyllin oral, rektal oder intramuskulär, doch sollen bei weiterer Einnahme sechsstündige Pausen eingehalten werden. Alternativ kann Adrenalin subkutan rasche Hilfe brigen (0,2–1 ml einer Lösung 1:1000). Bei sehr schweren Anfällen wird grundsätzlich ein Antibiotikum gegeben. Nicht vergessen: häufige Flüssigkeitszufuhr! Ist die Wirkung nicht zufriedenstellend oder verschlechtert sich das Befinden des Kindes (siehe unter Status asthmaticus), dann kann Prednisolon oder ein ähnliches Steroidpräparat verabreicht werden, 10–20 mg i.m. oder 5–10 mg vierstündlich oral mit allmählicher Verringerung der Dosis und nachfolgender Behandlungspause von 4–5 Tagen für Prednisolon. Stellt sich auf ausreichend dosierte Bronchodilatatoren oder oral verabreichte Steroide kein Behandlungserfolg ein, dann soll das Kind ins Krankenhaus. Therapieresistente Anfälle können im Krankenhaus verschwinden, auch wenn die Behandlung nicht geändert wird.

Status asthmaticus

Im Status asthmaticus muß das Kind unverzüglich ins Krankenhaus überstellt und unter ein Sauerstoffzelt gebracht werden. Es wird sofort ein Antibiotikum verabreicht und eine intravenöse Verbindung hergestellt, um das Kind mit Flüssigkeit zu versorgen und im Notfall einen sofort wirkenden medikamentösen Zugang zu haben. Zusätzlich zu sympathomimetischen Präparaten werden Kortikosteroide gegeben – man beginnt mit 200 mg Hydrokortison i.v. Kortikosteroide i.v. und i.m. sollten allerdings schon vor der Spitalseinweisung durch den Hausarzt verabreicht worden sein. In extrem schweren Fällen kann eine endotracheale Intubation oder Tracheostomie mit Trachealspülung und intermittierender Beatmung lebensrettend sein.

Die Behandlung im Intervall

Das Ziel der Behandlung eines Anfalls ist, ihn abzubrechen. Das Ziel der Behandlung zwischen den Anfällen ist die Verhütung weiterer Anfälle. Der Arzt ist zuerst bestrebt, die Grundtendenzen für die Asthmaentstehung in den Griff zu bekommen. Der Arzt kann Erbanlagen oder frühere Erlebnisse des Patienten natürlich nicht ändern, aber er kann sich bemühen, seinen allgemeinen Gesundheitszustand zu heben, seine psychische Verfassung und all das, was auf ihn körperlich und seelisch Einfluß nimmt. Er soll den Eltern sagen, daß auf lange Sicht hin die Prognose des kindlichen Asthmas gut ist, daß ihr Kind nicht daran sterben wird. Der Arzt wird darauf hingewiesen, daß es zwar kein vollkommenes Vorbeugungsmittel gibt, daß aber viel unternommen werden kann, um dem Kind zu helfen, ein normales Leben zu führen. Dabei könne es allerdings eine Zeit dauern, um im Einzelfall das Beste für ihr Kind zu finden. Auch soll man den Eltern sagen, daß die heutige Therapie bei weitem derjenigen überlegen ist, die zur Zeit ihrer Kinderjahre üblich war.

In zweiter Linie wird sich der Arzt bemühen, die in Frage kommenden Anfallsauslöser zu finden und nach Möglichkeit auszuschalten – Allergene, Infektionen und psychische Alterationen.

Allergene

Eine genaue Vorgeschichte hat bessere Chancen, Allergene sicher zu entlarven, als ein Hauttest. Hausstaub und besonders Hausstaubmilben scheinen für viele asthmatische Kinder allgemeine Auslöserfaktoren zu sein, daher ist es wohl der Mühe wert, unabhängig von Vorgeschichte und Testergebnis bei jedem Kind Maßnahmen für die Ausschaltung dieser Faktoren zu erörtern. Dies muß in taktvoller Weise geschehen, damit nicht die Eltern meinen, wir geben ihnen die Schuld wegen eines verkommenen Haushalts. Das Merkblatt sollte erwähnen, daß Staubmilben in jedem Haushalt vorkommen. Zu den wichtigsten Maßnahmen gehören die folgenden. Matratzen sollen mit einer Plastikhülle umgeben werden, so daß man sie zweimal wöchentlich feucht reinigen kann. Es sollen Schaumgummipolster verwendet werden, Wolldecken sind durch synthetisches Material zu ersetzen, Leintücher sollen oft gewechselt werden. Anfällige Kinder dürfen bei häuslichen Reinigungsarbeiten nicht anwesend sein, d. h. überall dort, wo Staub aufgewirbelt wird. Die gewissenhafte Anwendung von Maßnahmen gegen das Aufwirbeln von Staub verringert bei den meisten asthmatischen Kindern die Häufigkeit von Anfällen (*Sarsfield* u. Mitarb., 1974). Es fehlt bisher noch der Beweis, daß Desensibilisierung gegen Hausstaub oder Milben hilft.

Haustiere sind ein recht mißliches Problem. Da bei einigen asthmatischen Kindern Anfälle durch Tiere ausgelöst werden, soll man am besten raten, für Asthmakinder keinen Hund, keine Katze und kein Kaninchen anzuschaffen. Befindet sich im Haushalt bereits ein Haustier, dann soll es zum Schlafzimmer keinen Zutritt haben. Nur wenn schweres Asthma mit Sicherheit durch das Tier ausgelöst wird, muß man das Kind drängen, seine Zustimmung zur gänzlichen Entfernung des Tieres zu geben.

Graspollen können im allgemeinen nur Heuschnupfen hervorrufen. In manchen Fällen kommt Asthma hinzu. Bei einem solchen jahreszeitlich auftretenden, pollenbedingten Asthma kann eine Serie von desensibilisierenden Injektionen während der Wintermonate helfen.

Infektionskrankheiten

Die meisten Infektionskrankheiten des Respirationstraktes sind durch ein Virus verursacht, daher kommt einer fortlaufenden prophylaktischen antibiotischen Therapie nur ein begrenzter Wert zu. Maßnahmen zum Zweck einer Expositionsprophylaxe haben ein derart abnormes Leben für das Kind zur Folge, daß sie uns nur selten berechtigt erscheinen.

Psychische Faktoren

Der Arzt wird sich zunächst einen Überblick über den psychischen Zustand des Kindes und über die emotionalen Beziehungen innerhalb der Familie verschaffen. Dann erst kann er Ratschläge geben zum Alltag des Kindes daheim und in der

Schule. Kinderpsychiatrische Hilfe kann für die Beurteilung und die Behandlung von Kind und Familie nötig werden. Echte Psychotherapie hilft nur selten.

Dauertherapie

Nachdem er in Betracht gezogen hat, wie er prophylaktisch helfen kann, *sowohl im Hinblick auf basal zugrundeliegende wie auch auf plötzlich hinzukommende Ursachen*, stellt der Arzt Überlegungen an, ob er mit einer langfristigen symptomatischen Behandlung beginnen soll. Dies geschieht dadurch, daß er die Empfänglichkeit des Patienten verändert und somit Einfluß auf die Konstitution genommen hat. Bei Kindern wurde die regelmäßige Einnahme von sympathikomimetischen Präparaten aufgegeben zugunsten der Verabreichung von Dinatriumchromoglycin (Intal), vielleicht die größte medizinische Neueinführung der letzten 15 Jahre. Es wird als Trockenpuder durch ein Spezialgerät inhaliert. Es ist besonders wirksam bei Kindern mit diathetischer Empfänglichkeit. Das Medikament blockiert die Freisetzung von Mediatoren der allergischen Reaktion durch sensibilisierte Zellen im Respirationstrakt. Zuerst soll man das Präparat zweimal am Tag geben. Einigen Kindern nützen nur vier oder sechs Kapseln im Tag. Falls Intal Anfälle nicht verhindern kann, dann kann ein Kortikosteroid-Aerosol (Beclomethason) eine kleine, aber prophylaktische Dosis des Steroids für den Respirationstrakt freisetzen ohne irgend eine wesentlich schädigende Resorption. Hierfür sind 3–4 mal täglich zwei Inhalationsstöße nötig. Diese Neueinführung hat die Zahl der Kinder, die langfristig regelmäßig oral Steroide nehmen müssen, wesentlich reduziert. Inhalatoren und Nebulatoren können üblicherweise von jedem Kind über fünf Jahren gehandhabt werden. Jüngere Kinder geben uns viel größere Probleme auf. Ihre Aufnahme an einer Kinderklinik gibt uns aber wohl die Möglichkeit, einige der neuen Methoden zur Anwendung dieser Präparate für sie zu erproben.

Atem- und Entspannungsübungen

Übungen scheinen uns oft recht wertvoll zu sein, indem sie Kind und Eltern Zuversicht geben und indem sie akute dyspnoische Anfälle unter Kontrolle bringen lassen. Die Physiotherapie sollte drei spezifische Aufgaben haben. Erstens das Kind dazu zu bringen, weich und langsam zu atmen, zweitens das hypertonisierte Zwerchfell wieder beweglich zu machen und drittens den einfach-natürlichen Atemrhythmus wiederherzustellen. Mutter und Kind sind gewöhnlich bemüht, das ihrige zu tun. Die entsprechenden Übungen sollten zu einem Teil der Lebensweise des Kindes werden. Kind und Eltern sind gewöhnlich froh, daß sie nun selbst etwas unternehmen können, sobald das Keuchen einsetzt. Die Nützlichkeit solcher Übungsprogramme konnte bisher noch nicht durch objektive Kontrollen bestätigt werden. Manche Kinder, die wach im Bett zu liegen pflegen, finden nun, daß sie durch entspanntes Atmen Schlaf finden. Wahrscheinlich lindert es ihre Angst, sie könnten aufhören zu atmen und sterben.

Brustdeformitäten bei Asthma

Manche Asthmakinder haben eine Brustdeformität mit Prominenz des Sternums und überstarker seitlicher Abflachung des Brustkorbs. Das ist zum Teil dem mühevollen Atmen während der Asthmaanfälle zuzuschreiben, zum Teil ist die Verformung wahrscheinlich genetisch angelegt. Sie ist nur selten vom Medizinischen her von Wichtigkeit, sie kann aber sehr wohl Kinder recht unglücklich machen, wenn sie beim Auskleiden vor dem Turnen von ihren Schulkameraden verspottet werden. Die Übungen selbst haben hierfür nur Placebo-Wirkung. Ein chirurgischer Eingriff wird selten nötig sein, aber die Konsultation eines Thoraxchirurgen mag zur Überzeugung beitragen, daß alles nur irgend Mögliche unternommen wurde. Mädchen in der frühen Pubertät lassen oft ihre Schultern vorfallen, um ihre Brustentwicklung zu verbergen. In Wirklichkeit wird mit der Entwicklung der Brüste die seitliche Abflachung der Brustwände immer weniger auffällig und die kosmetischen Probleme lösen sich selbst.

Therapieresistente Asthmaanfälle und Milieutherapie

Wenn Asthma häufig wiederkehrt mit schweren Anfällen, wenn Wachstum, Schulausbildung und Selbstbewußtsein trotz aktiver moderner Therapie gestört bzw. unterbrochen werden, dann kann ein Kind gelegentlich aus der Trennung vom Elternhaus Nutzen ziehen. Die Möglichkeit des Besuchs einer Internats- oder Krankenhausschule wird durch die Familie, die Schule und durch die Ärzte des Krankenhauses erörtert. Gute Besserungschancen hat ein Kind, dessen Asthma sich weitgehend auf emotionale Spannungen daheim zurückführen läßt, das oft vom Schulbesuch zurückgehalten wird und das auf symptomatische Behandlung nicht reagiert. Die Internatsunterbringung kann vereiteln, daß das Kind von der größeren therapeutischen Alternative Gebrauch machen kann, nämlich der systematischen Einnahme von Steroiden. Wie bei allen Maßnahmen muß man eben auch hier Vorteile und Nachteile abwägen. Während das Kind fort ist sollte der Arzt der Mutter helfen, ein besseres Verhältnis zu ihrem Kind zu finden, wenn es in den Ferien heimkommt. Auch relevante Wohnungsprobleme sollten besprochen werden. Er wird sie auch beraten, ob sie in der Zwischenzeit einen Psychiater in eigener Sache konsultieren soll. Entschließt man sich zur auswärtigen Unterbringung, dann sollte dies für mehrere Jahre geschehen, die Ferien verbringt das Kind daheim.

Bei der Behandlung von Asthma braucht es »den ganzen Arzt für den ganzen Patienten«. Das Ziel sollte mehr die Prävention oder die Linderung des Leidens sein, als die Behandlung von Asthmaanfällen. Der Arzt sollte seine Aufmerksamkeit nicht nur auf Allergene oder auf Infektionen, auf die Mechanismen des Keuchens oder auf die Lunge konzentrieren. Er sollte ebenso auch die Gefühle und die Ängste des Patienten, seine Familie, seine Freunde, seine Arbeit und sein Spiel betrachten. Er sollte seine Betrachtungsweise erweitern, um die ganze Persönlichkeit mit ihrer Umgebung zu erfassen.

5. Rezidivierende Schmerzzustände

Häufigkeit von rezidivierenden Schmerzzuständen – Bauchschmerzen: organische Ursachen, psychische Ursachen – Prognose, Differentialdiagnose – Rezidivierende Gliederschmerzen – Rezidivierende Kopfschmerzen – Gemeinsamer Nenner bei rezidivierenden Schmerzzuständen in der Kindheit

Häufigkeit von rezidivierenden Schmerzzuständen[1] (Tab. 5.1.)

Jedes Kind hat von Zeit zu Zeit einmal Schmerzen, und bei jeder Umfrage nach rezidivierenden Schmerzzuständen sollten diese ganz gelegentlich auftretenden, beudeutungslosen Fälle ausgeschlossen werden. Man hat jedoch festgestellt, daß rezidivierende Schmerzzustände, die über eine beträchtliche Zeitspanne (Monate oder Jahre) auftreten und ernst genug sind, um das Aussehen oder die Aktivität des Kindes zu beeinträchtigen, überraschend häufig sind. Sie gehören zu den häufigsten Krankheiten des Kindesalters, und ohne die Anwendung einer umfassenden Untersuchungs- und Behandlungsmethode gehören sie zu den irreführendsten Zustandbildern und laufen Gefahr, mythische Erklärungen zu finden, wie z.B. chronische Appendizitis.

Tabelle 5.1 Lokalisation rezidivierender Schmerzzustände

Häufigkeit bei Kindern: verschiedene Schätzungen	
Bauchschmerzen	1:9 bis 1:6
Gliederschmerzen	1:24 bis 1:5
Migräne	1:25 bis 1:8
Kopfschmerzen	1:7

Rezidivierende Bauchschmerzen werden bei einem von neun Kindern in einer großen Gruppe von unausgewählten Schulkindern gefunden (*Apley* und *Naish*, 1958), und zwar aufgrund von Interviews mit ihren Müttern und verglichen mit einer Kontrollserie. Inzwischen wurden auch höhere Frequenzen mitgeteilt, wenig-

---

[1] Die Symptome, die in diesem und den folgenden Kapiteln diskutiert werden, sind oft Aspekte ein und derselben Krankheit. Zum Zwecke einer klaren Darstellung und weil das eine oder andere Symptom vorherrschen oder isoliert auftreten kann, wird jedes separat betrachtet, bevor eine Synthese der ganzen Gruppe skizziert wird unter dem Begriff des »Periodischen Syndroms«.

stens z.T. infolge weniger strenger Kriterien (*Winter* 1976). In zwei Longitudinalstudien, die als kleine Facette einer großen Untersuchung auch Bauchschmerzen ermittelten, berichteten *Pringle* u. Mitarb. (1966), daß 15% der Kinder bis zu sieben Jahren über undefinierbare Bauchschmerzen klagten. In der *Newcastle* Studie über 100 Familien (*Miller* u. Mitarb., 1974) ist die Häufigkeit bei Kindern bis zu 15 Jahren unter Einbeziehung von Menstruationsschmerzen mit 18% angegeben.

Rezidivierende Gliederschmerzen wurden bei 4,2% Schulkindern in einer unausgelesenen Population gefunden (*Apley* und *Naish* 1955), wieder bei Anwendung strenger Kriterien, nämlich anamnestischer Angaben über mindestens drei Monate Dauer und einer Heftigkeit, die jede normale Tätigkeit unterbrechen ließ. *Brenning* (1960) berichtete über eine Häufigkeit von 13,6% bei Kindern zwischen sechs und sieben Jahren und 19,8% zwischen 10 und 11 Jahren. *Oster* und *Nilsen* (1972) gaben aus Dänemark eine Frequenz von 12,5% bei Knaben und 18,4% bei Mädchen an.

In seiner gründlichen Studie über *Migräne* im Kindesalter fand *Bo Bille* (1962) eine Häufigkeit von 4% bei schwedischen Kindern zwischen 7 und 15 Jahren. Von neueren Untersuchungen in England stammt die Zahl von 13% (*Green* 1975), während schulärztliche Untersuchungen (*Sparks* 1977) über Zahlen berichten, die den schwedischen nahe kommen, nämlich 3,7% unter 8426 Knaben zwischen 13 und 18 Jahren und 1,9% unter 1667 Mädchen zwischen 11 und 18 Jahren. *Rezidivierende Kopfschmerzen* zählen zu den häufigsten Ursachen wiederholter Schulversäumnisse. *Hughes* und *Cooper* (1956) fanden sie bei einem unter sieben danach befragten Schulkindern, wenn sie auch nur bei einem kleinen Prozentsatz heftiger Natur waren.

Rezidivierende oder *chronische Kreuzschmerzen* werden von Kindern im Vergleich zu Erwachsenen extrem selten angeführt, wenn sie allerdings bei Kindern vorkommen, dann findet man in einem hohen Prozentsatz organische Ursachen.

Es gibt viele interessante Parallelen und Beziehungen zwischen den einzelnen rezidivierenden Schmerzzuständen des Kindes, wo auch immer sie lokalisiert sind, und diese werden später zusammengefaßt werden. Zunächst aber wollen wir über Kinder mit Schmerzen an jeder der drei häufigsten Lokalisationen sprechen, nicht nur, weil die Beschwerden in der Praxis so häufig vorkommen, sondern auch wegen der Notwendigkeit, schwere körperliche Krankheiten, die mit Schmerzen einhergehen, zu erkennen.

Die Bedeutung einer richtigen Diagnose bei rezidivierenden Schmerzzuständen, die durch emotionellen Streß verursacht sind, wurde bisher nicht genügend betont. Eine richtige Diagnose ist wichtig für eine adäquate Behandlung und zur Vermeidung unnötiger Krankenhauseinweisungen und unnötiger Operationen, die kostspielig und für das Kind schädlich sein können. Die richtige Diagnose ist auch wichtig, weil ohne eine adäquate Behandlung die Prognose oft erstaunlich ungünstig ist; viele Kinder wachsen aus diesen Zuständen nicht heraus (siehe »Prognose« S. 21).

Rezidivierende Bauchschmerzen

Organische Krankheiten

Bei wie vielen unter der großen Zahl von Kindern mit diesen Beschwerden findet sich als Ursache eine organische Krankheit? In verschiedenen publizierten Untersuchungsreihen schwankt die Zahl zwischen 1 auf 20 und 1 auf 5. Bei unseren 200 Fällen betrug die Häufigkeit 7% oder 1 auf 14 (*Apley*, 1959). Der Arzt muß kritisch sein bei der Beurteilung, welche der vielen bei der Untersuchung ermittelten Anomalien die wirklichen Ursachen der Schmerzzustände sind, und offensichtlich sind die Kriterien in den einzelnen Publikationen sehr verschieden. Es wird jedoch allgemein angenommen, daß in der großen Mehrzahl der Fälle keine ursächliche organische Störung gefunden werden kann.

Bei jedem Kind, bei dem eine organische Krankheit vorliegt, ist es wichtig, daß die Diagnose rasch gestellt wird. Aber die Untersuchungen sollten wohl überlegt und kritisch durchgeführt werden. Wenn der Arzt viele zusätzliche Untersuchungen anordnet, kann er selbst zu einem pathologischen Agens werden, indem er die Krankheit weiter unterhält durch seine gut gemeinte, aber nie endende Bemühung, eine organische Ursache zu finden.

Einige traditionelle Diagnosen sind wissenschaftlich nicht gerechtfertigt: sie sind Scheindiagnosen, die man braucht, um sich über die Unwissenheit hinwegzutäuschen. Ein Beispiel dafür ist die »chronische Appendizitis« als Ursache für häufige Schmerzen während einer langen Zeitspanne: die Appendix macht entweder akute oder keine Symptome. *Apley* (1975) widerlegt den Begriff »Grumbling Appendicitis« mit dem Wortspiel »die Appendix brummt nicht, sie brüllt oder schweigt«. Eine weitere solche Verlegenheitsdiagnose sind »Würmer«. Kinder mit rezidivierenden Bauchschmerzen sind nicht häufiger von Würmern befallen als Kinder ohne Beschwerden. Würmer und Schmerzen können kommen und gehen ohne sichtbare Beziehung zueinander, und eine Wurmkur durchführen, bedeutet nicht Behandlung der direkten Ursache der Schmerzen. *Akute* Entzündung der Mesenteriallymphknoten kann sicher mit akuten Bauchschmerzen verbunden sein, aber es ist zweifelhaft, ob eine chronische, unspezifische Entzündung der Mesenteriallymphdrüsen ein einheitliches klinisches Krankheitsbild darstellt, das mit Bauchschmerzen verbunden ist.

Erkrankungen des Urogenitaltraktes stellen etwa die Hälfte der organischen Ursachen für rezidivierende Bauchschmerzen dar. In dieser Gruppe sind eingeschlossen die chronischen renalen Infekte, die Hydronephrose, bei der die Schmerzen nach der Aufnahme großer Flüssigkeitsmengen auftreten können, und einige Raritäten, wie Nierensteine. Bei Kindern mit Nierenerkrankungen sind die Schmerzen manchmal nicht in der Lendengegend lokalisiert, und die mikroskopische Untersuchung des Urins ist eine wesentliche Untersuchung, die bei einem Kinde mit rezidivierenden Bauchschmerzen nicht unterlassen werden sollte. Wenn rezidivierende Schmerzzustände in der Lendengegend auftreten, ist ein Pyelogramm indiziert, auch wenn kein pathologischer Urinbefund vorliegt.

Verschiedene *seltene Krankheiten des Magendarmtraktes* können rezidivierende

Schmerzen verursachen. Diese Gruppe umfaßt das Ulcus pepticum, das *Meckel*sche Divertikel, die *Crohn*sche Krankheit, das *Peutz-Jegher*-Syndrom und Tumoren in jedem Abschnitt des Darms und aller Organe des Abdomens: Alle diese Krankheiten sind in der Kindheit verhältnismäßig selten. (Wir vernachlässigen hier die Obstipation und Beschwerden vor oder während der Defäkation, die bei richtiger Fragestellung leicht erkannt werden können.) Bei einer zystischen Fibrose können Bauchschmerzen vorkommen, dabei sind wahrscheinlich die tastbaren Stuhlmassen die Auslöser. Die Diagnose eines Reizkolons scheint an Popularität zu gewinnen, die beschriebenen Fälle sind aber nicht immer überzeugend. Bei Erwachsenen stützt sich die Diagnose auf die Trias: Dickdarmschmerz, Defäkationsstörungen und schleimige Stühle. Es wurde die Vermutung geäußert (*Davidson* und *Wasserman* 1966), das das Reizkolon-Syndrom des Kleinkindes sich beim Neugeborenen als Kolik maskiert und beim älteren Kind als rezidivierender Bauchschmerz. Bei einer Gruppe von Kindern mit rezidivierenden Bauchschmerzen und anderen Störungen beobachteten *Stone* und *Barbero* (1970) ziegenkotartige Stühle neben Empfindlichkeit bei tiefer Palpation über dem Kolon und diskutierten die Diagnose eines Reizkolons. In letzter Zeit berichteten *Christensen* und *Martensen* (1975) in einer Studie über die Langzeitprognose rezidivierender Bauchschmerzen, daß unter 34 Erwachsenen, die als Kinder darunter litten, doch 18 das Symptom aufwiesen und von diesen 11 mit dem klinischen Symptomenbild, das der Diagnose eines Reizkolons entspricht. Nicht jedermann würde sich mit einer Diagnose einverstanden erklären, die auf dem Vorhandensein von Kolonschmerzen, begleitet von mindestens einem der folgenden Symptome, basiert: Perioden von Obstipation und/oder Diarrhoe, Meteorismus und Ausschluß einer anderen nachweisbaren Krankheit des Kolons. Viele ihrer Patienten klagten darüber hinaus über periumbilikale oder epigastrische Schmerzen. Es mag daran erinnert werden, daß viszerale Schmerzen an der Bauchoberfläche, Dünndarmschmerzen in der Nabelgegend und Magenschmerzen in der epigastrischen Region wahrgenommen werden. Schmerzen vom Colon ascendens und vom Sigma werden suprapubisch und tief im Becken gespürt.

Rezidivierende Bauchschmerzen werden selten verursacht durch *organische Krankheiten außerhalb des Abdomens,* wie z.B. durch Erkrankungen der Wirbelsäule, des Beckens oder des Thorax oder durch generalisierte Infektionen. Gelegentlich können die Beschwerden im Zusammenhang mit Epilepsie auftreten, aber wenn die Bauchschmerzen ein *Äquivalent des epileptischen Anfalls* sind, gibt die Anamnese fast immer Anhaltspunkte für vorübergehende Bewußtseinstrübungen oder für typische Konvulsionen.

Für eine umfassendere Diskussion über organische Ursachen sei der Leser auf das Buch *The Child with Abdominal Pains* (*Apley* 1975) verwiesen.

Störungen, die bedingt sind durch emotionalen Streß

Bei der großen Mehrzahl der Kinder mit rezidivierenden Bauchschmerzen ergeben die Familienanamnese und die persönliche Anamnese zusammen mit der klinischen Untersuchung und wenigen zusätzlichen Untersuchungen wichtige negative oder positive Hinweise, ob die zugrunde liegende Störung eine psychische ist. Der negative Hinweis besteht in der Abwesenheit einer nachweisbaren organischen Krankheit, der positive im Vorhandensein einer emotionalen Störung. Die Diagnose ist nur gerechtfertigt, wenn der Arzt sich von der Zuverlässigkeit dieser Hinweise überzeugen kann.

Weder das Fehlen einer nachweisbaren organischen Krankheit noch das Vorhandensein emotionaler Störungen rechtfertigt allein die definitive Diagnose, daß das Symptom durch emotionalen Streß verursacht ist.

Anzeichen einer emotionalen Störung

Der Arzt begründet seine Ansicht über den psychischen Status des Kindes mit der Vorgeschichte von potentiell belastenden Erlebnissen, ferner mit Hilfe seines allgemeinen Eindrucks vom Kind und der Eltern-Kind-Beziehung sowie aufgrund der Angaben, die er erhält auf seine Fragen über Schlaf, Verhalten beim Essen usw. und über die Reaktionen des Kindes in verschiedenen Situationen, zu Hause, in der Schule, auf dem Spielplatz. Wenn er Zeit opfert, wird er dafür entschädigt mit Angaben, die ein sonst sehr irreführendes Problem lösen können.

Für die Erkennung emotionaler Störungen liefern die Resultate von vergleichenden Reihenuntersuchungen von Kindern mit und ohne rezidivierende Bauchschmerzen (*Apley*, 1975) eine sehr brauchbare Anleitung zur ärztlichen Beurteilung des Kindes. Der Intelligenzdurchschnitt ist in beiden Gruppen von Kindern derselbe. Einige Kinder aus der Gruppe mit rezidivierenden Bauchschmerzen können äußerlich täuschend ruhig wirken, aber in Wirklichkeit neigen sie dazu, gespannt, übergeschäftig, schüchtern und ängstlich zu sein. Die meisten von ihnen sind (wie auch ihre Eltern) übergewissenhaft. Viele sind wenig umgängliche Menschen, aber offen aggressives Verhalten ist selten, und im allgemeinen sind die Kinder eher verschlossen.

Es kommt häufig vor, daß bei Kindern mit rezidivierenden Bauchschmerzen andere Zeichen emotionaler Störungen vorhanden sind. Hierher gehören unbegründete Ängste, Enuresis, Schlafstörungen, Eßschwierigkeiten und Übergeschäftigkeit. Es ist die Kombination der Symptome und der Störungen, die augenfällig und überzeugend ist, und in der Praxis ist es gewöhnlich nicht schwierig festzustellen, ob ein Kind emotional gestört oder ausgeglichen ist.

Josephine D., ein achtjähriges Mädchen, hatte rezidivierende Koliken gehabt, in der Mitte des Abdomens lokalisierte Schmerzen seit dem Alter von fünf Jahren. Während der Schmerzattacken sah sie blaß aus und wünschte, sich hinzulegen. Meist traten die Schmerzen am Morgen auf. Das Mädchen haßte die Schule und war fast das Schlußlicht der Klasse. Die erste Schmerzattacke war kurz nach dem Schuleintritt aufgetreten, nachdem sie, wie ihre Mutter sagte, sich mit ihrer Lehrerin gestritten hatte. Sie hatte Angst vor vielen Dingen, sonderte sich oft ab, hatte kein Interesse am Essen, hatte böse Träume und nächtliches Aufschreien und »schnüffelte« andauernd. Ihre Schwester hatte eine schwere Dysmenorrhoe. Die Mutter, die bei der Anamnese ihr Herz ausschüttete, hatte selbst häufig Kopfweh und fürchtete, Josephine könnte in die Fußstapfen eines Onkels treten, der in einer psychiatrischen Klinik war.

Die somatische Abklärung ergab keine pathologischen Befunde, außer daß beim Pyelogramm beidseitig eine Doppelniere sichtbar wurde. Man holte einen Lehrerbericht ein, gab Erklärungen und beruhigte Kind und Umgebung. Die Schmerzattacken traten seltener auf und verschwanden im Verlauf von wenigen Monaten ganz. Josephine wurde ein glücklicheres und lebhafteres Kind und war bald in ihrer Klasse die Zweitbeste statt die Einunddreißigste.

In einer kleinen Gruppe von Fällen sind Symptome von emotionalen Störungen nicht erkennbar. Eine Mutter sagte von ihrer Tochter: »Ihre Beschwerden können nicht nervös sein«, sie waren es aber doch. Dies wurde selbst der Mutter klar im Verlauf einiger Konsultationen, als sie einsah, daß nicht alle Schmerzen organisch bedingt sind und daß psychogene Schmerzen auch wirklich bestehen – nicht eingebildet sind – und daß man sich deshalb nicht zu schämen braucht.

In einigen Fällen kann eine klare, die Schmerzattacken auslösende Ursache gefunden werden, aber die zugrunde liegenden disponierenden Faktoren sollten nicht übersehen werden.

Richard A. war ein aufgeweckter und lebensfroher neunjähriger Knabe mit einem talentierten Vater, der mit ungeheurer Energie in seiner Berufsarbeit stand. Richard hatte seit zwei Jahren über Schmerzattacken geklagt. Die erste Attacke trat auf, als die Mutter ihn zum ersten Mal ins Internat brachte. Es war so schlimm, daß sie ernstlich daran dachte, ihn wieder heimzunehmen, diesem Impuls aber vernünftigerweise doch nicht nachgab. Seither war der Schmerz jedesmal zum gleichen Zeitpunkt der Reise wieder aufgetreten, wenn der Knabe zu Beginn des Quartals wieder in die Schule gebracht wurde. Er sah bald selbst ein, daß es wieder besser gehen würde, sobald er in der Schule mit den anderen Knaben zusammen war. Als er einmal während der Ferien in die Schule fuhr, um einen Kricketschläger zu holen, traten keine Schmerzen auf.

Die Schmerzanfälle können ausgelöst werden durch Ärger zu Hause, oder sie können auftreten in Zeiten mit psychischem Streß, z. B. Prüfungen oder Krankheit von Vater und Mutter.

Hinter der meist sichtbaren Ursache der emotionalen Störung beim Kind steht oft eine weniger augenfällige Unstimmigkeit zu Hause oder in der Schule. Es ist wichtig, daß der Hausarzt die Familie kennt, da er allein die Faktoren im Hintergrund (wie z. B. übermäßig hohe Anforderungen) kennt, die das Kind zur Krankheit disponieren können, und auch die Haltungen (hauptsächlich Überbehütung), durch welche die charakterliche Reifung des Kindes behindert oder verbogen wird.

Prognose

Ist es wichtig, ob rezidivierende Bauchschmerzen im Zusammenhang mit Streß richtig diagnostiziert werden? Wir glauben, daß es wichtig ist. Richtige Behandlung hängt ab von einer richtigen Diagnose, und ohne richtige Behandlung ist die Prognose für die Kinder ungünstig. Eine Langzeituntersuchung aus Bristol (Apley,

1959) hat dies nachgewiesen, und andere Untersucher haben dies mittlerweile im wesentlichen bestätigt.

Bei dieser Arbeit wurden 30 Jugendliche und junge Erwachsene 8–20 Jahre nach einem Krankenhausaufenthalt wegen rezidivierender Bauchschmerzen katamnestisch befragt. Es war bei diesen Patienten kein organischer Befund erhoben worden, und sie wurden nicht eigentlich behandelt. Ein Drittel der Befragten hatte alle Beschwerden verloren und blieb gesund. Bei einem weiteren Drittel verschwanden die Bauchschmerzen, aber es traten andere körperliche Symptome auf. Beim restlichen Drittel blieben die Bauchschmerzen bestehen, und fast immer waren noch andere Symptome dazugekommen. Unter den Patienten mit weiterbestehenden Symptomen hatten drei eine Migräne und 15 mehr oder weniger schweres Kopfweh (oft mit noch anderen Symptomen). Fast die Hälfte derjenigen, die noch Symptome hatten, zeigten mehr oder weniger schwere »nervöse« Störungen. Die Anzahl der Individuen mit körperlichen oder nervösen Symptomen betrug ein Mehrfaches gegenüber einer Kontrollgruppe, die als Kinder im gleichen Krankenhaus wegen unbedeutender körperlicher Störungen aufgenommen waren.

Eine der wichtigen Fragen, die man inzwischen beantworten konnte, ist die, ob später organische Ursachen für Schmerzen gefunden wurden, die man übersehen hatte, als das Kind ursprünglich zur Vorstellung kam. Eine Gruppe von insgesamt 60 Fällen wurde nun in Bristol nachuntersucht (*Apley* und *Hale* 1973) nach einem Zeitraum zwischen 8 und 20 Jahren. Ein Fall (damals unbehandelt) hatte ein Ulcus duodeni. In einem anderen wurden bei der Operation bilateral Ovarialzysten gefunden. In den übrigen 58 Fällen kamen keine organischen Krankheiten später zum Vorschein (wenn nicht wie in einem Fall als Zufallsbefund Epilepsie). In einer Serie von 40 Fällen aus Israel (*Keynan* u. Mitarb. 1973) halten es die Autoren für möglich, daß in einem Fall familiäres Mittelmeerfieber übersehen wurde. Bei einem Patienten wurde später eine Pylorusstenose festgestellt und bei dreien ein Ulcus pepticum. Bei einer Nachuntersuchung aus Dänemark (*Christensen* und *Martensen* 1975) hatten nach 30 Jahren 18 von 34 Fällen noch Symptome aufzuweisen. Darunter wurden 11 als »Reizkolon« angeführt (siehe auch S. 61), zwei als Ulcus duodeni.

Wir fassen zusammen: ein beträchtlicher Anteil der Patienten wächst nicht aus den Abdominalschmerzen heraus, ob sie nun behandelt werden oder nicht (*Apley* und *Hale* 1973)[2].

Trotzdem kann eine Behandlung den meisten Patienten zu einer normalen Lebensweise verhelfen, z.B. durch eine eher methodenfreie Psychotherapie, wie in Kap. 24 besprochen.

Die dort skizzierte Behandlung ist nicht imstande, die Patienten zu »heilen«. Die Bereitschaft zu Schmerzen wird aber wahrscheinlich rascher schwinden, Rückfälle sind seltener und andere Symptome treten seltener auf, wie wir den Tab. 5.3 und 5.4 entnehmen können.

---

[2] In einigen Fällen verschwinden die Schmerzen für eine Weile während der Adoleszenz, um später wiederzukehren (*Apley* 1959); *Christiansen* und *Martensen* 1975).

Tabelle 5.2 Ergebnisse einer Nachuntersuchung verglichen mit früheren Serien (Apley und Hale 1973)

Zahl der Nachuntersuchten	früher unbehandelt	dzt. behandelt
Keine Bauchschmerzen, keine anderen Symptome	9	9
Keine Bauchschmerzen, aber andere Symptome	9	10
anhaltende Bauchschmerzen, auch andere Symptome	12	11

Tabelle 5.3 Nachuntersuchung von 30 behandelten Fällen von Abdominalschmerzen

	Fallzahl
Keine Schmerzen (14 rasch, 5 langsam zurückgegangen)	
Leichte und seltene Schmerzen	7
Mittlere und weniger häufige Schmerzen	2
Schwere und häufige Schmerzen	2

Tabelle 5.4 Nachuntersuchung von nichtabdominellen Beschwerden

	30 unbehandelte Fälle	30 behandelte Fälle
Persistierende Beschwerden	21	21
Migräne	3	0
Kopfschmerzen (schwer od. mittelschwer)	15	4
Dysmenorrhoe	5	3
Andere Schmerzen	1	1
Andere Körpersymptome	4	6
Nervosität, Angst	13	10

Erhalten Patienten eine entsprechende Behandlung, die auf einer korrekten Diagnose beruht, dann laufen sie weniger Gefahr, daß sich die düstere Vorhersage erfüllt: »Aus dem Bauchweh-Kind wird mit der Zeit ein Bauchweh-Erwachsener«.

Nicht diagnostizierte Gruppe

Bei einer kleinen Zahl von Fällen kann eine Diagnose nicht rasch gestellt werden, weil nicht genügende Anhaltspunkte für eine organische oder emotionale Störung gefunden werden. Wenn bei diesen Kindern feststeht, daß sie keine akute körperliche Krankheit haben, dann kann man ohne Gefahr weitere Untersuchungen zurückstellen, soll aber die weitere Entwicklung des Kindes überwachen. Bei dieser Gruppe von Kindern haben wir es zunächst vermieden, beunruhigende Untersuchungen vorzunehmen; wir ziehen es vor, zuerst die emotionalen Verhältnisse abzuklären. Aber weder die Hypothese einer organischen noch die einer emotionalen Störung wird vollkommen verworfen, sondern es wird nach beiden Seiten im Verlaufe der weiteren Entwicklung des Kindes kontrolliert und untersucht (siehe Kap. 22).

Differentialdiagnose

Eine organische Ursache ist wahrscheinlicher, wenn die Schmerzen nicht zentral in der Mittellinie lokalisiert sind, wenn der Sitz der Schmerzen scharf lokalisiert und konstant ist und wenn nicht Schmerzen auch anderswo im Körper auftreten. Die Heftigkeit des Schmerzes hat uns nicht weitergeholfen, sondern sogar bei der Diagnose irregeführt; die quälendsten Schmerzen können ohne organische Krankheit auftreten. Eine psychische Ursache ist wahrscheinlich, wenn für eine emotionale Störung beim Kind klare Anhaltspunkte bestehen. Eine Anamnese mit rezidivierenden Bauchschmerzen oder Kopfschmerzen oder nervösen Störungen bei Eltern oder anderen Familienangehörigen ist ungewöhnlich bei Kindern mit einer organischen Krankheit, ist aber sehr häufig bei Kindern mit emotionalen Störungen.

Bevor wir die Indikationen für *sinnvolle Untersuchungen* angeben, ist es wichtig zu betonen, daß eine große Zahl von Untersuchungen fast immer unnötig ist und schädlich sein kann. Natürlich braucht ein Kind, dessen Allgemeinzustand sich verschlechtert, eine gründliche und rasche Untersuchung. Blässe, die nicht nur vorübergehend besteht, läßt z.B. eine Blutkrankheit oder eine Blutung in den Darm vermuten, aber sie kann auch durch ständigen Aufenthalt in Räumen mit Zentralheizung oder durch Angst verursacht sein. Dysurie und gehäufte Miktion können auftreten bei Angst, aber wenn diese Symptome, wie auch Pyurie oder Hämaturie, bei einem Kind mit rezidivierenden Schmerzzuständen auftreten, ist eine genaue Untersuchung des Urogenitaltraktes wichtig. Bei rezidivierenden Bauchschmerzen sollte ausnahmslos der Harn mikroskopisch untersucht werden. Bei Drüsenschwellungen oder bei einer palpablen Milz sind Tuberkulinproben, Blutuntersuchung und serologische Untersuchungen indiziert. Wenn Schmerzattacken verbunden sind mit vorübergehender Blässe und gefolgt von Schläfrigkeit, ist eine genaue Anamnese notwendig. Ein EEG kann angezeigt sein, um kaum merkliche Bewußtseinstrübungen aufzudecken. Wenn die Untersuchung des Kindes während der Schmerzattacke eine Aufblähung des Abdomens ergibt, ist eine röntgenologische Leeraufnahme des Abdomens während des Anfalls und sind Untersuchungen nach Verabreichung von Bariumbrei zwischen den Attacken indiziert. Wenn der Schmerz vorwiegend im rechten Hypochondrium, substernal oder in der rechten Lendengegend lokalisiert ist, sind angemessene röntgenologische Untersuchungen zur Abklärung von Gallenblasenerkrankungen, Ulcus pepticum, aber speziell von Nierenerkrankungen ratsam.

Rezidivierende Gliederschmerzen

Das Kind mit rezidivierenden Gliederschmerzen lokalisiert diese meist unklar in den Beinen, aber die Arme können auch betroffen sein und gelegentlich der Stamm und der Kopf.

Nach *Oster* und *Nielsen* (1973) treten bei zwei Fünftel aller Kinder mit Gliederschmerzen auch Bauch- oder/und Kopfschmerzen auf.

Organische Störungen

Bei wie vielen der untersuchten Fälle ist eine organische Störung als Ursache gefunden worden? In einer Serie von 213 Kindern mit rezidivierenden Gliederschmerzen hatten nur 7 eine ernsthafte organische Krankheit: 1 hatte eine rheumatische, 2 eine angeborene Herzerkrankung, 2 hatten eine Primärtuberkulose der Lunge und 1 hatte eine Osteochondritis. (Mit zunehmender Erfahrung fragt man sich, ob selbst bei diesen Fällen die Schmerzen mit Sicherheit durch die begleitende organische Krankheit verursacht waren).

Der Ausdruck »Wachstumsschmerzen« sollte ausgeschaltet werden, weil kein Zusammenhang besteht zwischen körperlichem Wachstum und Schmerz. *Körperliches Wachstum ist nicht schmerzhaft, seelisches Wachstum kann es wohl sein.*

Der Begriff »subakuter Rheumatismus« ist bei Kindern so unpräzis, daß man ihn am besten nicht gebraucht. Wenn der Schmerz in einem oder mehreren Gelenken lokalisiert ist, müssen lokalisierte Knochen- oder Gelenkserkrankungen oder rheumatoide Arthritis ernsthaft in Betracht gezogen werden. Bei manchen Kindern mit akutem rheumatischem Fieber, (nun eine Seltenheit in entwickelten Ländern), bestehen anamnestisch rezidivierende Gliederschmerzen; aber bei einer großen Zahl von Kindern mit chronischen oder rezidivierenden Gliederschmerzen (ohne Gelenkschmerzen oder Gelenkschwellungen) ist eine rheumatische Herzerkrankung eine Seltenheit. Es ist wichtig, nach Anzeichen von okkulten Infektionen zu forschen, die durch Tuberkulose oder Bruzelose z. B. bedingt und verbunden sein können mit unbestimmten, viele Monate andauernden Gliederschmerzen. Auch sollte die Möglichkeit von Infektionen mit dem Influenza B-Virus, Coxsakkie- oder Zytomegalievirus nicht außer acht gelassen werden (*Apley* 1976).

Bei einigen Formen von kongenitalen Herzfehlern, besonders bei solchen mit ungenügender Zirkulation in den Extremitäten (z.B. bei einem großen Septumdefekt oder bei Aortenstenose) sind Gliederschmerzen nicht selten, aber die Erkrankungen sind leicht erkennbar wie auch die Krankheiten, die mit schweren orthopädischen Deformationen einhergehen, wie Leukämie und Purpura *Schoenlein-Henoch*. Ins Auge stechen schwere orthopädische Deformitäten. In seltenen Fällen kann einer Überbeweglichkeit der Knie- und Sprunggelenke vorkommen. (*Ansell* 1972). Schmerzen an den Beinen kann man auch bei alimentärer und renaler Rachitis finden.

Störungen, die bedingt sind durch emotionalen Streß

Bei weitaus der größten Zahl der Kinder mit rezidivierenden Gliederschmerzen bestehen Anhaltspunkte für eine emotionale Störung, besonders bei denjenigen, bei welchen die Gliederschmerzen eher während des Tages als während der Nacht auftreten. Eine familiäre Häufung emotionaler Störungen und sogenannter »rheumatischer« Krankheiten (d. h. rezidivierenden Schmerzen) findet sich oft in Familien von Kindern, die Gliederschmerzen in Zusammenhang mit emotionalem Streß haben.

Timothy J., ein verspannt aussehender, siebenjähriger Knabe, wurde ins Krankenhaus eingewiesen wegen seit mehreren Monaten rezidivierend auftretender Schmerzen in den Beinen. Der Schmerz war so stark, daß der Knabe nicht zur Schule gehen konnte.
Es wurde keine orthopädische und keine andere körperliche Krankheit gefunden. Er war sehr bedrückt, er schien alle Sorgen der Familie auf seinen jungen Schultern zu tragen, und er verlangte sehr viel von sich selbst. (Seine Mutter wirkte unangepaßt. Der Vater, ein Rechnungsführer, wurde als sehr geschäftig bezeichnet und litt an »rheumatischen Schmerzen«). Timothy litt gelegentlich unter Alpdrücken und benahm sich zeitweise sehr schlecht.
Das jetzige Symptom trat zur Zeit der Versetzung in eine höhere Klasse auf, als er sich Sorgen machte wegen des Unterrichts und wegen des Lehrerwechsels.
Nach einiger Zeit begann die Mutter, die Schmerzen in Zusammenhang zu bringen mit den Ängsten ihres Kindes. Sechs Monate nach der ersten Konsultation waren die Schmerzen vollkommen verschwunden, und seine allgemeine Einstellung zur Schule und zu anderen Schwierigkeiten war viel besser geworden.

Bei Knaben in der Adoleszenz wurde eine kleine Zahl von Fällen mit rezidivierenden, oft quälenden Schmerzen in einer Hüfte beschrieben. Die Patienten schienen ihre Schmerzen dazu zu benützen, ihre Familie und ihre Umgebung unter Druck zu setzen (*Apley* 1976).

Unklare Fälle

Es gelten dieselben Prinzipien wie bei den rezidivierenden Bauchschmerzen. In schwierigen Fällen sollte die endgültige Beurteilung aufgeschoben und das Kind im Laufe der Entwicklung immer wieder kontrolliert werden.

Differentialdiagnose

Eine mutmaßliche Diagnose kann im allgemeinen nach denselben Richtlinien wie bei den rezidivierenden Bauchschmerzen gestellt werden. Bei der Diagnose von Schmerzen, bedingt durch emotionalen Streß, sind wichtige charakteristische Merkmale die Variabilität der Schmerzen, die vage Lokalisation mehr in den Muskeln als in den Gelenken, das Fehlen von lokalen körperlichen Symptomen, die Verbindung mit emotionalen Störungen und mit Perioden von Streß und schließlich die positive Familienanamnese. Entsprechende Untersuchungen helfen, Rheumatismus oder Kollagen-Krankheiten und chronische Infekte auszuschalten, und eine negative Tuberkulinprobe hilft, Tuberkulose auszuschließen. Röntgenologische und andere Untersuchungen können durchgeführt werden, wenn eine spezifische Indikation dazu vorliegt.

Migräne

Die Migräne stellt uns vor viele Probleme und Widersprüchlichkeiten. Warum ist der Kopfschmerz z.B. halbseitig, obwohl die betroffene Seite wechseln kann?
Warum kommt er episodisch? Warum wird der Schmerz tief drinnen im Kopf gespürt, wenn doch extrakraniale Gefäße erweitert werden? Warum sind viele Patienten blaß und frösteln während des ganzen Anfalls? Warum kann es während der Anfälle zu einer Polyurie kommen? Warum kann ein Gefühl der Euphorie beim Aufwachen am Morgen einen Migräneanfall ankündigen? Auf welche Weise löst ein emotionaler Streß einen Anfall aus, nicht während der Belastungssituation sondern einige Stunden danach?
Es scheint, daß der Schlußteil der Reaktion in den Hirnarterien in typischer Weise abläuft, zuerst Konstriktion, dann Dilatation, beschrieben bei *Lewis* (1975) in »An angiographic study of retinal vessels during migraine«. Darin wird das schon vorher postulierte Stadium der Dilatation bestätigt. Dies erklärt wohl die visuelle Aura und den Kopfschmerz, doch handelt es sich hier um einen lokalen Mechanismus und nicht um die Ursache der Migräne.
Ist der Stolperstein oder die zugrundeliegende Ursache ein biochemischer Mangelzustand, eine Abweichung oder eine Disposition? Eine Theorie lautet, daß dem Migränepatienten Enzyme fehlen, die die Aufgabe haben, den Körper von verschiedenen Aminen und anderen organischen Verbindungen zu befreien, z.B. von Tyramin (aus dem Käse), Betaphenyläthylamin (in Schokolade) oder Histaminen (in Weinen). Es gibt einige Hinweise dafür, Monoamine miteinzubeziehen, besonders 5-Hydroxytryptamin (Serotonin).

Faktoren, die als Auslöser der Migräne gelten

Keine Liste von auslösenden Faktoren kann komplett sein, aber schon eine kurze Liste illustriert unsere Unwissenheit und Konfusion.

1. Diät	Auslassen einer Mahlzeit oder zu knappe Nahrungsaufnahme. Käse, Schokolade, Alkohol, Zitrusfrüchte
2. Physische Auslöser	Hitze oder Kälte, blendendes Licht (besonders reflektiertes), Fernsehen, Lärm, Gerüche. Reisen, bes. als Mitfahrer im Wagen. Trockene Atmosphäre (mit vermehrten Staubpartikeln)
3. Lokale Reizeinwirkungen	Schmerzen in den Augen, den Nebenhöhlen od. den Zähnen (sogar Okklusionsfehler)
4. Stoffwechselstörung	Tiefer Blutzucker
5. Schlaf	Zu wenig oder zu viel oder zu tiefer Schlaf
6. Psychische Auslöser	Aufregung, Sorge, Streß (Migräne folgt gewöhnlich einem Intervall). Migränepatienten sollen sehr sensibel und emotional labil sein. Einige (aber anscheinend nicht die Mehrzahl) sind übergewissenhafte, ehrgeizige Perfektionisten mit starrer Reaktivität, die es ihnen schwer macht, sich zu entspannen oder sich den Veränderungen im Leben anzupassen.

Migräne im Kindesalter

Häufigkeitsschätzungen differieren stark (siehe S. 65). Für die Diagnose einer Migräne im Kindesalter gibt es besondere Schwierigkeiten. Visuelle Auren scheinen weniger häufig vorzukommen, wenn sich auch das Vorkommen erhöht, sobald man nach Lichtblitzen oder Sehstörungen direkt fragt. Der Kopfschmerz ist nicht häufig halbseitig, wird es aber mit den Jahren und ist selten schwer. Offensichtlich beziehen sich die Symptome im Kindesalter auf den Verdauungstrakt: ein Empfinden von Übelkeit, Erbrechen, Unbehagen oder Schmerzen im Abdomen treten allein für sich oder nebeneinander auf. Stimmungsschwankungen, Reizbarkeit, Müdigkeit und Stumpfheit sowie ein verändertes Allgemeingefühl bleiben dem Patienten in Erinnerung und werden später zu Migräne in Beziehung gesetzt, wenn der Patient erwachsen wird, und unmißverständliche Symptome entwickelt. Ein kleiner Prozentsatz von Kindern mit rezidivierenden Bauchschmerzen kann später im Erwachsenenalter unter typischer Migräne leiden (*Apley* 1959). Von 12 Kindern mit zyklischem Erbrechen erkrankten 8 im Erwachsenenalter an Migräne (*Hammond* 1973). Vermutlich sind einige der beschriebenen Störungen kindliche Varianten der Erwachsenen-Migräne, wenn auch bei der Mehrzahl der Kinder mit rezidivierenden Schmerzen nichts auf eine Beziehung zur Migräne hinweist. Rezidivierende abdominelle Schmerzen reagieren auch nicht auf Ergotamin (*Graham* 1969).

Ganz allgemein besteht die Ansicht, daß wahrscheinlich fast die Hälfte der befallenen Kinder ihre Migräne nach wenigen Jahren verliert. Dafür besteht eine

Wahrscheinlichkeit, wenn nicht die Anfälle bereits sehr früh auftraten, bzw. sich sehr häufig wiederholen.

Behandlung

Einige andere Fragen von spezieller Bedeutung für das Kindesalter müßten mit den Eltern besprochen werden. Das Frühstück kann aus Versehen ausgelassen worden sein, wenn das Kind spät aufgestanden ist. Es mag seine Schulmilch nicht getrunken oder Mahlzeiten in der Schule nicht zu sich genommen haben. Jeder dieser Anlässe kann zu einem Anfall führen, besonders nach Bewegung. Ein Anfall kann auch hervorgerufen werden durch Keks oder Schokolade, die die Kinder ohne Wissen der Mutter (oder des Arztes) kaufen.

Die Behandlung geht jedenfalls weit über Verordnungen bei einem in Gang gekommenen Anfall hinaus. Wenn auch Ergotamintartrat und andere bei Erwachsenen gebräuchliche Präparate ebenso im Kindesalter wirksam sind, so erholen sich doch die meisten Kinder recht rasch, wenn sie sich niederlegen und vielleicht nur Aspirin nehmen. Wenn man ein Medikament gibt, dann sollte man es zu Beginn des Anfalls geben, bevor sich noch die Darmresorption verschlechtert hat und noch keine Neigung zum Erbrechen besteht. Eine ganzheitliche Behandlung durch den Arzt in enger Zusammenarbeit mit den Eltern wird dazu beitragen, auslösenden Ursachen daheim und in der Schule aus dem Weg zu gehen, Überbefürsorgung durch die Eltern zu vermeiden und das Kind anzuhalten, ein möglichst normales Leben zu führen, das Anfälle auf ein Minimum beschränkt oder ganz ausschaltet.

Rezidivierende Kopfschmerzen

Die meisten Kinder haben hie und da einmal Kopfweh, aber oft tritt es z. B. bei einem akuten Infekt auf und ist nicht ein Symptom, das die Eltern veranlaßt, einen Arzt aufzusuchen. Wir sprechen hier über Kinder, bei denen das Kopfweh während einer beträchtlichen Zeitspanne immer wieder auftritt. Der Zustand ist häufig.

Kopfweh kann ein isoliertes Symptom sein, oft aber ist es eines von mehreren. Kinder mit rezidivierenden Kopfschmerzen können aus Familien kommen, in denen acetonämisches Erbrechen und typische Migräne vorkommen. Erwachsene mit Migräne können eine Anamnese mit Kopfweh oder Erbrechen seit der früheren Kindheit haben; die charakteristischen Augensymptome können ausbleiben, und das generalisierte Kopfweh kann erst im Erwachsenenalter einseitig werden. Trotzdem scheinen sich Kopfschmerz und Migräne zu überschneiden. Sie scheinen ein Teil zu sein eines breiten Spektrums von Störungen, des »periodischen Syndroms«, bei dem die hervorstechendsten Merkmale von einem Patienten zum anderen variieren und im Laufe der Zeit beim einzelnen Individuum sich ändern können (siehe Kap. 6).

Einige allgemeingültige »Ursachen«

Es muß natürlich viele Ursachen geben für Kopfschmerzen, ob sie nun isoliert oder in Zusammenhang mit anderen Störungen auftreten. Es ist leicht, ein Stekkenpferd zu reiten (eingeschlossen ein psychosomatisches). Der Arzt neigt dazu, das zu finden, was er sucht, und wenn er nicht aufgeschlossen bleibt, kann er unkritisch für viele seiner Fälle eine Erklärung finden, die nur von begrenzter Richtigkeit ist.

Überanstrengung der Augen oder Refraktionsanomalien als Ursache für rezidivierende Kopfschmerzen mögen als Beispiele angeführt werden. Refraktionsanomalien kommen bei einer großen Zahl von Kindern vor, von denen viele symptomfrei sind, aber einige Kopfweh haben. Aber selbst wenn Kopfschmerzen auftreten, sind sie nicht notwendigerweise verursacht durch die Refraktionsanomalie. Dies zeigt das folgende Beispiel:

Susan J., ein 12jähriges Mädchen, hatte seit mehreren Jahren über rezidivierende Kopfschmerzen geklagt und deshalb oft Aspirin genommen. Überanstrengung der Augen wurde diagnostiziert, und es wurde eine Brille verordnet. Zuerst waren die Kopfschmerzen etwas weniger stark, bald aber verschlimmerte sich der Zustand wieder.
Eine sorgfältige Anamnese ergab einige interessante Gesichtspunkte. Das Mädchen war immer sehr nervös gewesen und beim Essen wählerisch. Es näßte noch gelegentlich ein. Eine Zeitlang hatte es Angst davor, sich in eine Menschenmenge zu begeben und ins Kino zu gehen. Es hatte auch Angst vor Tieren. Susan war das schwarze Schaf der Familie, die Ratlose innerhalb einer ruhigen Familie. Ihre Mutter verwendete viel Zeit für die Betreuung einer kränklichen 80jährigen Verwandten, die in der Familie lebte.
Mit Hilfe von Aufklärung, Beruhigung und Ermutigung verschwand Kopfweh bei Mutter und Kind.
In diesem Falle, einem typischen Beispiel für viele andere, waren die Symptome des »Drucks über den Augen« in Wirklichkeit die des »seelischen Drucks«.

Ähnliche Zusammenhänge sehen wir bei vielen Kindern mit Kopfweh, bei denen Infektionen der Tonsillen, der Adenoide oder der Sinus diagnostiziert werden. Persistierende Infektionen der oberen Luftwege können möglicherweise Kopfschmerzen verursachen, und es kann sein, daß diese Infekte eine Behandlung erfordern; aber ein kausaler Zusammenhang sollte nicht kritiklos vermutet oder gar in allen Fällen als sicher angenommen werden. Es sind bei Kopfweh Behandlungserfolge verzeichnet worden durch Histamin-Desensibilisierung (bei allergischen Krankheiten), mit Hormonbehandlungen, mit antikonvulsiven Medikamenten, mit Entspannungsübungen, mit Strecken der Halswirbelsäule, mit Zahnextraktionen, mit Laxantien usw. Die angenommenen Ursachen der Kopfschmerzen können in einigen Fällen zutreffend sein; aber nach unseren Erfahrungen sind sie es selten. Trotzdem betonen wir noch einmal, daß Kopfschmerzen verursacht werden können durch eine große Zahl verschiedener organischer Leiden.

Organische Störungen

Bei 80 aufeinanderfolgenden Krankenhausaufnahmen von Kindern wegen rezidivierender Kopfschmerzen hat die Untersuchung und Abklärung bei vier Fällen eine überzeugende organische Ursache ergeben (*Apley*, 1958)[3]. In zwei Fällen bestand ein intrakranieller Prozeß, und in zwei Fällen lag eine chronische Nierenerkrankung vor. Unter den übrigen fand sich eine Anzahl Kinder mit kariösen Zähnen, und bei einigen wenigen zeigten sich im Röntgenbild Verschattungen im Bereich der Sinus. Bei ³/₄ der Fälle ergaben sich Anzeichen für emotionale Störungen, und die meisten dieser Kinder kamen aus Familien, in denen Kopfschmerzen, Migräne und »nervöse Störungen« in der Anamnese der Eltern vorkamen.

Die körperliche Untersuchung der Kinder mit rezidivierenden Kopfschmerzen muß selbstverständlich sorgfältig durchgeführt werden. Es sollte eine Untersuchung der Ohren, des Gesichtsfeldes und des Augenhintergrundes eingeschlossen sein, um die Frage nach erhöhtem intrakraniellem Druck abzuklären, und der Blutdruck sollte gemessen werden, um eine eventuelle Hypertonie festzustellen. Persistierende Hypertonie, die auch bei Entspannung des Kindes nicht auf normale Weise zurückgeht, kommt vor bei sofort diagnostizierbaren Krankheiten, wie Aortenstenose, Nierenkrankheiten, bei erhöhtem intrakraniellem Druck, Phäochromozytom und Nebennierenrindentumoren. Alle diese Ursachen von Kopfschmerzen sind wichtig, aber selten.

Störungen, die bedingt sind durch emotionalen Streß

Bei weitaus den meisten Kindern mit Kopfschmerzen sind die üblichen Kriterien eines emotionalen Streß erfüllt; anders ausgedrückt: Es bestehen keine Anhaltspunkte für eine organische Erkrankung, aber Hinweise auf eine emotionale Störung.

Das folgende kasuistische Beispiel ist ziemlich charakteristisch:

Margaret V., ein 10jähriges Mädchen, das von seiner Mutter in eine Poliklinik gebracht wurde, sah aus, als ob es für das Porträt einer Märtyrerin Modell stehen müßte. Margaret war als Säugling oft »ohne ersichtliche Ursache« krank gewesen und hatte nur langsam an Gewicht zugenommen. Ihre jetzigen Klagen betrafen generalisiertes Kopfweh, das in den letzten zwei Jahren schwerer und häufiger geworden war. Neuerdings waren die Kopfschmerzen begleitet von Erbrechen und von »Lichtern vor den Augen«. Sie hatte eine schlechte Körperhaltung, aber es fanden sich keine Zeichen einer körperlichen Krankheit. Sie erwies sich als intelligent, obwohl sie in der Schule Anpassungsschwierigkeiten gehabt hatte.

Die Mutter bezeichnete den Vater als launisch, sie selbst war eindeutig neurotisch. Sie hatte in ihren jüngeren Jahren viel Schwierigkeiten gehabt und sie litt selbst unter Migräne und Erbrechen. Ihre Ehe war unglücklich; sie hatte sieben Jahre »gewartet«, bevor

---

[3] Diese Fälle waren insofern ausgewählt, als alle Kinder vom Hausarzt ins Spital eingewiesen worden waren

Margaret kam, und nochmals sechs Jahre, bevor die jüngere Schwester geboren wurde. Die Mutter glaubte, daß Margaret unglücklich sei (sie schien sich mit ihrer Tochter zu identifizieren), und sie hoffte zu verhindern, daß die Tochter eine Dulderin werde wie sie. In den folgenden Monaten wurden Mutter und Kind mehrmals in die Sprechstunde bestellt, manchmal gemeinsam, aber meist einzeln. Es schien, daß die Mutter viele ihrer Probleme bis zu einem gewissen Grad verarbeiten konnte. Margaret ging es, zu unserer Überraschung, deutlich besser.

Mögliche organische Ursachen, wie kariöse Zähne und Refraktionsanomalien, können und sollen behandelt werden; aber die psychischen Faktoren sollten nicht übersehen werden, und es ist oft lohnender, diese zuerst zu beachten.

Nicht diagnostizierte Gruppe

Es lassen sich dieselben Prinzipien anwenden wie bei den »rezidivierenden Bauchschmerzen«.

Differentialdiagnose

Die kleine Gruppe von Fällen mit einer kausalen organischen Krankheit kann in der Regel bei sorgfältiger Untersuchung mit relativ einfachen Hilfsmitteln rasch diagnostiziert werden. Bei den übrigen Fällen ergibt sich bei einer sorgfältigen Anamnese meist, daß die Kopfschmerzen im Zusammenhang stehen mit Streßsituationen, daß Anzeichen bestehen für emotionale Störungen und daß in der Familie Schmerzzustände und emotionale Störungen gehäuft vorkommen. Nach *Bille* (1962) haben Kinder mit Migräne einen Elternteil mit gleichen Beschwerden.

Wenn eine Refraktionsanomalie vermutet wird, sollte sie abgeklärt werden, aber so rasch wie möglich. Wenn eine Epilepsie oder eine intrakranielle Erkrankung in Frage kommt, sind eine vollständige neurologische und neuroröntgenologische Abklärung und EEG-Untersuchung angezeigt. In jedem Falle soll auch eine Urinuntersuchung durchgeführt werden.

Gemeinsamer Nenner bei rezidivierenden Schmerzzuständen in der Kindheit

Es bestehen viele interessante Gemeinsamkeiten bei den Kindern mit rezidivierenden Schmerzen der drei beschriebenen Lokalisationen (*Apley* 1958). In der großen Mehrzahl besteht keine organische Störung als Grund für die Schmerzen; und bei diesen Kindern sind emotionelle Störungen häufig und ihre Manifestationen oft ähnlich, während in der Familie jeweils ähnliche Schmerzzustände und »nervöse« Störungen vorkommen.

Auf diesem Hintergrund könnte man bei allen drei Gruppen eine gemeinsame Ursache annehmen. Diese Annahme wird gestützt durch einige Charakteristika aller dieser Schmerzzustände. Wenn man eine genaue Anamnese aufnimmt, so findet man, daß die Schmerzen fast immer an einer Stelle vorherrschen, daß aber bei mehr als einem Drittel der Fälle Schmerzen auch an anderen Orten auftreten, entweder gleichzeitig oder zu verschiedenen Zeiten. So sagte z. B. eines dieser Kinder: »Manchmal bekomme ich mein Bauchweh im Kopf«. Noch häufiger ist ein Wechsel der Lokalisation auf längere Sicht: Die Wanderung des Schmerzes kann beobachtet werden über eine Periode von vielen Jahren, wie in einer Arbeit über junge Erwachsene gezeigt wurde, die als Kinder an nicht organisch bedingten Bauchschmerzen gelitten hatten.

Wegen dieser Ähnlichkeiten und wegen der Wechselbeziehungen zwischen den einzelnen Schmerzzuständen, zwischen den Kindern, die daran leiden, und auch zwischen den Familien dieser Kinder, schlagen wir vor, diese häufigen, nicht organisch bedingten rezidivierenden Schmerzzustände in eine Gruppe zusammenzufassen. Sie sind Ausdruck einer Reaktionsweise auf emotionalen Streß, die oft ein Teil eines familiären Verhaltensmusters ist.

6. Rezidivierende Fieberzustände, azetonämisches (zyklisches) Erbrechen, das periodische Syndrom

Fieber, persistierend und episodisch; organische und psychische Ursachen – Acetonämisches (zyklisches) Erbrechen – Das periodische Syndrom – Rezidivierende Erkrankungen: eine Synthese – Behandlung

Rezidivierende Fieberzustände[4]

Die Regulierung der Körpertemperatur erfolgt durch Mechanismen, die so funktionieren können, daß eine höhere Temperatur besteht, als es den leichten Schwankungen rings um die Norm entspricht. Das höhere Niveau, das man Hyperpyrexie nennt oder Fieber, wenn es von einer Krankheit begleitet wird, kann persistieren, eventuell während vieler Jahre; oder es kann episodisch sein, mit einzelnen Fieberzacken von wenigen Stunden Dauer bis zu Tagen oder Wochen. Persistierendes und episodisches Fieber können ineinander übergehen.

Persistierendes, oft variables Fieber kann eine familiäre Eigenart sein und ist bei manchen Familien die Norm. Eine erhöhte Temperatur findet sich bei Gewebszerfall, bei chronischer Infektion oder bei anderen Krankheiten. Aber in einigen Fällen kann keine zugrunde liegende organische Ursache gefunden werden, trotz erschöpfender Abklärung; diese rätselhaften Fieberzustände sind manchmal psychogen, aber der Arzt muß vorsichtig und kritisch sein bei der Annahme, Fieber sei durch emotionalen Streß bedingt.

Es ist allgemein anerkannt, daß Aufregung oder Angst speziell bei Kindern zu einer Temperaturerhöhung führen kann. Dieser Eindruck ist neuerdings durch eine sorgfältige Untersuchung (*Renbourne*, 1960) bestätigt worden, in der bei Knaben die Temperatur gemessen wurde, unmittelbar bevor sie an einem Boxwettkampf teilnahmen. Diese Werte wurden verglichen mit der Temperatur, die sie gewöhnlich hatten, sowie mit den Temperaturen anderer Knaben, die Zuschauer waren. Die Temperatur der Wettkämpfer gerade vor dem Kampf betrug durchschnittlich 37,7°C (0,8°C höher als bei Ruhe); diese Temperaturen waren meist 0,6°C höher als die der Zuschauer, außer während eines speziell aufregenden Kampfes, bei dem sich die Zuschauer gleichermaßen erhitzten.

Bei 1 von 30 erwachsenen Patienten, die erstmals ins Krankenhaus aufgenommen werden, aber keine Anzeichen einer organischen Erkrankung aufweisen, ist die Temperatur während der ersten 1–2 Tage erhöht und geht dann spontan zur Norm zurück; bei Patienten mit psychosomatischen Störungen ist der Prozentsatz

---

[4] Dieses Kapitel sollte nach Beachtung der Fußnote am Anfang des vorhergehenden Kapitels gelesen werden.

der Fälle mit erhöhter Temperatur bedeutend höher (*White* und *Long*, 1958). Es ist interessant, sich daran zu erinnern, daß bei Tieren in Angst und Wut und in sexueller Erregung eine Temperaturerhöhung eintreten kann (*Britton* und *Kline*, 1939).

Eine Temperaturerhöhung bei Aufregung ist im allgemeinen vorübergehend. Es gibt aber bei emotionalen Störungen auch langdauernde oder periodisch auftretende Temperaturerhöhungen. Die großen Schriftsteller sind oft scharfsinnige Beobachter. *Dickens* läßt in seinem Martin Chuzzlevit eine bekannte Persönlichkeit zu Wort kommen. »Frau Gamp schüttelte geheimnisvoll ihren Kopf und schürzte ihre Lippen: Es gibt Fieber der Seele genau so, wie es Fieber des Körpers gibt«.

Jahrelang dauernde geringgradige Temperaturerhöhung wurde beschrieben (*Reimann*, 1932) bei neurotischen jungen Frauen, die über einen Zeitraum von mehreren Jahren keine Zeichen einer organischen Krankheit aufwiesen. Die Temperatur kann in solchen Fällen zur Norm zurückkehren bei Besprechung des Problems und Auflösung der zugrundeliegenden Angst oder Spannung. Bei periodischem Fieber ohne organischen Grund können die einzelnen Fieberzacken bis zu einer Woche anhalten und in Intervallen von Wochen oder Monaten auftreten; die Neigung dazu kann lebenslänglich bestehen und ist manchmal familiär (*Wolf* und *Wolf*, 1942).

Organische Krankheiten

Unter den organischen Ursachen des Fiebers spielt die Möglichkeit einer Infektion für den Arzt im allgemeinen die Hauptrolle; aber der Rückschluß vom Fieber auf die Infektion geschieht oft ganz unkritisch. Wie oft wird eine leichte Rötung oder eine »laufende Nase« gefunden und dann automatisch angenommen, das Fieber sei durch eine Infektion (vielleicht durch ein Virus) im Rachen oder in der Nase verursacht. Dies kann manchmal eine unrichtige oder doch unvollständige Erklärung sein. Es ist bekannt, daß die Schleimhäute bei Emotionen merklich reagieren können, und die beobachteten Veränderungen können eventuell eine Antwort auf einen emotionalen Streß und nicht die auf eine Infektion sein, oder aber es kann sich um eine Kombination von beiden handeln. Der Arzt sollte sich die Frage stellen, weshalb in einzelnen Fällen eine so starke Fieberreaktion auftritt bei einer Infektion, die harmlos scheint. Es mag verwirrend sein, aber es ist für den Arzt anregend, auch bei solchen Diagnosen kritisch zu sein, die relativ gut begründet erscheinen. Zur Illustration mag eine interessante Serie von 240 Kindern dienen (*Birell*, 1952), bei denen klinisch und röntgenologisch die Diagnose chronische Sinusitis maxillaris gestellt wurde, aber eine Punktion nur in zwei Fällen die Diagnose bestätigte. Ein anderes Beispiel für die Notwendigkeit der Revision einer gestellten Diagnose ist das folgende:

Silvia L., 8 Jahre alt, war siebenmal hospitalisiert gewesen mit der Diagnose »Rezidivierende Pyelitis«. Der röntgenologische Nachweis eines doppelten Ureters auf der einen Seite schien die Diagnose entschieden zu haben ... Als man den Fall wieder nachkontrollierte, fiel auf, daß die Urinuntersuchung nie mehr als ein paar Leukozyten ergeben hatte und daß nie Bakterien nachgewiesen worden waren.

Als man einen Hausbesuch machte, ergab sich, daß der Vater an Nierentuberkulose gelitten hatte, und befürchtete, Silvia könnte dieselbe Krankheit haben. Erklärungen und Beruhigung wirkten als erfolgreiches Heilmittel für die Fieberschübe und die Häufigkeit der Miktion.

Ursachen, wie Tonsillitis, Bronchitis, Pankreasfibrose, Enteritis und Harnwegsinfekte sollten leicht gefunden werden können. Andere, relativ seltene organische Ursachen von persistierendem oder rezidivierendem Fieber sind Retikulose, Kollagenkrankheit, Neoplasma (inklusive *Hodgkin*sche Krankheit mit dem *Pel-Ebstein*-Fiebertyp). Weitere Untersuchungen sind indiziert, um Influenza B-, Coxsackie- oder Zytomegalie-Infektionen auszuschließen.

Untersuchungen

Nach einer sorgfältigen körperlichen Untersuchung, die in allen Fällen unbedingt erforderlich ist, sind einige weitere Abklärungen notwendig. Sie umfassen die Urinuntersuchung, die Blutsenkungsreaktion (die bei psychogenem Fieber normal sein kann), die Zählung der Leukozyten, die Tuberkulinproben, die Agglutinationsreaktionen auf Brucellosis usw., die Röntgenuntersuchung des Thorax. Es hängt von der Anschauung des Arztes (und vom Bankguthaben der Familie) ab, ob alle diese und noch andere Untersuchungen en masse durchgeführt werden, oder ob je nach Indikation nur einzelne davon.

Störungen, bedingt durch emotionalen Streß

Es ist möglich, daß sich psychoneurotische Störungen entwickeln bei einem Patienten mit persistierendem oder rezidivierendem Fieber aufgrund einer organischen Krankheit; aber in solchen Fällen sollte die organische Ursache des Fiebers nachweisbar sein. Wenn das Fieber weiterbesteht, nachdem eine Infektion abgeheilt zu sein scheint, ist es wert, abzuklären, ob das Fieber immer noch organisch bedingt ist.

Das Fehlen einer organischen Ursache und das Vorliegen einer emotionalen Störung sind beide unerläßlich für die Anamnese psychisch bedingter rezidivierender Fieberzustände. Fast immer bestehen noch andere Symptome, welche die Störung in die Gruppe einreihen lassen, die unter dem Begriff des »Periodischen Syndroms« beschrieben wird. Eine Anamnese mit Fieberzuständen, die bei emotionalem Streß auftreten, ergibt sich oft bei genauer Befragung, und diese Fieberzustände können verschwinden, wenn die Streßsituation vermieden oder abgeschwächt wird.

John W. war ein kräftig aussehender, achtjähriger Knabe, der eingewiesen wurde wegen rezidivierender Fieberschübe im Verlaufe der letzten zwei Jahre. Vorher hatte er zwischen dem vierten und sechsten Lebensjahr über starke rezidivierende Bauchschmerzen geklagt. Während der letzten paar Bauchweh-Attacken hatte er erbrochen, und seine

Temperatur war erhöht gewesen. Man konnte keinen organischen Befund erheben und das Bauchweh verschwand bei Beruhigung.
Bei der eingehenden körperlichen Untersuchung und Abklärung konnte kein abnormer Befund erhoben werden (die Blutsenkungsreaktion war normal trotz der erhöhten Temperatur). Er hatte viel »durchgemacht« bei der Behandlung durch verschiedene Ärzte, der Zustand hatte sich aber nicht gebessert, sondern eher verschlimmert.
Das Fieber trat regelmäßig auf, wenn der Knabe aus seinem Internat in die Ferien heimkam. Er selbst hatte gefragt: »Warum bin ich immer krank während der Ferien?« Er war ein glänzender Schüler, obwohl die Anforderungen der Schule hoch waren, und er empfand Überdruß, für die Schule so früh am Morgen aufstehen zu müssen.
Die Mutter machte gelegentlich die Bemerkung: »Ich verliere vollständig das Augenmaß, wenn er krank ist«, obwohl sie nicht beschreiben konnte, was ihr den Eindruck vermittelte, er sei krank. Sie gab widerstrebend an, daß sie auch dann seine Temperatur maß, wenn andere dies nicht getan hätten. Sie gab auch zu, daß John nie krank war, wenn er bei seiner Tante war.
Der Vater hatte während vieler Jahre an rezidivierendem Fieber gelitten; es wurde ursprünglich bei ihm in Indien eine Dysenterie diagnostiziert, und neuerdings hatte sich bei ihm eine Colitis ulcerosa entwickelt. Bei jedem Schnupfen bekam er hohes Fieber.
Die Neigung des Kindes, in die Fußstapfen des Vaters zu treten, wurde durch die Ängstlichkeit der Mutter bestärkt. Versuche, ihre Ängstlichkeit zu überwinden, hatten bisher wenig Erfolg gehabt.
Die Familie verzog in einen anderen Distrikt. Eine Nachfrage ein Jahr nach der letzten ärztlichen Behandlung ergab, daß John immer noch gelegentlich Kopfweh hatte, aber nicht mehr an Bauchwehattacken oder Fieberzuständen litt.

(Es wird darauf aufmerksam gemacht, daß im vorliegenden Fall die Symptome wechseln. Bei rezidivierenden Beschwerden ist solch ein Wechsel über einen langen Intervall üblich, wie die Nachuntersuchung auf S. 70 illustriert.)

Zweifelhafte Fälle

Wenn der Patient auf das sorgfältigste untersucht und geprüft ist, um organische Krankheiten auszuschließen, gewinnt man nichts mehr, wenn man die Untersuchungen häufig wiederholt. Zu häufige Laboruntersuchungen können dem Patienten und dem Arzt schaden. Die Gewohnheit der Mutter, ständig das Fieberthermometer zu gebrauchen, sollte abgestellt werden. Der emotionale Hintergrund bedarf weiterer Abklärung. Erklärungen, Beruhigung und Beratung können manchmal das Fieber zum Verschwinden bringen und somit die angenommene Diagnose bestätigen; im schlimmsten Fall sollten sie dem Patienten und seiner Familie helfen, mit dem Fieber in Frieden zu leben.

Azetonämisches Erbrechen

Im späteren Kindesalter kommt Erbrechen weniger häufig vor, als im Kleinkindalter, und wenn es auftritt, ist die Ursache meist sichtbar, wie etwa bei Beginn einer akuten Tonsillitis. Wenn das Erbrechen weiterbesteht oder wieder auftritt oder wenn es schwer genug ist, um zu Dehydrierung, Alkalose oder Gewichtsverlust zu führen, muß das Kind sorgfältig untersucht werden; aber der Arzt muß die Ursache des Erbrechens klar trennen vom Effekt (speziell bei Dehydrierung mit Elektrolytverschiebung und Ketose).

Rezidivierende Brechattacken bei Kindern, die meist mehrere Tage dauern und mit Ketose einhergehen, sind nicht mehr so häufig wie vor einigen Jahrzehnten. Aber sie können immer noch schwierige diagnostische Probleme darstellen. Die Anamnese der vorangegangenen Attacken führt meist zu der richtigen Diagnose; aber eine sorgfältige Untersuchung ist schon darum notwendig, weil ein Kind, das an psychogenem Erbrechen leidet, eines Tages wie jedes andere Kind eine akute Appendizitis bekommen kann.

Organische Ursachen

Als Ursache für rezidivierendes Erbrechen während einer Periode von manchmal mehreren Jahren muß man immer renale Erkrankungen in Betracht ziehen (z. B. Pyelonephritis). Auch Anomalien im Bereich des Verdauungstraktes verursachen manchmal während längerer Zeit rezidivierendes Erbrechen (z. B. Hiatus-Hernie, rezidivierende Invagination, *Meckel*sches Divertikel, *Crohn*sche Krankheit oder Volvulus.

Im Kindesalter beginnt die rezidivierende akute Tonsillitis im allgemeinen mit Erbrechen. Als Ursache von rezidivierendem Erbrechen, das meist leicht und mit Nausea verbunden ist, wird häufig eine durch rezidivierende oder subakute Infektionen bedingte Schwellung der Schleimhäute der oberen Partien des Respirationstraktes übersehen; dies kann auch vorkommen bei subakuter Bronchitis oder bei Bronchiektasen.

Erbrechen mit auffälligem Körpergeruch

In seltenen Fällen geht rezidivierendes Erbrechen mit einem eigenartigen Geruch einher, der an Schweißfüße oder ungewaschene Socken erinnert. Nachfragen durch einen von uns (J. A.) haben ergeben, daß eine Anzahl erfahrener Kinderärzte einen oder zwei solcher Fälle kennengelernt haben. Das was den Namen »Schweißfußsyndrom« erhalten hat, obwohl der Geruch den ganzen Körper und den Urin erfaßt, kann mit rezidivierenden Brechanfällen einhergehen, bei denen das Kind komatös werden und sogar sterben kann. Wir haben einen Fall gesehen, bei dem uns der Geruch an Buttersäure erinnerte, die dann tatsächlich im Harn nachweisbar war. Die Ursache liegt gewöhnlich in einem Stoffwechseldefekt der Isovaleriansäure oder Acetyldehydrogenase (*Mace* u. Mitarb., 1976). Die Anfälle können ausgelöst werden durch ein Übermaß an Eiweiß oder Fett in der Nahrung. Störungen des Fettstoffwechsels gehen mit einem auffälligen Körpergeruch einher.

Sie sind außerordentlich selten, sollten aber zumindest in jenen Ausnahmefällen zyklischen Erbechens in Betracht gezogen werden, bei denen die Brechanfälle häufig und schwer sind und sich das körperliche und geistige Befinden des Kindes verschlechtert. Die Diagnose stützt sich auf den Nachweis von Aminosäuren und organischen Säuren im Serum und im Harn. Entsprechende diätetische Einschränkungen sollten versucht werden, da sie erfolgsversprechend sind (*Lott* et. al., 1972).

Untersuchungen

Eine sorgfältige klinische Untersuchung, am besten während einer Attacke wie auch im symptomfreien Intervall, ist notwendig zur Beurteilung des Erbrechens und für den Seelenfrieden der Eltern und des Arztes. Wenn eine Attacke gemäß dem für das Kind üblichen Muster verläuft, erkennen sie die Eltern; aber *sie sollten aufgefordert werden, den Arzt zu rufen, wenn im Ablauf der Attacke irgendetwas Außergewöhnliches auftritt.* Ein akutes Abdomen kann auch bei einem Kind auftreten, das vorher an azetonämischem Erbrechen gelitten hat.

Der Urin muß in jedem Falle mikroskopisch untersucht werden, und, wenn eine renale Erkrankung vermutet wird, ein Pyelogramm gemacht werden. Die Röntgenuntersuchung des Retropharyngealraumes und der Lunge sind indiziert, wenn eine Erkrankung des Respirationstraktes in Betracht gezogen werden muß. Wenn ein aufgetriebenes Abdomen vorliegt, ist eine Röntgenuntersuchung während einer Attacke mit Bariumfüllung angezeigt. Andere Untersuchungen sollten gemäß spezifischer Indikation durchgeführt werden.

Erbrechen, bedingt durch emotionalen Streß

Das Fehlen einer ursächlichen organischen Erkrankung wie auch das Vorhandensein psychischer Störungen sind notwendig für die Diagnose einer Störung, die durch emotionalen Streß bedingt ist. Ein Zusammentreffen von Erbrechen mit Streßsituation, besonders bei den ersten Brechattacken, kann oft durch eine sorgfältige Anamnese ermittelt werden. Oft sind Brechattacken vergesellschaftet mit anderen Manifestationen des periodischen Syndroms. Bei Erbrechen, das durch emotionalen Streß bedingt ist, finden sich meist bei anderen Familiengliedern in der Anamnese Erbrechen und andere körperliche und nervöse Störungen.

Graham L., ein sechsjähriger Knabe, der als Notfall zur Abklärung ins Spital aufgenommen wurde, hatte eine Anamnese von Brechattacken im Abstand von ca. drei Monaten, die jeweils drei bis vier Tage dauerten und mit Fieber und manchmal mit Bauchschmerzen einhergingen. Während einer Attacke trat eine sichtliche Dehydrierung auf.

Er war ein »Brechkind« seit der zweiten Lebenswoche. Es wurden keine Anomalien gefunden, als er im Alter von 10 Wochen untersucht wurde, und bei der jetzigen Untersuchung wurde – außer der Dehydrierung – kein organischer Befund erhoben. Er war ein einsamer Knabe, der in der Schule schlecht arbeitete.

Sein Großvater litt an Asthma. Seine Mutter war eine unglückliche, ängstliche Frau mit schweren persönlichen Konflikten und nervösen Magenbeschwerden. Es war zuerst sehr schwer, mit ihr Kontakt zu bekommen, aber es ging nach einigen Unterredungen besser, als man ihre Schwierigkeiten besprach und ihr vernünftige Erklärungen gab.

Sechs Monate nach Entlassung des Knaben aus der Klinik kam die Mutter zum ersten Mal ohne eine Liste von Klagen. Sie erzählte, daß der Knabe glücklicher sei, und sie schien es offensichtlich auch zu sein. Sie sah bei ihm eine starke Veränderung. Er war fröhlicher und durchsetzungsfähiger, er spielte mit seinen Kameraden, statt allein herumzusitzen und machte in der Schule rasche Fortschritte. Es traten keine Brechattacken mehr auf.

Zweifelhafte Fälle

Wenn man nach genauer Untersuchung und Abklärung weder Hinweise auf eine organische Krankheit noch auf eine emotionale Störung findet, ist es gerechtfertigt, die Wirkung unserer Ratschläge abzuwarten. Wenn die Beschwerden bestehen bleiben oder wieder neu auftreten, kommen oft zusätzliche Symptome, entweder einer organischen oder einer psychischen Störung, zum Vorschein.

Brenda D., ein 11jähriges Mädchen, war in der Sprechstunde wegen rezidivierenden Erbrechens untersucht worden. Ihre Mutter hatte während ihrer beiden Schwangerschaften an heftigem Erbrechen gelitten, und ihr Vater hatte »Gallenkoliken«. Brenda hatte während ihrer ersten Lebensjahre lange erbrochen. Sie hatte Schwierigkeiten, sich in einer neuen Schule einzuleben. Die körperliche Abklärung einschließlich Untersuchung des Zentralnervensystems, Harnproben und Röntgen ergaben nichts Pathologisches.

Als provisorische Diagnose wurde folgendes festgehalten: Dieses Mädchen, das aus einer Familie stammte, in der das Erbrechen häufig als Ausdruck emotionaler Spannung auftrat, war aus dem Gleichgewicht geraten durch Streßsituationen im Zusammenhang mit dem Schulwechsel. Es wurde zwei Wochen später nochmals untersucht. Der Augenhintergrund, der vorher normal war, zeigte nun ein Papillenödem. Andere pathologische Symptome von seiten des Zentralnervensystems waren immer noch nicht vorhanden noch wurden solche in der neurochirurgischen Klinik gefunden, wo ein intrakranialer Tumor (ein Astrozytom) mit Erfolg entfernt wurde.

Die Prognose des azetonämischen Erbrechens

Azetonämisches Erbrechen ist vorwiegend eine Krankheit der ersten Lebensjahre. Die Brechattacken haben die Tendenz, bei zunehmendem Alter seltener zu werden und ganz zu verschwinden. Aber diese Feststellung, die nur ein Symptom berücksichtigt, ist nur die »halbe Wahrheit«, wie eine neuere Untersuchung zeigt (*Hoyt* und *Shokler*, 1960).

Von 44 Patienten mit azetonämischem Erbrechen wurden 38 2–14 Jahre nach der ersten Untersuchung nachuntersucht, es hatten sich keine nachweisbaren organischen Läsionen entwickelt. Residualsymptome wurden wie folgt angegeben:

Rezidivierendes Erbrechen	8	(7 mit einer Katamnese von unter 5 Jahren)
Rezidivierende Kopfschmerzen	9	
Krankhaft empfundene Magen-Darm-Symptome	14	
Allergische Krankheiten	2	
Krampfkrankheiten	1	

Die Autoren schließen daraus, daß das azetonämische Erbrechen meist vor der Pubertät aufhört. Dies bezieht sich aber nur auf das Symptom »Erbrechen«, hingegen läßt der hohe Prozentsatz andere körperliche Symptome bei diesen Patienten annehmen, daß die zugrundeliegende Störung weiterbesteht und eventuell im späteren Leben weitere Symptome bewirkt. In einer Studie von *Hammond* wurden 12 Kinder mit zyklischem Erbrechen als Erwachsene nachuntersucht. Sie waren organisch gesund, 8 aber litten an Migräne.

Das periodische Syndrom[5]

Die Entwicklung des Begriffs der periodischen Störungen hat eine instruktive Geschichte. In *Commentarii de morborum historia et curatione* (1802) hatte der große Kliniker *Heberden* geschrieben: »Neben den Schmerzen, die konstant bestehen oder zu gewissen Zeiten wüten, gibt es andere, die regelmäßig intermittierend auftreten.« Dann publizierte 1882 *Samuel Gee* eine bewundernswert kurze und genaue Beschreibung von *anfallsweisem, rezidivierendem Erbrechen*, wobei er erwähnte, daß manchmal Bauchschmerzen das Erbrechen überschatten können und daß manchmal auch eine Tendenz zu Fieber bestehe. In einer wichtigen Arbeit über *die Gruppe der periodischen Krankheiten im Kindesalter* lenkten *Wyllie* und *Schlesinger* (1933) die Aufmerksamkeit auf die charakteristische Kombination von rezidivierendem Erbrechen, Bauchweh, Fieber und Kopfweh und stellten die Hypothese auf, daß diesen vier Störungen eine gemeinsame Ursache zugrundeliege. Diese Idee wurde weiterentwickelt, als *Mac Keith* und *O'Neill* 1951 zeigen konnten, daß in einer nicht ausgewählten Gruppe von Kindern mit Bauchschmerzen die Beschwerden in den meisten Fällen durch emotionalen Streß ausgelöst wurden. Eine weitere Bestätigung erfolgte durch den Nachweis, daß emotionaler Streß auch die hauptsächlichste Ursache von rezidivierenden Gliederschmerzen darstellt (*Naish* und *Apley*, 1951), oft verbunden mit rezidivierendem Erbrechen, Bauchweh, Fieber und Kopfweh; also eine Pentalogie von Symptomen.

---

[5] Im Wort »periodisch« kommt »Regelmäßigkeit« zum Ausdruck, die für die Gruppe der hier beschriebenen Zustände nicht zutrifft. »Rezidivierend« wäre genauer als »periodisch« oder »zyklisch«. Die Bezeichnung »periodisches Syndrom« ist allgemein gebräuchlich und wird daher auch hier verwendet.

Die häufige Kombination der Komponenten des Syndroms kann vielleicht am besten illustriert werden durch Studien, die ihr Interesse auf eines der Symptome konzentriert haben. Beim azetonämischen Erbrechen besteht während der Attakken oft Fieber, Kopfweh und Bauchweh. Bei Kindern mit Bauchweh treten oft Erbrechen und Kopfweh auf, seltener Fieber und Gliederschmerzen. Bei Kindern mit Migräne gehen die Anfälle oft mit Schwindel, Erbrechen und Bauchschmerzen einher.

Beim periodischen Syndrom kann jedes der Symptome vorherrschen. Jeder Patient zeigt ein für ihn charakteristisches, gleichbleibendes klinisches Verhaltensmuster der Attacken, aber nur während einer bestimmten Zeit; im Verlauf einer längeren Zeitspanne kann eine Änderung im Muster auftreten. So haben Schmerzanfälle die Tendenz zurückzutreten, wenn das Kind älter wird. Das Erbrechen wird durch andere Symptome abgelöst. Die Auswechselbarkeit der Symptome und die Veränderung des Musters mit zunehmendem Alter sind sichtbar bei den im Kap. 5 zusammengefaßten Fällen. In einer faszinierenden Diskussion über Erwachsene mit »Migräne-Äquivalenten: Reisekrankheit, azetonämisches Erbrechen, Attacken von anders nicht erklärbarem Bauchschmerz« hat *Graham* (1956) gezeigt, daß diese vermeintlich selbständigen Krankheitsbilder mit solcher Häufigkeit als Ersatz von Migräneanfällen auftreten, oder als scheinbar spezifische Krankheiten in der Kindheit von späteren Migränepatienten erscheinen, so daß sich daraus ihre nahe Verwandtschaft ergibt.

So sind wir dazu gekommen, die verschiedenen Symptome des periodischen Syndroms als eine Symptomgruppe mit einem gemeinsamen Hintergrund von emotionellen Störungen aufzufassen. In verschiedenen Abschnitten dieses Spektrums, ebenso deutlich hervortretend wie die Spektralfarben, können bestimmte Reaktionstypen erkannt und etikettiert werden. Aber von einem zu anderen bestehen fließende Übergänge. *Sie erscheinen als Ausdruck einer Verhaltensweise gegenüber Streß, die oft ein familiäres Muster zeigt.*

Bei dieser Betrachtungsweise wird das Pseudo-Problem der terminologischen Streitigkeiten zwischen *Acidose*, zyklischem Erbrechen, Bauch-Epilepsie, abdomineller Migräne u.a. vermieden; Acidose ist nicht eine Diagnose und im vorliegenden Zusammenhang ganz einfach unrichtig. Der Terminus Acidose sollte reserviert werden für die seltenen Krankheiten, bei denen eine Vermehrung von Säuren oder eine Verminderung von Basen im Körper vorliegt. *Zyklisches Erbrechen* ist ein zu beschränkter Begriff, obwohl er den Vorteil hat, die Ursache der Störung völlig offenzulassen. Abdominale *Epilepsie* bedeutet das Vorhandensein einer Krankheit mit schwerwiegenden Folgen; die Diagnose an sich kann beim Kind, bei seiner Familie und seiner Umgebung ungünstige Reaktionen provozieren und sollte deshalb nicht leichthin gestellt werden. Es gibt wohl Zusammenhänge zwischen Epilepsie und bestimmten körperlichen Symptomen. Nur selten aber finden wir einen überzeugenden Beweis für eine Epilepsie bei den hier beschriebenen rezidivierenden Störungen. Es muß auch daran erinnert werden, daß bei epileptischen Kindern emotionale Störungen häufiger sind und daß diese mit körperlichen Symptomen gekoppelt sein könnten. Der Ausdruck *abdominale Mi-*

gräne ist widersprüchlich, denn das Wort Migräne[6] leitet sich vom Kopf ab. Und auch Ergotamin hat keine Wirkung auf rezidivierende Bauchschmerzen.

Organische Ursachen

Einige organische Ursachen der einzelnen Komponenten des Syndroms wurden in diesem und im vorhergehenden Kapitel schon diskutiert. Mag sein, daß einige seltene Stoffwechselstörungen unerkannt bleiben. Trotzdem ist es schwierig, sich dauernd bestehende organische Ursachen auszudenken, welche die vielen Störungen des periodischen Syndroms während Jahren verursachen könnten, ohne klar erkennbar zu werden. Klinische Untersuchungen während und zwischen den Attacken und die weiteren Untersuchungen, die schon beschrieben wurden, sollten rasch dazu führen, die verschiedenen Möglichkeiten organischer Krankheiten zu diagnostizieren oder auszuschließen.

Durch emotionalen Streß bedingte Störungen

Die diagnostischen Kriterien zur Erkennung des periodischen Syndroms als Reaktion auf emotionalen Streß sind: das Fehlen von nachweisbaren organischen Krankheiten; positive Hinweise auf emotionale Störungen mit einem zeitlichen Zusammenhang zwischen den Attacken und den Phasen von emotionalem Streß; eventuell der günstige Effekt beim Nachlassen von emotionaler Spannung. Für die Diagnose ist es wichtig, sich zu merken, daß in einer großen Zahl der Fälle eine ähnliche Anamnese von Attacken und von nervösen Störungen in der Familie des betroffenen Kindes vorkommt.

Zweifelhafte Fälle

Es ist selten, daß nach einigen wenigen Attacken noch Zweifel über die Diagnose bestehen. In diesen Fällen ist es vorteilhafter, den emotionalen Hintergrund des Kindes, der Familie und der Schule sowie die sozialen Umstände abzuklären und zu beobachten, welcher Erfolg bei Beratung eintritt, verbunden mit möglichster Ausschaltung der schädlichen Umwelteinflüsse – anstatt eine große Zahl von körperlichen Untersuchungen immer wieder durchzuführen.

Behandlung

Wird eine organische Ursache gefunden, dann ist die Behandlung meist ganz klar. Ob nun der Anlaß ein organischer oder nicht organischer ist, die Behandlung

---

[6] Migräne (migraine) ist aus dem Französischen: Hemikrania (Schmerz in einer Kopfhälfte. Die erste Silbe wurde fallen gelassen: micrania (latinisiert) und schließlich Migraine.

wendet sich nicht ans Symptom – sie wendet sich an die Person mit dem Symptom. Der Arzt soll nicht allein Interesse zeigen für die gegenwärtigen Beschwerden oder das Abdomen, nicht allein an Röntgenbildern oder Laborbefunden, sondern auch am Kind. Das schließt Management mit ein und beschränkt sich nicht auf Behandlung im engeren Sinn. Es beginnt mit den ersten Wörtern zwischen Patienten und Arzt bei der ersten Konsultation. Hat man eine organische Krankheit einigermaßen sicher ausgeschlossen, dann sollte man die Eltern und den Patienten nicht in einem diagnostischen Vakuum belassen mit der Feststellung, daß dem Kind »nichts fehlt«. Erstens muß man ihnen erklären, wie und wofür man eine organische Krankheit ausschließen konnte. *Keine Beruhigung ohne Erklärung* sei eine nützliche Regel, um Vertrauen herzustellen, ob Eltern und Kind nun eher eine unbestimmte Angst haben oder eine bestimmte Krankheit fürchten. Zweitens hilft es immer, wenn man Eltern und Kind dazu bringt, »Dampf abzulassen« und damit die innere Spannung zu lösen. Drittens sollte eine lebensnahe unmittelbare Führung geboten werden, um gefährdende Umstände in der Umgebung des Kindes abzuändern. Das Ziel ist wohl, die Schmerzen zu verringern, aber auch darüber hinaus viel mehr zu tun; dem Kind und der Familie zu helfen, eine elastischere und robustere Einstellung gegenüber den Entwicklungsproblemen zu finden.

Die Behandlung mit Medikamenten wurde hier nicht besprochen. Die Drogentherapie ist bestenfalls oberflächlicher Natur, denn sie ist auf ein Symptom ausgerichtet und die Medikamenteneinnahme verschleiert auch oft die zugrundeliegende Ursache. *Osler* klagte einmal über diejenigen, die zu ihm kämen »nicht um Weisheit zu suchen, sondern die Kunst, mit Medikamenten zu bezaubern.«

Weitere Ausführungen über Behandlung finden Sie im Kap. 24.

7. Enuresis und andere Miktionsstörungen

Definition – Epidemiologie und Milieu – Mögliche Ursachen – Organische Ursachen und Harnwegsinfekte – Physiologie der Blasenbeherrschung – Behandlung – Enuresis diurna – Vorbeugung der Enuresis – Reizblase und Pollakisurie.

Nässen ist quälend, ärgerlich und peinlich für die Mutter wie für das Kind. Das Problem ist häufig aber nicht leicht zu lösen. In der bewußten oder unbewußten Empfindung seiner Unzulänglichkeit fertigt der Arzt Mutter und Kind mit genug Tabletten ab, um sie für zwei oder drei Monate los zu werden. Betrachtet er das Problem mehr ganzheitlich, um Tatsachen zu finden, die eine Beratung und begleitende Behandlungen wirksamer machen, dann kann er viel mehr helfen.

Definition

Diskussionen über Enuresis haben nicht immer zum Ausdruck gebracht, ob der Referent die Enuresis diurna oder nocturna meint. Spricht er von Bettnässen, dann bleibt er uns oft die Mitteilung schuldig, ob das Kind noch niemals eine Nacht trocken geblieben ist (primäre Enuresis nocturna) oder ob es nach einer längeren Periode trockener Nächte wieder mit dem nächtlichen Einnässen begonnen hat (sekundäre Enuresis). Die Definition muß die Entwicklungsgeschichte der Blasenkontrolle in Betracht ziehen. Die große Mehrzahl der Säuglinge näßt im Wachen oder im Schlafen, daher ist ein Einnässen bei Tag und bei Nacht für sie etwas durchaus Normales. Die große Mehrzahl der Kinder über vier Jahren hat die Blasenkontrolle bei Tag und bei Nacht erlangt, daher ist das Einnässen bei Tag und bei Nacht für sie unüblich und wird als pathologisch angesehen. Der wesentliche Unterschied ist, daß bei Säuglingen die Entwicklung der Kontrollmechanismen für die Blase unvollständig ist. Der fortwährend gebildete Urin wird eine Zeitlang zurückgehalten und automatisch in Intervallen entleert. Die für die kortikale Blasenkontrolle zuständigen Bahnen des Zentralnervensystems sind noch nicht gereift. Die Reifung dieser Bahnen ist angeboren und genetisch determiniert. Eine relativ frühzeitige oder späte Reifung ist wahrscheinlich familiär verschieden.

Die herkömmliche Unterteilung von bettnässenden Kindern in solche, die seit jeher ins Bett machen (persistierende oder primäre Enuresis) und solche, die später damit begonnen haben (erworbene sekundäre Enuresis) bedarf einer Änderung. Die große Mehrzahl aller wegen Bettnässen in Behandlung kommenden Kinder gehören weder zur einen noch zur anderen Kategorie. *Miller* u. Mitarb., (1960) berichteten, daß unter den von ihnen untersuchten Bettnässern 99% schon einmal trockene Nächte hatten, oft auch Perioden des Nichtnässens von neun Monaten. Die Mutter sagt: »Er hat sein ganzes Leben nachts ins Bett gemacht«, setzt aber fort, daß das Kind manche Nächte trocken blieb, ja sogar Perioden von Wochen. Der Pädiater sagt dann ermutigend: »Das ist gut, das bedeutet, die Wasserwerke arbeiten normal«. Nach der Terminologie oder Physiologie bringt er damit zum Ausdruck, daß sich die Reifung der neurologischen Mechanismen für die nächtliche Blasenkontrolle bereits vollzogen hat.

Eine bessere Klassifikation des Bettnässens wäre die folgende:

a) *persistierende* oder primäre Enuresis, wo das Kind jede Nacht seines Lebens bisher naß war,
b) *intermittierende Enuresis* mit trockenen und nassen Nächten in der Anamnese,
c) *erworbene* oder sekundäre Enuresis, ein Rückfall ist eine intermittierende Form, nachdem das Kind schon eine längere Zeit über die nächtliche Blasenkontrolle verfügte. Die Länge dieser Periode wird gewöhnlich willkürlich mit 12 Monaten festgesetzt.

Unsere Definition der Enuresis ist demnach die folgende: Enuresis bedeutet Entleeren von Urin an unpassenden Orten einmal monatlich oder häufiger, bei einem Menschen, der keine Krankheit des Nervensystems oder des Urogenitalsystems hat und sich in einem Alter befindet, in dem die Blasenbeherrschung bei Tag und bei Nacht bei den meisten Kindern entwickelt ist (wir nehmen hierfür das Alter von vier oder fünf Jahren an). Wir unterscheiden eine Enuresis diurna und nocturna sowie eine primäre, intermittierende und erworbene (sekundäre) Form.

Enuresis ist ein Symptom. Wahrscheinlich ist sie eine unspezifische Antwort auf verschiedene Ursachen, endogene und auslösende. Oft sind mehrere Faktoren kombiniert. Die besten Ergebnisse werden erreicht, wenn sich die Behandlung mit vielen Aspekten beim Kind und bei der Familie auseinandersetzt.

Epidemiologie und Milieu der Enuresis nocturna

Die Häufigkeit der Enuresis differiert von Land zu Land. Australien und die Vereinigten Staaten melden ein häufigeres Vorkommen als Großbritannien und die skandinavischen Länder. Die meisten der größeren Untersuchungen stammen aus Europa und Nordamerika (*De Jonge* 1973).

Im Alter von fünf Jahren nässen 10–15% aller Kinder mindestens einmal im Monat ins Bett. Die meisten unter ihnen mehrmals in der Woche. Mit 10 Jahren sind es noch 7%, mit 15 Jahren nur noch 1%. Bettnässen findet sich häufiger bei erstgeborenen Kindern, in niedrigeren sozialen Klassen und bei Kindern, die in den ersten vier Lebensjahren einer sozialen oder psychischen Schädigung ausgesetzt waren (*Douglas* 1973). Bis zum Alter von 11 Jahren finden wir Bettnässer bei Knaben ungefähr zweimal so häufig als bei Mädchen. Nach diesem Alter gleicht sich der Geschlechtsunterschied allmählich aus. 80% der Bettnässer sind persistierende oder intermittierende Fälle, 20% erworbene.

Die Entwicklung der Blasenbeherrschung

Die Blase des Kleinkindes entleert sich, sobald sie durch Urin gedehnt wird. Das Kind erlangt selten die Blasenbeherrschung, bevor es gehen kann. Vorher ist es nicht imstande, den Topf zu erreichen und es lernt dafür fleißig andere Fähigkeiten, Gehen und Sprechen. Im Alter von 18 Monaten teilt das Kind bei Tag der Mutter mit, daß es seine Blase entleeren muß, aber es wartet noch nicht. Etwas später ist es imstande, den Impuls zum Urinieren unter seine Kontrolle zu bringen, anfangs nur für eine kurze Zeit, allmählich auch für längere Perioden.

Üben und Belohnungen können für das Sauberwerden bei Tag recht unmittelbar eingesetzt werden, um das erstrebte Ziel zu erreichen. So dürfen wir erwarten, daß die Kontrolle der Blasenfunktion bei Tag früher beherrscht wird als bei Nacht und daß sie meist auch stabiler ist. Die beiden Funktionen sind aufeinander abgestimmt, aber nicht sehr eng.

Um sauber zu werden, muß das Kind den für die Beherrschung der Retention und Miktion nötigen Mechanismus besitzen und den Wunsch haben, die Funktion zu erlernen. Bei verschiedenen Kindern gelangt diese Entwicklung zu verschiedenen Altersstufen zur Wirkung, meist um 2½–3 Jahre herum, ebenso wie die Funktion des Gehens im Alter zwischen 10 und 20 Monaten reif wird. Sie scheint eine veranlagte Fähigkeit zu sein, die sich ohne äußere Anleitung aus sich heraus entwickelt. Vögel verschmutzen nicht ihr Nest und Löwen nicht ihre Höhle. Schweine haben in ihrem Stall einen eigenen Platz für die Ausscheidungen. So haben auch die Menschen einen natürlichen Instinkt, sich ihrer Exkremente in wirksamer und sauberer Weise zu entledigen.

Trotz einiger Unterschiede zwischen sozialen Klassen wird das Kind in unserer Kultur durch Vorbild und Vorschrift unterwiesen: es erfährt, daß man von ihm erwartet, ebenso wie die Eltern, die älteren Geschwister und wie brave Kinder, sauber zu sein. Hinzu tritt seine eigene Freude beim Erwerben einer neuen Fähigkeit. Hinzu kommt nun, daß Eltern mehr aktive Maßnahmen ergreifen, um Trockenheit bei Tag zu erreichen. Daß zwei Personen wechselseitig in diesem Üben miteinbezogen sind, ergibt sich auch aus dem Schlagwort »das töpfende Paar«. Die Mutter gibt und das Kind empfängt Lob (oder Liebe), wenn der Sprößling so freundlich ist, ihr Unannehmlichkeiten zu ersparen. Sie zieht aber ihr Lob zurück und das Kind ist darüber bestürzt, wenn es Urin gelassen hat in einer Weise, die der Mutter Unbequemlichkeiten bringt. Die Mutter wird zur Person, für die das Kind trocken zu sein hat. Die Sauberkeitserziehung wird von der Mutter auf verschiedene Weise und mit unterschiedlichem Nachdruck erteilt. Das hängt mit Erinnerungen zusammen, wie sie selbst zur Sauberkeit erzogen wurde, sowie mit ihrer Einstellung über die Wichtigkeit des Rein-werdens in einem bestimmten Alter. Auch der Gehorsam des Kindes spielt eine Rolle. Daneben haben noch andere Faktoren Einfluß auf das Sauberwerden, z. B. das Arrangement der Reinlichkeitserziehung, die Reaktion des Kindes darauf, interkurrente Erkrankungen, die Geburt eines Geschwisters, die gesamte Atmosphäre daheim. Einige Formen eines übereifrigen Übens können einen ersten Erfolg beschleunigen, aber es ist keineswegs sicher, daß solche Methoden auch ein Sauberbleiben auf die Dauer erreichen. Eher scheinen sie eine spätere Enuresis zu provozieren.

Die Kinder kann man, kurz zusammengefaßt, in zwei große Gruppen teilen. Ungefähr neun Zehntel werden nachts trocken im Alter zwischen 1½ und 4½ Jahren, gewöhnlich während des dritten Lebensjahres. Das restliche Zehntel wird trocken zu irgendeinem Zeitpunkt später – die Bettnässer.

Einige Ursachen der Enuresis nocturna

Haben Kinder seit der Geburt jede Nacht ins Bett genäßt, dann ist der Mechanismus der Blasenkontrolle noch nicht genügend gereift. Diese Verzögerung kann erblich bedingt sein. Bettnässen ist ein familiäres Leiden, das man bei einem hohen Prozentsatz der Eltern und der Geschwister der Patienten findet. Das Auftreten bei anderen Familienmitgliedern steht in einem unmittelbaren Verhältnis zum Verwandtschaftsgrad. Bei monozygoten Zwillingen ist die Konkordanz doppelt so hoch als bei dizygoten. Häufiges Harnlassen bei Tag steht in einem direkten Zusammenhang mit Bettnässen. Das enuretische Kind hat eine geringere funktionelle Blasenkapazität bei Tag. Die Blase ist funktionell, nicht aber strukturell kleiner. Trotz der zahlreichen urologischen Untersuchungen, denen man enuretische Kinder unterworfen hat, hat man bisher keine andere typische Anomalie des Urogenitaltraktes finden können.

Eine fehlgeschlagene Reinlichkeitserziehung hat man oft als Ursache des Nässens angeschuldigt. Aber *Mowrer* (1950) und andere Autoren haben bewiesen, daß das Fehlen solcher Bemühungen weder Tiere noch Menschen dazu gebracht haben, im Schlaf zu urinieren. Allerdings erhöht eine in den beiden ersten Jahren vorgenommene Sauberkeitserziehung unter Druck und Zwang die Wahrscheinlichkeit zu späterem Bettnässen.

Streß und Angst können die Folge einer Enuresis sein. Sie können sie aber auch verursachen. Belastende Ereignisse im zweiten und dritten Lebensjahr nehmen einen Einfluß auf das Sauberwerden bei Nacht. Die Häufigkeit einer mißglückten Reinlichkeitserziehung steht mit der Schwere wie auch mit der Häufigkeit von Streßeinwirkungen in Zusammenhang (*Douglas* 1973). Trennung von der Mutter, langer Krankenhausaufenthalt und Brüchigkeit der Familie stellen für später eine Belastung für die Persistenz oder das Wiederauftreten von Bettnässen dar. Es scheint, daß Belastungen während der sensitiven Phase für die Blasenkontrolle bei Nacht – etwa zwischen 2½ und 3½ Jahren – die Funktion des Sauberwerdens beeinträchtigen. Das optimale Alter zum Sauberwerden ist versäumt und wenn dann der Streß auch vorüber ist, das Symptom der Enuresis bleibt bestehen. (*Mac Keith* u. a. 1973). Wenn es lange genug persistiert, dann kann es von sich aus genügend

Angst erzeugen, um die familiäre Situation derart zu verwandeln, daß es für das Kind schwierig bleibt, die Blasenkontrolle zu gewinnen. Das Symptom ist geblieben, die Ursache ist vorüber.

Die meisten Bettnässer sind psychisch unauffällig. Allerdings gibt es genügend Hinweise aus kontrollierten Studien unselektierter Bevölkerungsgruppen, daß in allen Altersstufen ein Zusammenhang besteht zwischen emotionalen Störungen und Enuresis. Das zeigt sich besonders deutlich bei Mädchen. Es ist schwer zu unterscheiden zwischen seelischen Störungen, die eine Enuresis bewirken und solchen, die durch sie hervorgerufen werden.

Eltern heben oft hervor, daß ihr Kind sehr tief schläft. Hinsichtlich der Weckbarkeit von Bettnässern gibt es unterschiedliche Auffassungen. Einerseits wird behauptet, Bettnässen könne zu jeder Zeit des Schlafes vorkommen, außer in der Phase 1, dem REM-Schlaf. Darüber werden sich alle wundern, die sich an Miktionsträume erinnern, die mit einem nassen Bett ein Ende finden.

Organische Ursachen der Enuresis, Harnwegsinfekte

Polyurie macht Bettnässen wahrscheinlicher. Manche Erwachsene nässen ins Bett, wenn sie zuviel Bier getrunken haben. Die Polyurie bei Diabetes oder bei renaler Insuffizienz kann primär als Enuresis vorgestellt werden. Bettnässen, Pollakisurie und Harndrang können Symptome eines Harnwegsinfektes sein. Enuresis war das führende Symptom bei 15% von Kindern aus einer Studie über Entzündungen des Harntrakts (*Stansfield* 1973) und kommt sogar noch häufiger bei Schulkindern mit symptomfreier Bakteriurie vor (*Meadow* u. Mitarb. 1969). Umgekehrt weisen Bettnässer einen höheren Befall von Harnwegsinfekten auf als Kinder, die nachts trocken sind. Bei einem Mädchen, das mit mehr als fünf Jahren noch ins Bett näßt, beträgt die Wahrscheinlichkeit einer infektiösen Erkrankung der Harnwege 5% (*Dodge* u. a. 1970), bei Enuresis diurna et nocturna steigt diese Zahl bei Schulmädchen auf 50% (*Berg* u. Mitarb. 1977). Obwohl eine Infektion Enuresis hervorrufen kann ist es ebensogut möglich, daß Enuresis, verbunden mit ständig feuchtem Perineum bei vielen Mädchen zu einem aufsteigenden Infekt Anlaß gibt. Tritt Bettnässen zusammen mit einem Harninfekt auf, dann bringt dessen erfolgreiche Behandlung ca. einem Drittel der Kinder Heilung (*Stansfield* 1973).

Es soll uns daher eine Regel sein, jedes Kind mit Enuresis oder einer anderen Miktionsstörung auf Harninfekte zu untersuchen, d.h. die Gewinnung einer reinen, frischen Probe von Urin (Mittelstrahl), unmittelbar darauf mikroskopische Untersuchung und Kultur. Die verschiedenen Stix-Proben sind unverläßliche Indikatoren für einen Harnwegsinfekt.

Bei sekundärer Enuresis muß man eher an eine organische oder schwere psychogene Ursache denken als bei primärer. Setzt eine Enuresis nach dem Alter von 10 Jahren ein, dann muß man in solchen seltenen Fällen unbedingt an eine organische oder psychische Krankheit denken (*Oppel* u. Mitarb. 1968).

Der Verlauf unbehandelter Enuresis nocturna

Längsschnittuntersuchungen von Bettnässern, die keine spezielle Behandlung erhielten, zeigen eine Spontanheilungsrate, die mit dem Alter ansteigt. Sie liegt zwischen fünf und neun Jahren bei 14% und zwischen 10 und 19 Jahren bei 16% (*De Jonge* 1973, *Forsythe* u. *Redmond* 1974).

Behandlung

Die Behandlung des Bettnässens stellt eine interessante und lohnende Aufgabe dar. Es gibt nur wenige Zustände, die derart viel Aufregung für lange Zeit in die Familie bringen und die gleichzeitig eine bemerkenswerte Spontanheilungsrate aufweisen und noch deutlich höhere Heilungschancen, wenn mit Engagement behandelt wird.

Die meisten Kinder, die uns wegen Bettnässen vorgestellt werden, sind weder organisch noch psychisch krank. Allerdings, die *Vorgeschichte und die Untersuchung* müssen das erst ausschließen. Eine genaue Vorgeschichte und Untersuchung haben eine wichtige therapeutische Wirkung auf das Kind und die Familie. Die Anamnese kann Hinweise auf die Ursachen des Nässens geben – z.B. die Familiarität des Nässens, verzögerte Entwicklungstermine, schlechte sozioökonomische Verhältnisse, z.B. Fehlen eines Klosetts in der Wohnung oder psychische Belastungen in der früheren Kindheit. Eine genaue Anamnese über das Einnässen ist sehr wichtig. Sorgfältiges Fragen bringt z.B. zutage, daß ein Kind, das »immer« naß ist, gelegentlich doch eine Nacht trocken bleibt. Das bedeutet, daß ihm Trockenbleiben möglich ist (daß also kein »Loch im Rohr« ist!). Eine häufige, schmerzhafte oder verlangsamte Harnentleerung kann einen Hinweis geben auf Mißbildungen im Harntrakt. Neurologische Ursachen der Inkontinenz ziehen auch meist die Darmfunktion in Mitleidenschaft und lassen noch andere neurologische Symptome erkennen.

Auch ist es wichtig, genau herauszufinden, was passiert, wenn das Kind ins Bett macht. Wer weckt es, wer macht das Bett, wer kommt mit ihm überkreuz oder regt sich auf, wer nimmt danach eine strafende oder eher gleichgültige Haltung ein? Man soll auch wissen, warum die Eltern gerade zu diesem besonderen Zeitpunkt ärztliche Hilfe suchen. Haben sie Sorge wegen einer bestimmten Krankheit oder soll das Kind rasch sauber werden, weil es auf ein Ferienlager soll? Auch ist es wichtig zu prüfen, ob es nicht einen außergewöhnlichen ungünstigen Faktor gibt, der die Persistenz des Bettnässens verursacht.

> 2 Kinder eines Kollegen, neun und sieben Jahre alt, hatten immer das Bett naß. Bei der ersten Untersuchung stellte sich heraus, daß sie wegen des Nässens nachts Windeln trugen. Das Weglassen der Windeln hatte eine unmittelbare günstige Wirkung.

Die somatische Untersuchung bringt mit hoher Wahrscheinlichkeit keinen abnormen Befund zutage, wenn nicht die Vorgeschichte Hinweise auf eine Krankheit oder einen größeren organischen Fehler ergibt. Aber die Untersuchung hat einen therapeutischen Effekt und beruhigt alle Teile.

Obligatorisch ist einzig die Harn*untersuchung* auf Infekte und eine Streifenprobe auf Eiweiß, Zucker und Blut. Die Röntgenaufnahme der Wirbelsäule bringt nichts, außer es gibt noch andere neurologische Symptome oder Zeichen. Im allgemeinen kann man auf ein intravenöses Urogramm und auf eine Miktionscystourethrographie verzichten.

Da eine sekundäre Enuresis nach dem 10. Lebensjahr selten ist, wird man für diese kleine Gruppe eine detailliertere Untersuchung vornehmen als für die übrigen.

Die *Therapie* umfaßt eine Anzahl allgemeiner und spezifischer Maßnahmen. Die wichtigste unter den allgemeinen ist ein mitfühlender und hilfsbereiter Arzt. Er muß Interesse und persönliches Engagement zeigen, die unheilvolle häusliche Spannung zu beruhigen suchen und dann in aller Ruhe seine Behandlungsvorschläge unterbreiten. Mit Mutter und Kind soll getrennt gesprochen werden, um die unbedingt nötige Gelegenheit für die Aussprache zu schaffen, um zu überzeugen und zu ermutigen. Die Einstellung der Eltern muß eine der wesentlichen emotionellen Hilfen für das Kind sein (Meadow 1973), das zur Überzeugung kommen soll, daß die Eltern auf gute Behandlungserfolge vertrauen. Zuviel Druck und Angst bilden ein Hindernis für ein günstiges Ergebnis. Der 12jährige Knabe, der unter Tränen gestand, »Die Mutti sagt, sie steckt ihren Kopf in den Gasofen, wenn es mir noch einmal passiert«, hatte durch diese Drohung keine Chance auf sofortige Heilung und schlug allen Ernstes vor, als einzigen Ausweg selbst den Kopf in den Gasofen zu stecken.

Die therapeutischen Maßnahmen werden je nach Kind, Familie und Einstellung des Arztes variieren. Alle sollten darauf abzielen, das Kind aktiv in die Behandlung mit einzubeziehen, so daß es sich selbst heilen kann. Der Arzt soll ihm dabei behilflich sein. Es ist besser, sich auf ein paar Monate Intensivbehandlung einzustellen, als Jahre mit planloser und sporadischen Therapieversuchen zu verzetteln. Die folgenden Methoden finden verbreitete Anwendung:

Sternchenkarten: Die vom Kind nach trockenen Nächten auf die Behandlungskarte geklebten Sternchen verfolgen einen doppelten Zweck. Sie sind für den Arzt eine nützliche Information über den Fortschritt und sie halten das Kind aktiv. Den meisten jüngeren Kindern macht es Freude, bunte Sternchen auf eine Liste zu kleben. Ältere Kinder können für die Aufzeichnungen ihr Notizbuch verwenden. Man kann zumindest die Nettigkeit solcher Arbeit loben, wenn hinsichtlich des Trockenseins kein Anlaß hierfür besteht. Nach einer Erstaussprache mit dem Arzt und dem Überreichen der Sternchenkarte bleiben bereits bis zu 10% der Kinder trocken. Einige Ärzte nennen das »Placebo-Effekt«, andere »ärztliche Kunst«.

Blasentraining bei Tag: Es wird oft versucht und kann besonders bei jüngeren Kindern mit Pollakisurie erfolgreich sein. Der Mutter wird aufgetragen, das Kind am ersten Tag halbstündlich auf den Topf zu setzen, um die Entleerung der Blase sicherzustellen. Die Intervalle werden mit der Zeit um jeweils eine halbe Stunde verlängert, bis das Kind drei bis vier Stunden den Urin halten kann. Manche Kinder hören zu diesem Zeitpunkt mit dem Bettnässen auf.

Wecken und Aufheben: Wenn Eltern das Kind nachts auf den Topf setzen, wenn sie selbst zu Bett gehen, dann tragen sie zum Blasentraining des Kindes nicht bei. Nur wenige dieser Kinder werden ganz wach, sie entleeren ihre Blase praktisch im Schlaf. Aber die Mutter spart Zeit für den Wechsel des Bettzeugs bei Nacht und das Wäschewaschen bei Tag. Von *Belohnungen und Strafen* soll man vorsichtig Gebrauch machen. Das Kind soll sauber werden wollen und soll wissen, daß die Eltern das gleiche wünschen. Gibt es deswegen zu viele Spannungen, dann sind trockene Nächte nur schwer zu erreichen. Am besten, das Kind fühlt sich sicher in dem Bewußtsein, daß der Arzt und die Eltern ruhig und ermutigend darauf vertrauen, daß das Kind bald sauber sein wird, ohne Strafe oder Belohnung. Man muß auch sicher sein, daß es keinen indirekten Anreiz für das Kind gibt, Bettnässer zu bleiben.

Ein Sechsjähriger kam in Begleitung seiner sehr hübschen und anziehenden 26jährigen Mutter in die Sprechstunde. »Was geschieht ganz genau«, fragte der Arzt die Mutter, »wenn er hineinmacht?« »Ich geh in sein Zimmer, wechsle die Wäsche, reibe ihn ab und dann liegen wir noch eine Zeitlang beieinander und kuscheln uns zusammen«. Der Arzt bedauerte, nicht auch noch sechs zu sein.

Sehen wir von übermäßigen Trinkmengen am Abend ab, sind *Einschränkungen im Trinken* überflüssig und nutzlos.

Die beiden *spezifischen Hauptmaßnahmen* sind Medikamente und elektrische Weckgeräte.

Für die Behandlung des Bettnässens wurde eine große Zahl von Medikamenten verwendet, von den Stimulantien bis zu den Sedativa (*Blackwell* u. *Currah* 1973). Die Kurzzeitwirkungen während der Einnahme des Präparats wie auch die Langzeiteffekte verdienen eine Beurteilung. Die einzigen Medikamente, die sich Placebopräparaten überlegen zeigen, sind trizyklische Antidepressiva. Ihre Wirkungsweise bei Enuresis ist umstritten. Eine günstige Wirkung zeigt sich bei fast 50% der Kinder gewöhnlich schon in der ersten Behandlungswoche. Günstig sprechen vor allem Mädchen und schwere Fälle an. Hört man mit der Einnahme auf, gibt es viele Rückfälle. Einen Dauererfolg mit dem Präparat erreicht man in weniger als 25% der Fälle, die zunächst auf das Medikament trocken wurden. Diese Tatsache setzt seinem Gebrauch Grenzen. Wir persönlich verwenden es bei Kindern, bei denen andere Therapien versagt haben und die wegen wichtiger sozialer und familiärer Gründe dringend einen Behandlungserfolg brauchen. Die Dosis, die benötigt und vertragen wird, variiert beträchtlich. Kindern, die vor Mitternacht ins Bett machen, sollte das Präparat eher um 5 Uhr nachmittags gegeben werden als beim Schlafengehen. Die Anfangsdosis von Imipramin (Tofranil) kann für ein junges Kind 25 mg, bei Kindern über 8 Jahren 50 mg betragen. Die Dosis kann entsprechend der Verträglichkeit stufenweise um je 25 mg bis auf maximal 100 mg pro Tag erhöht werden. Die häufigste Ursache für ein Absetzen des Medikamentes ist das Auftreten von Stimmungsschwankungen und Schlafstörungen bei Erhöhung der Dosis. Wegen der Gefahr schwerer Vergiftungen bei irrtümlicher Einnahme zu großer Mengen trizyklischer Präparate lehnen einige pädiatrische Institutionen ihre Verwendung ab.

Elektrische Weckgeräte sind bei der Behandlung verdientermaßen populär, denn sie haben eine Wirkung. Wir finden sie unter verschiedenen Bezeichnungen, »Klingelmatte«, »Summer«, »Detektor«, »Verhaltenstherapie«. Ein Summerton weckt das Kind, sobald es einnäßt. Das Kind schläft auf einem gepolsterten Drahtnetz, das mit einem Alarmsummer in Verbindung steht. Der Mechanismus wird durch den entleerten Urin ausgelöst, der den Stromkreis schließt. Zuerst wacht das Kind beim Einnässen auf, aber nach einigen Wochen und nach 10–20maligem Wecken durch den Summer erwacht es entweder bereits vor dem Nässen oder muß nicht einmal mehr nachts die Blase entleeren. Das Gerät ist sehr nützlich bei Kindern über sieben Jahren. Mit Hilfe eines engagierten Arztes oder anderen Experten werden 75% der Kinder trocken. Bis zu 20% von ihnen können einen Rückfall erleben, reagieren aber rasch auf einen zweiten Versuch mit dem Summer. Die Technik des »Überlernens«, bei der dem Kind gleich nach ersten Erfolgen mit dem Summer abends sehr viel Flüssigkeit bewilligt wird, verhütet einen Teil der Rückfälle (*Young* u. *Morgan* 1972). Die elektrischen Weckgeräte stellen eine wichtige Behandlungsmethode dar. Um sie erfolgreich einzusetzen, muß der Instruktion des Kindes und der Familie in allen praktischen Details viel Aufmerksamkeit gewidmet werden. Das Kind soll z. B. keine Pyjamahosen tragen und die Alarmanlage muß außerhalb der Reichweite des Kindes plaziert sein, so daß das Kind aufstehen muß, um sie abzustellen. Häufig klagt die Mutter: »Er schläft so tief, der Summer macht ihn nicht wach«. Die Mutter wird dann angewiesen, sogleich ins Zimmer des Kindes zu gehen, sobald sie den Summer hört und es sanft wachzurütteln bis es selbst den Wecklaut hört und imstande ist, das Bett zu verlassen und das Gerät abzustellen. Manchmal ist es nötig, daß die Mutter ein paar Nächte beim Kind im Zimmer schläft, um es mit dem Umgang mit dem Gerät vertraut zu machen. Jede Person, die sich ein Gerät ausborgt und die Bedienung erlernen soll, muß die beiliegenden Gebrauchsanweisungen im Detail studieren (*Dische* 1973, *Meadow* 1977).

Enuresis diurna

Alleiniges Hosennässen ohne Bettnässen ist ungewöhnlich. Es ist allerdings nicht so selten, wie die spärliche Literatur darüber glauben macht. In einer großen Untersuchung von Enuresisfällen machten die Hosennässer ohne Bettnässen 10% aus (*Hallgren* 1956). Es handelt sich dabei meist um Mädchen, die daneben auch Verhaltensschwierigkeiten bereiten. Näßt das Kind nur bei Tag und jeweils nur dann, wenn die Mutter davon Notiz nehmen kann, dann ist es angebracht einen Kinderpsychiater aufzusuchen. Hosennässen verbunden mit Bettnässen ist viel häufiger. Rund 10% aller Bettnässer haben auch machmal bei Tag die Hose naß. Feuchte Hosen sind häufiger als Wasserlachen auf dem Fußboden. Trotzdem wird

Hosennässen als sozial unzulässig abgestempelt und hat daher Neckereien und Verstimmungen aber auch das Wechseln mehrerer Paare reiner Höschen am Tag zu Folge. Etwa die Hälfte der Mädchen mit kombinierter Enuresis nocturna und diurna haben einen Harnwegsinfekt und bei manchen wird durch dessen erfolgreiche Behandlung auch das Hosennässen »geheilt«. Kinder mit kombiniertem Bett- und Hosennässen leiden gewöhnlich bei Tag an starkem Harndrang. Urodynamische Studien zeigen bei ihnen im Vergleich zu Bettnässern pathologische Reaktionen. Die Kinder sind unfähig, die Blasenkontraktion willensmäßig zu unterdrücken (*Whiteside* u. *Arnold* 1975). Kinder, die bei Tag und Nacht nässen, zeigen in höherem Maß psychische Störungen als Bettnässer. Neurotische Symptome finden sich häufiger bei Mädchen, Verwahrlosungserscheinungen sowie Stuhlschmieren bei Knaben (*Berg* u. Mitarb. 1977). Die Behandlung schließt auch viele Methoden ein, die bei anderen Miktionsstörungen gebräuchlich sind – Besprechung der häuslichen Situation, mitfühlende Hilfe mit ihren Folgen, gründliche Beseitigung von Harnwegsinfekten und Blasentraining bei Pollakisurie und Reizblase. In allen Fällen lohnt es sich, die Behandlung des nächtlichen Nässens in der üblichen Weise anzugehen. Viele Kinder verlieren auch ihr Hosennässen, wenn die Behandlung des Bettnässens auf gut geplante konventionelle Weise Erfolg hat, z.B. mit Hilfe eines Weckgerätes.

Vorbeugung der Enuresis

Die *Blasenkontrolle bei Tag* setzt die Entwicklung bestimmter Fertigkeiten voraus wie Aufschub der Miktion, die Fähigkeit auf eigenen Füßen das Örtchen zu erreichen und dort die Hose herunterzulassen. Die Reifungsvorgänge für die Beherrschung der Blasenfunktion bei Tag kommen im zweiten Lebensjahr zum Abschluß. Das Halten des Urins wird durch die Reifung festgelegt. Die Hose herunterzulassen und mit dem Topf oder der Toilette umgehen zu können, baut sich auf Lernprozessen auf. *Brazelton* hatte beachtlichen Erfolg mit einer kindorientierten Methode der Sauberkeitserziehung. Er nimmt an, daß das Kind während des zweiten Lebensjahres mit dem Gehen- und Sprechenlernen voll in Anspruch genommen wird. Fühlt sich das Kind sicher in seinen Beziehungen zu den Eltern und will es ihnen Freude machen, dann wächst in ihm die Bereitschaft, die Beherrschung der Defäkation und Miktion bei Tag zu erlernen. Zu Ende des zweiten Lebensjahres haben sich die nötigen Reifungsfortschritte für die Blasen- und Darmkontrolle eingestellt, das Kind fühlt sich sicher, hat den Wunsch das zu tun, was die Menschen seiner Umwelt tun und fühlt den Ansporn, Selbstbeherrschung und einen gewissen Grad Selbständigkeit zu entwickeln. Als Folge davon hat Sauberkeitserziehung gute Aussichten auf Erfolg, sobald das Kind seinen zweiten Geburtstag erreicht hat.

Die Aussprachen mit den Eltern über Sauberkeitserziehung bei Tag werden schon vor dem ersten Geburtstag des Kindes aufgenommen, damit sie hinsichtlich der Beherrschung der Funktionen eine richtige Einstellung erhalten, und den Beginn ihrer Bemühungen auf die Zeit um den zweiten Geburtstag verlegen.

In diesem Alter erhält das Kind einen Kinderstuhl mit Töpfchen und lernt, bequem darauf zu sitzen. Es wird auf ihn gesetzt, wenn die Mutter glaubt, daß es einen Drang verspürt und merkt, wenn es seine Hose naß gemacht hat. Die Hose wird heruntergelassen. Das Kind wird aufgefordert, den Topf bei Bedarf zu benützen und gelobt, wenn es davon Gebrauch macht. Später erhält es Schlupfhosen und es wird ihm gezeigt, wie man sie herunterzieht. Während dieser Zeit wird es für jeden Erfolg belohnt, und es wird ihm klar gemacht, daß ihm ein »kleines Unglück« nicht als Böswilligkeit angekreidet wird, daß aber die Eltern überzeugt sind, es würde zu »seiner« richtigen Zeit sauber werden.

Die näheren Umstände jedes Systems zur Reinlichkeitserziehung sind weniger wichtig als die entspannte Atmosphäre dabei, die durch Aussprachen vor dem zweiten Geburtstag des Kindes erreicht werden soll. *Azrin* u. *Foxx* (1974) haben eine Methode der Sauberkeitserziehung für Kinder ab 2$^{1}/_{2}$ Jahren beschrieben, die in weniger als einem Tag Erfolg haben soll. Wir haben keine Erfahrung damit.

Sauberkeit bei Nacht kann erst erreicht werden, sobald sich die dafür nötigen Reifungsvorgänge im Zentralnervensystem vollzogen haben. Sauberkeit bei Tag muß nicht die Voraussetzung hierfür sein. *Douglas* (1973) hat nachgewiesen, daß emotionale Belastungen im zweiten und dritten Lebensjahr, besonders mehrfache, mit einer größeren Häufigkeit des Bettnässens von Fünfjährigen korrelieren. Psychischer Streß zur Zeit der Funktionsreifung scheint dem Sauberwerden bei Nacht ein hindernder Faktor zu sein. *Brazelton* (1962), der sein mehr oder weniger angstfreies System einer kindorientierten Sauberkeitserziehung übernahm, konnte mit der erstaunlichen Zahl von 98$^{1}/_{2}$% bei Nacht trockener Fünfjähriger aufwarten. Systeme mit gegensätzlicher Tendenz haben wahrscheinlich eine Bedeutung für die Genese des Bettnässens.

Die Reifung hat genetische Wurzeln. Tritt sie mit zwei Jahren ein und das Kind ist früh trocken, ist alles in Ordnung. Kommt sie allerdings relativ spät, wenn das Kind z.B. 3$^{1}/_{2}$ Jahre ist, dann mag die Mutter ihrem Dreijährigen gegenüber den Druck verstärken und damit Angst in ihm auslösen. Dieser ungünstige Umstand mag das Sauberwerden zu der für das Kind »richtigen« Zeit vereiteln. Gemeindeschwestern und Ärzte können viel dazu beitragen, geduldig wartende Mütter zu bestärken und dadurch einem späteren Bettnässen vorzubeugen.

Harndrang und Pollakisurie

Harndrang

Häufiger Harndrang ist oft die Ursache einer hohen Miktionsfrequenz, aber nicht immer. Beide sind für das junge Kleinkind normal. Es spürt die volle Blase ganz plötzlich und im letzten Augenblick. Dieser Zustand bleibt auch bei vielen normalen Kindern längere Zeit erhalten. Damit sie trocken bleiben, sollen sie urinieren, sobald sie den Drang spüren. Sie können ja nicht zurückhalten. Bei älteren Kindern sprechen wir von einem Harndrang-Syndrom und meinen damit etwas ähnliches wie die »Reizblase« oder das Urethral-Syndrom bei Erwachsenen (*Brooks* u. *Mander* 1972). Beide Symptome finden wir häufig bei Harnwegsinfekten, darum sollten alle Kinder mit diesen Symptomen darauf untersucht werden. Das Harndrang-Syndrom finden wir häufiger bei Mädchen, die meist zu einer früheren Zeit in der Miktion unauffällig und bereits normal entwickelt waren. Es ist häufig von Hosennässen begleitet, einer Harndrang-Inkontinenz. Hierfür besteht eine familiäre Disposition (*De Jonge* 1973). Zustände wie Harnwegsinfektionen können dem Syndrom vorausgehen, die meisten Kinder mit dem Harndrangsyndrom lassen aber weder eine Infektion noch eine nachweisbare organische Läsion als Ursache der Reizblase erkennen. Der Harndrang kommt ganz plötzlich, und viele Kinder versuchen dann die Miktion zu unterdrücken durch die Kombination einer Beckenbodenmuskelkontraktion mit äußerer Kompression des Perineums. Sie können einige dafür charakteristische Stellungen einnehmen, eine forcierte Adduktion der Oberschenkel, Stoßen mit den Füßen oder Platznehmen an der äußersten Ecke eines harten Sitzes. Das Syndrom läßt gewöhnlich im Alter von 10 Jahren nach (*De Jonge* 1973). Verschiedene Therapien wurden ohne überzeugenden Erfolg versucht. Wird der Zustand von einem Harnwegsinfekt begleitet, dann kann die Behandlung des Infekts Heilung bedeuten. Für den Rest – nämlich die Mehrzahl, die keinen Infekt haben – soll man mit Anteilnahme und Verständnis Eltern und Kinder über den Zustand aufzuklären versuchen. Für sie ist er eine lästige und »anrüchige« Sache. Zuviele Vorwürfe oder Bestrafungen verschlimmern die Angelegenheit noch mehr.

Pollakisurie

Die Anzahl der täglichen Blasenentleerungen verringert sich während der früheren Kinderjahre. Aber auch hier gibt es häufig individuelle Unterschiede, und wenn auch die meisten Fünfjährigen seltener als 10mal im Tag Harn lassen, gibt es viele unter ihnen, die häufiger urinieren müssen. Blasentraining kann Kindern mit Pollakisurie ebenso helfen wie Enuretikern.

Extreme Häufigkeit

Das plötzliche Einsetzen einer schweren Pollakisurie bei einem Kind soll uns veranlassen, nach einem Harnwegsinfekt oder anderen organischen Ursachen der Irritation des Harntraktes zu fahnden. Bei einigen Kindern findet sich kein organischer Befund. Das Kind ist gesund aber beginnt plötzlich, 30 und mehrmal im Tag Harn zu lassen. Während des Besuchs beim Arzt muß es mehrmals auf die Toilette, muß nachts immer wieder aus dem Bett, schläft oft sogar auf dem Topf oder in der Toilette ein. Solche Perioden werden gewöhnlich durch eine erkennbare Streßsituation ausgelöst. Das Symptom kann mehrere Wochen bestehen bleiben. Die Behandlung bemüht sich, entweder den Streß abzubauen oder das Kind an die Situation zu gewöhnen (*Ashes* u. *Mones* 1973). Wenn der Arzt auf den ersten Blick weder einen Harnwegsinfekt noch eine offensichtliche Streßeinwirkung finden kann, sollte das Kind dem Kinderarzt vorgestellt werden, der wahrscheinlich eine Röntgenuntersuchung des Harntrakts in die Wege leiten wird, um organische Erkrankungen auszuschließen, z. B. Steine.

An einem Frühlingsnachmittag begann *Jane*, die 3½jährige Tochter eines Ehepaares der Mittelklasse plötzlich wiederholt zu urinieren. Sie fühlte sich im übrigen wohl und verhielt sich normal, abgesehen vom ständigen Wunsch auf die Toilette zu gehen oder den Topf 6–20mal pro Stunde zu benützen. Der körperliche Befund war normal, ebenso der Urin. Mit Ausnahme einiger kleinerer finanzieller Schwierigkeiten schien es daheim keine Probleme zu geben. Die Ehe war glücklich und die Eltern dem Kind sehr zugetan. Die Pollakisurie hielt an und zwei Tage später wurde Jane anläßlich eines Krankenbesuches schlafend auf ihrem Topf angetroffen, den Körper an eine Bettseite gelehnt. Unter dem schützenden Gefühl der Sicherheit daheim konnte in dieser Nacht mehr über die Eltern und die Familie in Erfahrung gebracht werden. Die Mutter, eine hübsche, tätige Frau, trank zuviel. Sie versuchte damit aufzuhören, brachte aber nicht den Willen auf. Sie war zur Überzeugung gelangt, eine Alkoholikerin zu sein und wußte nicht, was sie nun anfangen sollte. Zwei Tage nachdem sich diese Meinung endgültig festgesetzt hatte, entschied sie sich, ärztliche Hilfe zu suchen. Diesen Nachmittag hatte sie Jane bei einer Nachbarin gelassen, die schon früher viele Male auf sie geschaut hatte. Während die Mutter dem Arzt ihren entscheidenden Besuch abstattete, kam es bei Jane zu einer exzessiven Häufung des Harnlassens. In der Folge wurden ärztlicher Rat und Hilfe für die Mutter organisiert. Janes Pollakisurie verschwand allmählich innerhalb von vier Wochen und trat nicht wieder auf.

Perineales Wundsein und Dysurie

Ein wundes Perineum kann infolge häufigen Nässens auftreten oder Zeichen einer Lokalinfektion sein. Die Vulvovaginitis, das »schmierige Perinealsyndrom« junger Mädchen, kommt sehr häufig vor. Unter den Ursachen stehen Unreinlichkeit und Schulinfektionen an der Spitze. Bei beiden Geschlechtern kann eine lokale Entzündung schmerzhafte Miktionen zu Folge haben. Wir finden sie noch häufiger als echte Harnwegsinfekte. Die Inspektion des Perineums ist daher in jedem Fall von Dysurie unumgänglich. Bei vielen Kindern bringen gewöhnliche Bäder mit oder ohne Desinfektionsmittel und danach sorgfältiges Abtrocknen die Heilung. Wir müssen uns auch darum kümmern, ob das Mädchen sein Gesäß ordentlich putzt. So manches Wundsein entsteht dadurch, daß das Kind nach Spreizung der Gesäßbacken die Reinigung von rückwärts nach vorne vornimmt.

8. Obstipation, Überlauf-Inkontinenz und Enkopresis

Beherrschung der Darmentleerung – Pathophysiologie der Obstipation – Analfissuren – Obstipation beim Säugling – Obstipation nach dem Säuglingsalter: Hirschsprungsche Krankheit, Skybala, emotionale Ursachen-Überlauf-Inkontinenz und Enkopresis

Obstipation

Der kürzere Oxford Dictionary definiert Obstipation als »Zustand, bei dem die Darmpassage verstopft ist oder zurückgehalten wird«. Ein neugieriger Schüler könnte fragen *zurückgehalten wodurch?*, aber viele Erwachsene akzeptieren Obstipation als primäre Störung. Von einem Kind, das Fieber und eine Anorexie hat und obstipert ist, sagen sie: »Es hat erhöhte Temperatur und schlechten Appetit, beides bedingt durch Obstipation«, während es doch wahrscheinlicher ist, daß das Kind eine Infektion hatte und daß die ausbleibende Darmentleerung die Folge der verminderten Nahrungsaufnahme ist. Die Frage »warum« wird zu häufig nicht gestellt, und deshalb ist die Behandlung der Obstipation zu oft nur symptomatisch und unwirksam.

Ärzte tun gut daran, sich zu erinnern, daß die Haltung der Laien davon abhängt, was die Fachleute eine oder mehrere Generationen früher glaubten und lehrten. Die angenehme Empfindung bei Defäkation, die durch Nachlassen der rektalen Spannung eintritt, begünstigt die durch die Reklame für Abführmittel unterstützte Vorstellung, daß die Defäkation gut und fehlender Stuhlgang schlecht ist. Die Folge davon ist, daß jede Mutter sich verpflichtet fühlt, dafür zu sorgen, daß ihr Kind normalen Stuhlgang hat. Dem Kind wird so die Vorstellung eingeprägt, daß regelmäßiger Stuhlgang gut sei und Stuhlverhaltung ihm schade und daß es brav sei, wenn es regelmäßigen Stuhl habe, und böse, wenn es ihn verhalte.

Ärzte wissen, daß eine energische symptomatische Behandlung der Defäkation selten nötig ist; aber sie sollten daran denken, daß das Kind, seine Lehrer oder seine Eltern bei Stuhlverhaltung sich Sorgen machen und nach einer Behandlung verlangen können. Ein Teil der Funktion des Arztes ist die eines Pädagogen; wenn er keine befriedigenden Erklärungen abgibt, kann sich die Angst des Patienten in einem psychosomatischen Symptom ausdrücken – oder der Patient wird zu einem anderen Arzt gehen.

Beherrschung der Darmentleerung

Damit eine Mutter ihr Kind an eine geregelte Darmentleerung gewöhnen kann, ist eine zwischenmenschliche Beziehung nötig, die ihren Ausdruck findet in der Bezeichnung »das töpfende Paar«, analog zum »stillenden Paar«. Der Erfolg des Trainings scheint im allgemeinen von der Erfahrung abzuhängen, daß das Kind bei Defäkation am richtigen Ort und zur richtigen Zeit die Sympathie und Liebe der Mutter gewinnt und daß es, wenn es in anderen Situationen den Stuhl nicht verhält, die Sympathie der Mutter verliert. Zudem wird sich das Kind im allgemeinen körperlich besser fühlen, wenn es sauber ist.

Für das Kind kann die Stuhlentleerung mit Freude, Angst, Schuldgefühlen oder mit dem Gefühl von Gehorsam verbunden sein, es kann beeindruckt sein durch die Menge des Stuhls, es kann beunruhigt sein, daß es etwas verliert, das von ihm kommt, oder es kann geängstigt werden durch den Lärm der Wasserspülung. Die Gewöhnung ist um so schwieriger, als man vom Kind erwartet, daß es lernt, daß das Absetzen des Kots in den Topf eine »gute Tat« ist und daß es damit der Mutter Freude macht; während das Objekt, das es mühevoll hervorbringt, um der Mutter zu gefallen, etwas »Schlechtes« ist, das mit Ekel betrachtet wird, nicht berührt werden darf und rasch fortgeworfen wird. Weil beim Erlernen der Beherrschung der Darmentleerung zwei Menschen beteiligt sind, ist es wahrscheinlich, daß emotionale Faktoren dabei eine Rolle spielen und daß es manchmal zu emotionalen Disharmonien kommt, die sich in körperlichen Symptomen ausdrücken können u. a. in Stuhlretention oder Inkontinenz.

Die Unabhängigkeitserklärung des Kleinkindes

Das Kleinkindalter ist eine Periode, während der das Kind hin- und herschwankt zwischen dem Wunsch, ein unselbständiger Säugling zu bleiben, und dem Bestreben, von der Mutter unabhängig zu werden. Das Erlernen der Sphinkterbeherrschung ist eine Waffe, die zur Selbstbehauptung gebraucht werden kann. Es ist eine neue Methode, nein zu sagen, den Gehorsam zu verweigern. Verschiedene Faktoren spielen mit bei der Entscheidung, ob das Kind diese Waffe braucht oder nicht. Wenn die Stuhlverhaltung keine große Reaktion der Mutter hervorruft, weil sie diesen Negativismus als normal auffaßt und die Stuhlverhaltung als unschädlich für die Gesundheit ansieht, wird dies dem Kind nicht viel Befriedigung geben. Wenn sie jedoch zu großen Kämpfen führt, ist es wahrscheinlich, daß sie bestehen bleibt.

Stuhlverhaltung als schlechtes Benehmen

Die Haltung der Mutter wird mitbestimmt sein durch ihre eigenen, z. T. unbewußten Erinnerungen daran, wie ihre eigene Mutter eine solche Situation meisterte, und auch durch ihre bewußte Einstellung zur Bedeutung der Obstipation für die Gesundheit und für den Ungehorsam.

Eine unsichere Mutter wird Gehorsam verlangen und ein unfolgsames Kind als »unartig« empfinden. In gewissen Familien denkt man, daß »innere Sauberkeit« nahe an Frömmigkeit grenzt. Manche Probleme werden sich von selbst lösen, wenn die Eltern einsehen, daß »gut sein« fast immer bedeutet, daß das Kind das tut, was den Eltern paßt, und nicht das was moralisch oder physiologisch richtig ist. Oft haben die Eltern Angst, das Kind zu verwöhnen, wenn sie nicht Gehorsam von ihm verlangen. Es *gibt* Umstände, unter denen es richtig sein mag, Gehorsam zu verlangen, aber es ist selten weise, wenn ein Erwachsener es zu einem Machtkampf mit dem Kinde auf dem Gebiet der Ernährung und der Ausscheidung kommen läßt. Mit Suppositorien und Klistieren kann die Mutter eine Darmentleerung erzwingen; aber ist dieser Sieg notwendig oder der Mühe wert? Es wäre unvernünftig zu erwarten, daß eine kurze Gardinenpredigt eines Arztes eine rasche Änderung der Gefühle und Ansichten herbeiführt bei einer Mutter, deren Tun und Lassen eine falsche Haltung gegenüber den Ausscheidungsfunktionen vermuten läßt. Der Versuch wird sich lohnen herauszufinden, wie ihre Einstellung und die Einstellung ihrer Familie gegenüber Obstipation und Gehorsam ist.

Die Pathophysiologie der Obstipation

Der Arzt, der mit einem obstipierten Kind zu tun hat, wird eine verschiedene Haltung einnehmen, je nach der Dauer der Anamnese. Neu aufgetretene seltene oder ausbleibende Darmentleerung kann durch einen plötzlichen mechanischen Verschluß bedingt sein, bei dem Bauchschmerzen und Schock meist als charakteristische Merkmale vorhanden sind. Wir wollen hier das Bild oder das Problem von akuter Obstipation nicht weiter diskutieren. Obstipation (d.h. Zurückhalten oder Verhalten des Stuhls) kann die Folge von zu geringer Nahrungsaufnahme sein, einer Krankheit oder eines Kostwechsels, wie häufig auf einer Reise, wenn das Essen, die Zeiteinteilung und die Toiletten anders und vielleicht wenig attraktiv sind. Die Obstipation kann auch durch eine lokale Ursache bedingt sein, z.B. durch eine schmerzhafte Fissur am Anus. Sie kann die Folge einer diabetischen oder einer bei Pylorusstenose aufgetretenen Dehydrierung sein. Oder sie kann bedingt sein durch eine emotional bedingte (nicht immer bewußte) aktive Stuhlverhaltung; bei Kindern nach dem ersten Lebensjahr wahrscheinlich die häufigste Ursache, obwohl sie merkwürdigerweise in Lehrbüchern häufig unerwähnt blieb.

Auswirkungen von vernachlässigter Obstipation

Was resultiert, wenn ein Kind aus den oben erwähnten Gründen seltenen Stuhlgang hat? Die Faeces werden in den unteren Darmpartien weiter Wasser verlieren, und der Stuhl wird übermäßig hart werden. Das Kind wird schreien oder über Bauchschmerzen klagen, meist am Morgen nach dem Frühstück, wenn der gastrokolische Reflex aktiv ist. Die Passage von hartem Stuhl kann schwierig und schmerzhaft sein und zur Angst vor der Defäkation sowie zur aktiven Retention des Stuhles führen, hauptsächlich wenn sich eine Analfissur entwickelt hat (siehe unten). Manchmal verursacht die harte Stuhlmasse übermäßige Schleimsekretion, die aus dem Anus ausfließt (eventuell vermengt mit Stuhl aus höheren Partien des Kolons oder mit Paraffin) und die zum Schmieren führen kann.

Die bekannten Folgen der Obstipation sind lokale. Viele Kinder und Erwachsene verhalten tagelang den Stuhl ohne irgendwelche Symptome einer allgemeinen Gesundheitsstörung. Die extreme Obstipation bei Morbus *Hirschsprung* kann immerhin begleitet sein durch eine Störung von Gesundheit und Wachstum, die sich nach erfolgreicher chirurgischer Behandlung bessern. Es gibt Erwachsene, die sich »schlecht« fühlen, wenn ihr Rektum gedehnt ist, und die sich »besser fühlen«, wenn es leer ist, aber dieses Phänomen hängt wahrscheinlich eher damit zusammen, was sie als Kinder gelernt haben, als mit einer Intoxikation.

Es werden immer noch ein- bis mehrmals wöchentlich Abführmittel an Kinder verabreicht, um einer »Obstipation vorzubeugen«. Wenige dieser Kinder profitieren davon, und wenige erleiden dadurch großen Schaden: Aber es wäre besser, wenn Kinder erzogen würden im Wissen, daß die meisten Menschen täglich Stuhlgang haben, weil dies verhindert, daß sich große, harte Stuhlmassen ansammeln, daß aber bei seltener Defäkation kein schwerer toxischer Effekt entsteht.

Analfissur und Obstipation

Bei Säuglingen und Kleinkindern kann eine kleine Veränderung der Umgebungstemperatur oder der Nahrungs- oder Flüssigkeitsaufnahme eine Eindickung des Stuhls verursachen, und seine Passage kann zur Abschürfung und Infektion der Analschleimhaut führen. Ist eine solche Analfissur entstanden, dann kann der Versuch einer Stuhlpassage aus oberen Darmabschnitten, wie auch die Einführung eines Fingers zur Untersuchung, einen Spasmus der benachbarten Muskeln und Schmerz verursachen. Hellrotes, frisches Blut kann an der Oberfläche des (harten) Stuhls oder am Klosettpapier gefunden werden. Die schmerzhafte Defäkation kann zu Stuhlretention führen. Aber der so retinierte Stuhl wird noch härter werden mit dem Resultat, daß die Defäkation noch schmerzhafter und die Heilung der Fissur wiederum verzögert wird. Ein Circulus vitiosus hat sich eingestellt: Schmerzhafte Defäkation – Angst vor der Defäkation. Es ist empfehlenswert, nach einer solchen Ursache von kontinuierlicher Stuhlretention zu suchen, da sie erfolgreich behandelt werden kann. Zur Behandlung kann eine anästhesierende Salbe sorgfältig rektal eingeführt werden, zwei bis drei mal täglich während zwei Wochen. Gleichzeitig wird für weicheren und besser gleitenden Stuhl gesorgt durch perorale Verabreichung von kleinen Dosen eines Laxativums.

Resultate einer übertriebenen Behandlung

Der Haupteffekt der Abführmittel ist der, daß man ständig mehr davon braucht. Erwachsene, die sich an Abführmittel gewöhnt haben, verabreichen diese häufig auch an Kinder. Obwohl die Millionen, die jährlich für Abführmittel ausgegeben werden, besser angelegt werden könnten, ist es fraglich, ob sie im allgemeinen viel schaden. Wegen des schädlichen Effektes bei akuter Appendizitis ist es aber trotzdem sehr wichtig, den Müttern zu sagen, daß es gefährlich sein kann, bei Bauchschmerzen Abführmittel zu geben, wenn auch ein vom Arzt oder der Schwester gegebenes Suppositorium manchmal geradezu triumphale diagnostische und therapeutische Erfolge feiern kann, zumindest für kurze Zeit.

Es wurde viel darüber diskutiert, ob Suppositorien und Klistiere körperlich oder psychisch gesundheitsschädigend sein könnten. Vielleicht ist die vernünftigste Anschauung die, daß, wie alle diagnostischen und therapeutischen Eingriffe, seien es medizinische oder chirurgische, die rektalen Eingriffe nützlich, aber auch schädlich sein können; die möglichen Vorteile müssen gegen die möglichen Nachteile in jedem individuellen Fall abgewogen werden.

Obstipation im Säuglingsalter

Im Säuglingsalter ist die Obstipation ein weniger komplexes Problem als beim älteren Kind. Beim Säugling scheint die Stuhlverhaltung nicht mit emotionalen Störungen in Verbindung zu stehen. Bei Brustmilchernährung ist seltene, aber noch normale Defäkation bei zufriedenen und gut gedeihenden Säuglingen recht häufig. Sie können nur alle drei bis vier Tage Stuhl absetzen, der Stuhl ist aber trotzdem weich.

Die häufigste Ursache von abnorm seltener Defäkation im Säuglingsalter ist Unterernährung. Beim Brustkind ist der Stuhl weich; beim Flaschenkind ist er häufig hart. Unterernährung (an der Brust und mit der Flasche) im ersten und zweiten Lebensmonat kann zu häufigen, kleinen, halbflüssigen, dunkelgrünen »Mekonium«-Stühlen führen, aber diese Hunger-Diarrhoe tritt später nicht mehr auf. Harter Stuhl kann bei gut ernährten, pastösen Säuglingen vorkommen, bei denen die Wasserresorption unverhältnismäßig aktiv ist. Die Dehnung bei der Passage von hartem Stuhl muß nicht unbedingt als schmerzhaft empfunden werden, aber es besteht das Risiko, daß eine Analfissur (siehe oben) entsteht mit nachfolgender Stuhlretention aus Angst vor Schmerz.

Bei manchen Säuglingen besteht von den ersten Lebenswochen an eine sehr seltene Defäkation. Manchmal liegt sie von Geburt an vor, manchmal ist sie die Folge von frühem, unvernünftigem Gebrauch von Abführmitteln. Selten liegt der Grund in einem Morbus *Hirschsprung* (siehe S. 112), einer Hypothreose oder einem schweren Grad von Schwachsinn.

Die Behandlung der zu seltenen Defäkation beim Säugling besteht in der Behandlung der Ursache. Das Brustkind, das zufrieden ist und an Gewicht zunimmt, braucht keine Behandlung; der unterernährte Säugling muß mehr Nahrung bekommen. Die Analfissur wurde weiter oben schon besprochen.

Der pastöse, aber obstipierte Säugling hat mehr Wasser und eine voluminösere, aber kalorienärmere Nahrung nötig, passiertes Gemüse, ungezuckerte, gekochte Früchte; Zusatz von Zucker hat selten einen langdauernden Effekt. Wenn der Stuhl trotzdem hart und spärlich bleibt, ist nichts einzuwenden gegen eine tägliche

Verabreichung von einem Abführmittel, wie z.B. Lactulose 5–15 ml oder ein Senna-Sirup. Paraffinöl sollte jungen Kindern wegen der Gefahr der Aspiration und einer Lipoidpneumonie nicht gegeben werden.

Obstipation nach dem Säuglingsalter

Schwächere, Grade von Obstipation

Obstipation bedeutet Stuhlretention. Seltene Stuhlentleerung bedeutet noch nicht eine ernstzunehmende Retention, denn manche gesunde Kinder entleeren ihren Darm zwei bis drei mal täglich und andere nur einmal alle zwei bis drei Tage. Noch bedeutet harter Stuhl unbedingt verzögerte Darmpassage, obwohl es gewöhnlich so ist. In leichteren Fällen von Stuhlretention kann das Kind morgens vor der Schule in Zeitnot sein oder es als unangenehm empfinden, auf ein kaltes WC zu gehen. Oder es kann emotional gestört sein. Es wird mit einiger Anstrengung in eher großen Intervallen Stuhlgang haben.

Behandlung

Schwere Obstipation ist selten; die Behandlung einer Obstipation ist aber allzu häufig. Bevor der Arzt eine Behandlung anordnet, sollte er sicher sein, daß sie notwendig ist. Seltene Defäkation oder Neigung zu hartem Stuhl muß oft bei den Eltern nur ins richtige Licht gesetzt werden, indem man ihnen die normalen Variationsbreiten erklärt. Hingegen ist es vernünftig, eine leichte Obstipation dann zu behandeln, wenn das Kind in Gefahr ist, solche Schmerzen bei der Defäkation zu bekommen, daß es den Stuhl noch stärker retiniert und dadurch noch mehr Schmerzen bekommt. Zellulose, einst für einen überflüssigen Bestandteil der Nahrung gehalten, hat sich nun als ein Stoff erwiesen, der einen bedeutsamen Einfluß auf die Stuhlmenge, die Passage, die Windproduktion, die Darmbakterienflora und die Resorption ausübt. Ersetzt man Weißbrot (nicht durch das übliche Mischbrot, wo dem Weißmehl nur Weizenkeime zugesetzt sind), dann erhöht sich der Zelluloseanteil beträchtlich und wir können die Kinder einfacher und viel billiger richtig ernähren als wenn wir ihnen viel grünes Gemüse und Salat aufdrängen. Weizenkleie erhält man in Reformgeschäften, Apotheken und besonderen Bäckereien. Ein Kaffeelöffel wird dem Kompott oder dem Frühstücksmus zugesetzt. Einige Vollkorncerealien sind selbst reich an Zellulose z.B. Weizenflocken, Weizenkeks, Kleieflocken und Müsli. Wasseranziehende Laxativa haben viele Eigenschaften der Kleie. Cerealien werden von den meisten Kindern gerne genommen. Am dringendsten muß man Kindern mit einer zellulosearmen Diät helfen und Kindern mit ziegenkotartigen Stühlen. Manche von ihnen laborieren mit linksseitigen Bauchschmerzen und werden gelegentlich als Beispiele für ein Colon irritabile dargestellt.

Bei anderen Kindern scheint die Ursache der Obstipation an einem »lustlosen

Kolon« zu liegen. Die Dauer der Darmpassage ist stark erhöht, und deshalb muß den Kindern viel eher mit einem Peristaltik-Stimulans geholfen werden z. B. einem Sennapräparat oder mit Bisacodyl (Dulcolax).

Chronische Obstipation

Bei Kindern kann man drei wichtige Typen von chronischer Obstipation unterscheiden, für welche die Behandlung sehr verschieden ist. Es sind dies:

1. Die *Hirschsprung*sche Krankheit
2. Die chronische Obstipation mit rektalen Skybala
3. Die chronische Obstipation aus emotionalen Gründen.

Die erste ist auch unter dem Namen des primären Megakolons bekannt, die zweite und dritte werden beschrieben als Formen von sekundärem Megakolon. Bei jeder chronischen Stuhlretention werden die unteren Darmabschnitte gedehnt, und dies führt zum Zustand eines »Megakolons«. Chronische Obstipation und Megakolon sind ein und dasselbe; der eine Ausdruck ist eine symptomatische Beschreibung – der Stop der Entleerung, der andere beschreibt den anatomischen Zustand des Kolons. Röntgenologische Untersuchungen sind notwendig, wenn die Möglichkeit einer *Hirschsprung*schen Krankheit besteht; sie ist nicht notwendig, und hilft nicht weiter, wenn es sich um chronische Obstipation des zweiten oder dritten Typs handelt.

1. Hirschsprungsche Krankheit

Die *Hirschsprung*sche Krankheit (primäres Megakolon) ist eine seltene Ursache von chronischer Obstipation, die chirurgisch behandelt werden kann. Beim *Hirschsprung* kann ein bestimmtes Darmsegment, im allgemeinen der Übergangsbereich vom Sigmoid ins Rektum, sich nicht erweitern, um die Passage des Stuhls zu ermöglichen, weil der zugehörige Ganglienzellplexus fehlt. Dieser Zustand besteht von Geburt an; in den ersten Lebensmonaten kann Diarrhoe oder seltene Darmentleerung oder sogar vollständige Obstruktion auftreten. Das Kind kann untergewichtig sein, blaß aussehen und schlechten Appetit haben; das Abdomen ist oft aufgetrieben. Kotschmieren ist sehr selten. Bei der rektalen Untersuchung wird der untersuchende Finger auf keine besondere Resistenz stoßen, das Rektum enthält keine Faeces. Eine Bariumfüllung zeigt eine enge Partie, meist im Rektum oder Rekto-Sigmoid, aber gelegentlich auch in einem höheren Darmabschnitt.

Die Entfernung des aganglionären Segmentes und des distalen Kolons durch eine Operation ergibt ausgezeichnete Resultate.

2. Chronische Obstipation mit rektalen Skybala

Bei dieser Gruppe ist die chronische Obstipation mit Megakolon (und den sekundären Symptomen, wie Bauchschmerzen, erschwerte und schmerzhafte Defäkation oder Kotschmieren) die Folge eines Circulus vitiosus, resultierend aus dem Vorhandensein großer, steinharter Kotklumpen. Bei der Untersuchung des Abdomens kann das mit harten Faeces gefüllte Kolon meist palpiert werden; im Gegensatz zum Befund beim *Hirschsprung* ist das Rektum voll von harten Stuhlmassen. In solchen Fällen ist die röntgenologische Untersuchung des Kolons nicht notwendig.

Die Anamnese der Obstipation kann bis zur Geburt oder noch bis in die ersten Lebensmonate zurückgehen (siehe unter Obstipation beim Säugling, S. 110), aber die klinischen Symptome und die Behandlung sind die gleichen bei der Obstipation nach dem Säuglingsalter, und die Ansprechbarkeit auf die Behandlung ist meist gut.

Häufiger entstehen die Skybala in einem späteren Alter, in einer Episode von Stuhlretention, deren Ursache oft vorübergehend ist; Beispiele wurden schon erwähnt. Bei Kleinkindern ist die ursprüngliche Retention meist durch emotionale Reaktionen bedingt, in anderen Fällen haben *sowohl* organische wie auch psychische Faktoren mitgewirkt. In den meisten Fällen ist die ursprüngliche Ursache der Stuhlretention und der Bildung von rektalen Skybala verschwunden, sie kann nur noch durch die Anamnese belegt werden.

Jacqueline S., 5¹/₂jährig, wurde wegen zunehmenden Kotschmierens seit vier Monaten ins Krankenhaus gebracht. Während der Konsultation war sie auffallend willfährig und ruhig. Ihr Abdomen war voll harter Kotmassen.

Es wurde angegeben, daß die Krankheit vor vier Monaten begonnen habe, als ihre Mutter ein Geschwisterchen zur Welt brachte, aber die Geschichte war in Wirklichkeit nicht so einfach. Viele Monate vorher war die Familie umgezogen aus einem modernen Haus in ein älteres, wo sich das WC außerhalb der Wohnung befand. Damals begann Jacqueline, Schwierigkeiten mit der Darmentleerung zu machen und von Zeit zu Zeit mit Kot zu schmieren. Ihre Mutter wurde schwanger, fühlte sich schlecht, nörgelte an Jacqueline herum und schlug sie, weil sie so lästig war. Die Angst der Mutter vergrößerte sich, als das Baby zu früh geboren und drei Monate im Krankenhaus behalten wurde. Die Mutter konnte das zuerst aufgetretene aggressive Verhalten, das mit gelegentlichem Schmieren alternierte, besser ertragen, aber als das Schmieren häufiger wurde, wurde das Kind sanft und brav.

In diesem Fall zentrierten sich die Spannungen zwischen Mutter und Kind auf die Darmentleerung, als die Familie umzog in ein Haus, wo das WC unkomfortabel war; sie wurden später verschärft durch die Eifersuchtssituation. Nach einer kurzdauernden somatischen Behandlung (Klistiere, und nachher Senna), kombiniert mit einer Beratung der Mutter, hörte das Kotschmieren auf, aber die Aggressivität blieb bestehen. Die Mutter schrieb, um zu berichten, daß sie mit Jacqueline zufrieden sei und keine weitere Behandlung mehr brauche; aber dies ist kein »erfolgreicher Fall«, da die Symptome der emotionalen Störung nur gewechselt hatten von einer Ausscheidungs- zu einer Verhaltensstörung; das zugrunde liegende Problem war nicht gelöst. Adäquateres Verhalten gegenüber der Obstipation in ihren früheren Stadien hätte das Schmieren und die darauffolgende Verschlechterung der schon gespannten Mutter-Kind-Beziehung verhindert.

Behandlung. Chronische Obstipation, verbunden mit dem Vorhandensein von rektalen Skybala, *kann* bedingt sein durch eine emotionale Störung, aber meist ist sie bedingt durch die Skybala und es ist vernünftig und praktisch, sie zuerst auf dieser Basis zu behandeln. Wenn einmal der Mechanismus der Retention den Eltern erklärt und mit ihnen besprochen ist und ihre eventuellen Ängste zum Vorschein gekommen sind, wird die Behandlung begonnen. Sie hat zwei Aspekte: Die Entfernung der harten Kotmassen und die Einführung eines Regimes, das eine regelmäßige Darmentleerung zur Folge hat und so die neuerliche Ansammlung von eingedickten Kotmassen verhindert. In leichteren Fällen wird ein Regime wie das weiter oben beschriebene beide Ziele erreichen. In schwereren Fällen werden die Kotmassen durch Klistiere entfernt werden müssen. Selten ist digitale Ausräumung notwendig.

Die Gemeindeschwester kann einen kurzen Einführungskurs in die Technik der Einläufe geben (es sollte eine Salzlösung verwendet werden, um die Gefahr der Wasservergiftung zu vermeiden). Die Einläufe werden z.B. zunächst während einer Woche jeden Tag gemacht, dann in der folgenden Woche zweimal wöchentlich und später einmal pro Woche. Manchmal muß man die verhärteten Faeces vor dem Einlauf aufweichen. Dafür kann man 100 ml Olivenöl in einem Retentionsklysma einlaufen lassen, wobei das Bettende hochgestellt wird. Oder man kann mit einem Klysma von 40 ml einer 0,2%igen warmen Lösung von Dioktyl-Natriumsulfosuccinat, auf 120 ml aufgefüllt, die Faeces aufweichen und erst 20 Minuten später den Einlauf vornehmen.

Viele Kinder reagieren rasch auf solche Maßnahmen, oft mit beträchtlichem Nutzen für die Beseitigung sekundärer psychischer Störungen. Wenn der Erfolg dieser Behandlung ungenügend ist, muß die Situation nach ca. einem Monat nochmals abgeklärt werden; da das Kind eine psychiatrische Abklärung und Behandlung nötig haben kann.

3. Chronische Obstipation emotionalen Ursprungs

Aktive Retention, bedingt durch eine emotionale Störung, ist wahrscheinlich die Ursache der Obstipation, wenn bei der Rektaluntersuchung ein erweitertes Rektum mit *weichen* Kotmassen gefunden wird; wenn eine Anamnese von Enkopresis besteht (der Austritt von normalem Stuhl aus dem Rektum in unpassenden Situationen), oder wenn die Anamnese schwere emotionale Schwierigkeiten bei dem Kind oder in der Beziehung zwischen Mutter und Kind vermuten läßt. Wenn diese Umstände seit langem bestehen, brauchen Kind und Eltern oft die Hilfe eines Psychiaters, um die gegenseitigen Beziehungen wieder in Ordnung zu bringen (diese Sachlage wird im Abschnitt »Enkopresis auf Grund emotionaler Störungen« besprochen).

Überlauf-Inkontinenz und Enkopresis

Es ist heutzutage nicht selten, daß ein Kind wegen Überlauf-Inkontinenz oder Enkopresis zum Arzt gebracht wird. Diese Symptome wurden bis vor kurzem wenig beachtet; es ist möglich, daß sie häufiger geworden sind, oder sich die Eltern weniger schämen, um Rat zu fragen, wenn sie damit zu tun haben.

Die Ansichten über Inkontinenz und Enkopresis sind in letzter Zeit klarer geworden. Genau gesprochen verstehen wir unter *Inkontinenz* den unwillkürlichen Abgang von Schleim und flüssigem Kot, während *Enkopresis* die Entleerung von Stuhl unter unangepaßten Umständen bedeutet. Beide Ausdrücke werden manchmal gebraucht, um beide Symptome zu bezeichnen. Inkontinenz und Enkopresis können zusammen auftreten, aber es ist meistens möglich, festzustellen, welche der beiden Erscheinungen vorliegt. Inkontinenz ist tpyisch verbunden mit chronischer Obstipation mit rektalen Skybala; Enkopresis mit unangemessener Reinlichkeitserziehung oder mit schweren emotionalen Störungen.

1. Überlauf-Inkontinenz mit rektalen Skybala

Diese Gruppe schließt die Kinder ein, über die berichtet wurde bei der Besprechung der chronischen Obstipation mit rektalen Skybala. Harte Kotmassen im Rektum können eine vermehrte Produktion von Schleim bewirken, der durch den Anus sickert gemeinsam mit flüssigem Stuhl, der sich oberhalb der eingedickten Kotmassen befindet. Das Vorgehen bei solchen rektalen Skybala wurde weiter oben besprochen. Etwas seltener entdeckt man bei der Untersuchung keine knolligen Faeces im Bauch oder im Rectum, sondern nur eine kittartige Masse von Stuhl. Diese kann manchmal mit einem oralen Sennapräparat beseitigt werden, sodaß man auf den Einlauf verzichten kann. Wenn kein ernstes emotionales Problem zugrundeliegt, werden diese Maßnahmen den Zyklus unterbrechen und die »Überlauf-Inkontinenz« heilen. Das Aufhören des Einkotens und das Nachlassen der Schmerzen bei der Defäkation wird oft gefolgt sein von einer erheblichen Verbesserung des emotionalen Zustandes des Kindes.

Ein Kind, das an Inkontinenz leidet und das mit Hilfe einer Serie von Klistieren nicht geheilt werden kann, leidet wahrscheinlich an der Art von emotionaler Störung, die im folgenden unter 4. beschrieben wird.

2. Einschmutzen mit Kot

Diarrhoe kann dem Einschmutzen in jedem Alter vorausgehen. Jüngere Kleinkinder mit rezidivierenden und chronischen Diarrhoen bilden da eine Gruppe, die uns Kopfzerbrechen macht. Üblicherweise sind es gesunde Kinder mit normalen Befunden. Es fehlt jeder Hinweis auf Malabsorption, die Stühle sind frei von pathogenen Keimen, Lamblien oder anderen Parasiten. Die Eltern berichten, daß das Kind wiederholt und manchmal sehr oft derart dünne Stühle hat, daß es sie nicht halten kann und daher in die Hose macht. Unverdaute Nahrung, besonders Erbsen, Bohnen und die Haut von Tomaten wird im Stuhl gefunden ein »Durchfall« in engerer Bedeutung. Häufig stammt das Kind aus ärmlichen Verhältnissen, ungeeignete Kost und mangelnde Hygiene werden als Ursache angesehen. Läßt sich die Kost ändern, dann darf man bald auf feste Stühle und Kontinenz hoffen.

Die Verordnung von Kaolin oder Codein kann vorübergehend helfen, für eine Langzeittherapie eignet sich aber eher Arobon. Nach dem vierten Lebensjahr ist der Zustand weniger lästig.

3. Enkopresis, bedingt durch falsche Reinlichkeitserziehung

Einige Kinder haben eine Anamnese von ununterbrochener Enkopresis seit dem Säuglingsalter. Im allgemeinen kommen sie aus Familien, wo die Mutter kühl und uninteressiert ist, auf einem niedrigen Niveau steht und keine ernsthaften Versuche gemacht hat, das Kind an Sauberkeit zu gewöhnen. Diese Kinder brauchen Erziehung. Wenn die Mutter unfähig ist, diese zu vermitteln, muß man ihr helfen, oder es wird sich als notwendig erweisen, das Kind in einem anderen Milieu zu erziehen, z. B. in einem Kindergarten oder in einer Tagesheimstätte.

4. Enkopresis aufgrund emotionaler Störungen

Die Anamnese und die Untersuchung können klarstellen, daß das Problem nicht das der »Überlauf-Inkontinenz« mit Schleim und Stuhl, sondern das der Enkopresis ist, das heißt der Entleerung von Stuhl normaler Konsistenz unter unangemessenen Umständen. Bizarre Einzelheiten können beim Gespräch mit der Mutter herauskommen; z. B. daß Stuhl in Papier eingepackt in einer Schublade mit sauberer Wäsche gefunden wird. Die Eltern (und das Kind) können behaupten, daß das Kind den Austritt des Stuhls nicht bemerkt.

Tony O., vier Jahre alt, ein drittes Kind. Seine frühkindliche Entwicklung war normal. Er beherrschte seine Darmentleerung im Alter von 2½ Jahren und war nachts im Alter von drei Jahren trocken. Seit langer Zeit war er obstipiert; aus diesem Grunde bekam er regelmäßig »Senna«, und er machte viel Aufhebens, wenn er Stuhlgang hatte. Seit dem Alter von 3¼ Jahren hatte er »seine Hosen beschmutzt«. Dies passierte nur während des Tages, in kleinen Mengen, oft mehrmals täglich. Der Stuhl war weich, aber geformt. Seine Mutter, eine rigide, eher depressive Frau mit hohen Ansprüchen, versuchte, ihn dazu zu bringen, auf den Topf zu gehen, aber er wurde trotzig. Sie dachte, es sei »psychisch«, aber »sie konnte sich nicht vorstellen weshalb«. Der allgemeine Gesundheitszustand des Knaben war gut. Bei der Untersuchung war das Rektum gefüllt mit weichen Stuhlmassen.

Während der nächsten zwei Monate wurde die Mutter regelmäßig allein zu einer psychologisch vorgebildeten Sozialarbeiterin bestellt. – Während dieser Zeit besserte sich der Zustand des Kindes ohne direkte Behandlung so sehr, daß die Behandlung des Kindes offensichtlich nicht notwendig war.

In diesem Falle ergaben Anamnese und Untersuchung, daß es sich um eine Enkopresis aufgrund emotionaler Ursachen handelte. Die emotionale Störung lag, wie es häufig der Fall ist, vorwiegend bei der Mutter. Im folgenden Fall erschien das Symptom zu einem späteren Zeitpunkt, und hier brauchten der Knabe wie auch seine Mutter eine psychiatrische Behandlung.

Desmond I., wurde mit 11 Jahren zur ärztlichen Beratung gebracht. Die Schwangerschaft war unerwünscht gewesen, weil die Mutter im Land herumreiste, um in der Nähe ihres Mannes zu bleiben, der in der Armee tätig war. Sie pflegte das Kind sehr gewissenhaft und war sehr bestürzt, als der Knabe im Alter von sieben Jahren anfing »schmutzig zu sein«. Sie plagte sich mit der vielen Wäsche und sprach zu niemandem über das Problem, bis der Lehrer sie auf die Stuhlinkontinenz des Knaben in der Schule ansprach. Der allgemeine körperliche Gesundheitszustand des Knaben war gut. Er war nicht sehr gesprächig in Gegenwart seiner Mutter, ging aber mehr aus sich heraus, wenn er mit dem Arzt allein war.

Im Laufe der psychiatrischen Behandlung wurde die Beziehung zwischen dem Knaben und seiner Mutter besser, und die Enkopresis seltener. Zu diesem Zeitpunkt unterbrach die Mutter die Behandlung. Als beim Knaben ein Rückfall eintrat, kam sie wieder. Nach einer mehrjährigen Behandlung, während welcher der Knabe die Pubertät durchmachte, schien das Symptom endlich verschwunden zu sein.

Die Mutter des Kindes kann eine ordentliche Hausfrau sein, die sehr bestürzt ist über die »Symptomwahl« ihres Kindes. Enkopresis ist ein Symptom, das besonders scharfe Reaktionen hervorruft. Die Eltern können sagen: »Von allen Störungen, die er haben könnte, muß er ausgerechnet diese haben«, und die Mitschüler können ihn öffentlich »Stinker« nennen.

Enkopresis ist ein Symptom, das fast immer unverzüglich eine genaue psychiatrische Untersuchung mit Behandlung von Kind und Eltern nötig macht. Ausnahmen von dieser Regel bilden nur jene Fälle, die im frühesten Stadium der Störung zum Arzt kommen und rasch und dauernd auf einfache Psychotherapie ansprechen.

9. Hautkrankheiten

Allgemeine Überlegungen – Emotionale Störungen und Hautkrankheiten – Einige häufige Hautkrankheiten: Warzen, allergische Reaktionen, Urtikaria, Akne vulgaris, Alopecia areata, Pruritus ani

Allgemeine Überlegungen

Dermatologie sollte tiefer gehen als nur bis zur Haut. Mit Ausnahme der einfachsten Fälle gibt sich der Arzt nicht mehr damit zufrieden, eine Hautläsion zu erkennen, sie zu etikettieren (vorzugsweise in einer alten Sprache) und ein geheimnisvolles Rezept zu verschreiben. Er hat es nicht nur mit einer Hautkrankheit, sondern mit einem Menschen zu tun.

Bei vielen Patienten, die den Arzt wegen ihrer Haut aufsuchen, ist die Hautaffektion nur die Begleitkrankheit eines Grundleidens, eines körperlichen (wie bei Dermatitis herpetiformis oder Zoeliakie) aber häufiger eines psychischen. Emotionale Störungen können natürlich auch hervorgerufen werden durch Hautläsionen; aber selbst wenn dies so ist, verdienen die emotionalen Aspekte Aufmerksamkeit, wenn auch nur, weil sie die Hautläsion verschlimmern oder die Heilung verzögern können. In vielen Fällen steht die Hautaffektion in Beziehung zu einer zugrunde liegenden emotionalen Störung oder wird durch eine solche verschlimmert. Die relativen Anteile von somatischen und psychischen Faktoren können nicht immer scharf voneinander getrennt werden, aber die Berücksichtigung der Gesamtpersönlichkeit ergibt sicher die besten Resultate.

»Kein Zaubermantel ist der Haut vergleichbar mit ihren verschiedenen Funktionen als Regenschutz, Überrock, als Sonnenschirm, als Panzer und als Kühlraum; sie ist empfindlich auf die Berührung mit einer Feder, auf Temperatur und Schmerz; sie widersteht der Abnutzung und dem Verschleiß von 70 Jahren und besorgt ihre laufenden Reparaturen selbst«. Einige Funktionen der Haut werden reguliert durch das autonome Nervensystem. Diese Regulation kann gestört sein bei emotionalem Streß, und die Störung kann zum Ausdruck kommen in vorübergehenden oder chronischen Veränderungen, die an der Haut sichtbar werden.

Es gehört zur alltäglichen Erfahrung zu sehen, daß ein Mensch blaß werden kann vor Furcht, schwitzen vor Angst, erröten vor Verlegenheit oder Wut, oder daß er bei Angst oder Spannung Juckreiz spürt, sich zupfen, sich zerkratzen und aufscheuern kann. Farbwechsel, Schwitzen oder Parästhesien (meist Jucken) sind so häufig, daß sie eine einleitende Beschreibung verdienen.

Farbe

Die Hautfarbe hängt z.T. ab vom subpapillären Venenplexus, der normalerweise große Mengen von Blut aufspeichert. Der vasomotorische Tonus wird reguliert durch Impulse des N.sympathicus; Kontraktion und Erschlaffung der Hautblutgefäße zeigen sich in Blässe bzw. Rötung der Haut. Eine Veränderung des Sympathikotonus im Körper verändert die Blutzufuhr in den Plexus und den Grad der Kontraktion der Gefäße.

Vorübergehende Blässe tritt manchmal als Teil autonomer Störungen zusammen mit einer organischen Krankheit auf, z.B. mit Migräne, Epilepsie oder Hypoglykämie, was auch immer die Ursache ist, aber sie ist häufig bei emotionalen Störungen. Viele Kinder, die über rezidivierende Bauchschmerzen klagen, werden blaß während der Schmerzattacken, wobei der Mechanismus nicht sicher nachgewiesen ist. Persistierende Blässe kann rassisch oder familiär bedingt sein. Man sieht sie bei ängstlichen Kindern und manchmal bei einer Anämie.

Erröten der Haut, hauptsächlich im Gesicht, ist auch sehr selten durch organische Krankheiten bedingt; Ursachen, wie Hypertonie und Polyzythämie, sind in der Kindheit selten. Vorübergehendes Erröten ist eine alltägliche Erscheinung, häufiger in der Adoleszenz als in den anderen Altersgruppen, aber wenn es häufig auftritt oder lange bestehen bleibt, ist diese Gefäßlabilität eine Quelle von Gehemmtheit und Angst. Fast immer ist es ursprünglich verbunden mit Hitzeeinwirkung, Verlegenheit oder Zorn, und es ist oft eine von vielen Manifestationen emotionaler Spannung. Manche Patienten mit einer Neigung zu Urtikaria reagieren auf schwierige Situationen (wie z.B. Ärger) mit einer allgemeinen Vasodilatation in der Haut, die sich zuerst durch Erröten manifestiert und dann von einer Urtikaria gefolgt sein kann.

Schwitzen

Schwitzen wird peripher durch das autonome Nervensystem reguliert. Hitze verursacht generalisiertes Schwitzen; Emotion verursacht Schwitzen, das sich auf Handflächen, Fußsohlen und Axillae beschränkt. Exzessives Schwitzen bildet selten ein Problem in der Kindheit, obwohl es mit ekzematischen Eruptionen an den Fingern und in den Axillae verbunden sein kann. Es wird häufiger in der Pubertät, wo es bei nervösen Individuen auftritt und verstärkt wird bei emotionalem Streß, Mütter machen sich manchmal Sorgen, wenn ihr Kind viel schwitzt, sie erinnern sich an den im Volksbewußtsein verwurzelten Zusammenhang Nachtschweiß und Tuberkulose.

Jucken

Jucken ist ein sehr häufiges Symptom. Es ist wahrscheinlich bedingt durch eine zeitweise bestehende Erregung, die eine zu geringe Intensität hat, um Schmerz zu erzeugen, und zu andauernd ist, als daß sie als Prickeln empfunden wird. Viele Patienten mit einer Hautkrankheit würden wahrscheinlich den Arzt nicht aufsuchen, wenn sie nicht durch Juckreiz geplagt würden. Manche Patienten können allerdings keine Ursache für den Juckreiz angeben; Juckreiz ist in dieser Beziehung vergleichbar mit Schmerz. Beides, Juckreiz und Schmerz, kann psychisch überlagert sein.

Organische Krankheiten, wie Lebererkrankungen, Niereninsuffizienz oder Diabetes mellitus, können mit Juckreiz verbunden sein. Lokalisierter Juckreiz kann durch Parasiten-Infektion in der Haut (Skabies oder Pediculosis), in der Vagina (Trichomonas) oder im Anus (Oxyuren) bedingt sein oder durch Krankheiten, wie Ekzem und Urtikaria.

Immerhin kann Juckreiz auch bestehen ohne jede nachweisbare körperliche Krankheit. Er kann eine psychische Ursache haben, und es wurde beobachtet, daß ein psychisches Trauma das, was etwa hochtrabend »die Juckreizschwelle« genannt wird, heruntersetzen kann. Psychisch bedingter Juckreiz kann zunehmend schlimmer werden und länger andauern; er kann ersetzt werden durch eine Empfindung von »Brennen«, bei der Urtikaria kann der Juckreiz gefolgt sein von Rötung und Schwellung. Für die Vermutungsdiagnose eines psychogenen Juckreizes sollten sichere Anhaltspunkte für eine emotionale Störung vorliegen und ein zeitlicher Zusammenhang zwischen der Verschlimmerung des Juckreizes und der Streßsituation nachweisbar sein. Für psychogene Entstehung spricht Erleichterung oder Besserung des Juckreizes auf Maßnahmen, die dem Patienten helfen, besser mit der Streßsituation fertig zu werden. Bleibt Pruritus bestehen, dann sollte die Diagnose genau überprüft werden.

Emotionale Störungen und Hautkrankheiten

Manche Hautkrankheiten zeigen interessanterweise klar ein gemeinsames Phänomen mit psychosomatischen Krankheiten: den graduellen Übergang von alltäglichen, normalen Erscheinungen bis zu seltenen, pathologischen Reaktionen. Vorübergehend physiologische Reaktionen, wie Schwitzen vor Angst oder Erröten vor Scham, können nur graduell unterschieden werden von sogenannten Krankheitsbildern, wie Hyperhidrosis oder Rosacea; aber wenn sie häufig auftreten oder lange bestehen bleiben, können physiologische Reaktionen zu Strukturveränderungen führen.

Unter den vielen Faktoren, die zur Entwicklung von Hautkrankheiten beitragen, sind psychische Störungen oft wichtig. Wie bei anderen psychosomatischen Krankheiten kann der Versuch einer Trennung zwischen psychosomatischen und organischen Störungen undurchführbar und unrealistisch sein, weil der Anteil der psychischen Faktoren von Fall zu Fall wechselt. Es ist trotzdem wahrscheinlich, daß in bezug auf die Reaktionsweise der Typus der Haut in einer Beziehung steht zum Persönlichkeitstyp: »Jeder hat die Haut, die zu ihm paßt.« Was kommt zuerst – die Hautkrankheit oder die emotionale Störung? – Oder leiten sich beide von einer gemeinsamen Ursache oder Prädisposition ab?

Obwohl es nicht sicher bekannt ist, wie und warum psychische Faktoren die Wahl von spezifischen Haut-»Erkrankungen« beeinflussen, können die möglichen Mechanismen wie folgt gruppiert werden (nach *Goldsmith* und *Hellier*, 1954): Erstens gibt es eine Gruppe von *Reibe-Erkrankungen,* bei denen z. B. eine Dermatitis artefacta aufgepfropft ist auf eine wunde Stelle, oder auf eine Verbrennung, oder eine präexistente Hauterkrankung, oder eine erogene Zone wie den Anus. Der Charakter der Läsion hängt in diesen Fällen weitgehend von der psychischen Verfassung des Patienten ab. Zweitens gibt es eine größere Gruppe von sogenannten *spontanen Hauterkrankungen,* bei welchen eine übertriebene physiologische Reaktion hervorgerufen wird, entweder in einer normalen oder in einer vorher schon abnormen Haut. Die Haut kann das einzige Gewebe sein, das abnorm reagiert (Psoriasis ist ein Beispiel); und es wurde schlüssig bewiesen, (*Allison* und *Bettley,* 1958), daß bei Patienten, die auf Streß dermal und ekzematös reagieren, die Epidermis abnorm empfindlich ist und auf ungewöhnliche Weise anspricht. Andererseits kann die Haut zusammen mit anderen Geweben beteiligt sein als ein Teil des Gesamtorganismus des Patienten (wie beim Ekzem-Asthma-Syndrom). Die abnorme Reaktion kann die Antwort auf emotionalen Streß oder auf körperliche Faktoren sein, oder sie kann z. T. durch psychische, z. T. durch körperliche Störungen bedingt sein.

Der Anteil von Patienten, deren Hautkrankheiten berechtigterweise psychosomatisch genannt werden dürfen, ist umstritten. So wurden in einer Serie (*Norton* und *Hall-Smith,* 1955) signifikante psychische Störungen bei 3/4 der Patienten gefunden; aber diese Patienten waren verschiedenen Selektionsprozessen unterzogen worden – durch sich selbst und durch den Hausarzt, durch den Dermatologen und manchmal durch den Psychiater. In unausgewählten Gruppen von Patienten ist der Anteil sicher geringer, aber die Wichtigkeit von psychischen Faktoren bleibt in vielen Fällen unbestritten.

Einige häufige Hautkrankheiten

Warzen

Die verschiedenen Warzen (Verrucae vulgares, planae, plantares, filiformes) sind wahrscheinlich durch Virus-Infektion bedingt, die Art der Läsion hängt offensichtlich von der Lokalisation ab. Das infektiöse Element scheint klar zu sein, denn Warzen sind ansteckend und inokulierbar. Aber dies ist nicht die ganze Wahrheit, denn beim Erscheinen wie beim Verschwinden von Warzen spielt Suggestion eine Rolle, die seit frühesten Zeiten bekannt ist und von modernen Dermatologen bestätigt wird.

Es scheint klar, daß Veränderungen im emotionalen Zustand des Individuums den Körper schützen oder ihn exponieren können für diese Art von Infektion. In seinem Werk *Bakteriologische und mykotische Infektionen des Menschen* (1958) bemerkt *Dubos* folgendes: »Heute ist die rätselhafte Frage der medizinischen Mikrobiologie nicht mehr: »Wie verursachen Mikroorganismen Krankheiten«, sondern eher: »Warum verursachen pathogene Organismen oft keine Krankheit, nachdem sie ins Gewebe eingedrungen sind?« Er geht weiter und postuliert, daß Stimuli verschiedenster Ursache, wie Antigen-Antikörper-Reaktionen, emotionale Krisen oder große Dosen von Cortison, indirekt auf die Krankheit einen ungünstigen Einfluß ausüben durch proteolytischen Zusammenbruch von Barrieren am Orte der Läsion. Der Aktionsmechanismus dieser Stimuli muß erforscht werden; es ist z.b. denkbar, daß emotionale Störungen die Resistenz gegen Infektionen beeinflussen könnten durch Veränderungen im autonomen oder endokrinen System.

Die Behandlung von Warzen durch Suggestion wurde durch viele Forscher sorgfältig untersucht; die vielen bestätigten Heilungen als Spontanheilungen zu erklären oder sie als Aberglaube abzutun, bedeutet für den Beobachter, ein blindes Auge auf Tatsachen zu richten, die er nicht gerne akzeptiert. Die Befunde wurden folgendermaßen zusammengefaßt: Zuverlässige Beobachter konnten einen hohen Anteil von Heilungen, nahezu 100%, verzeichnen (*Bettley*, 1949). Nicht nur Zigeuner, sondern auch Ärzte haben direkte Suggestion ausgeübt; andere haben sich indirekt ihrer bedient durch Kunstgriffe oder Kniffe, die den Patienten beeindrucken sollten. Die meisten Ärzte ziehen es vor, physikalische Behandlungsmethoden anzuwenden, aber bei der Einschätzung des Erfolges sollte der Faktor Suggestion nicht vergessen werden.

Wegen unserer fehlenden Erfahrung in der Behandlung von Warzen geben wir keine Ratschläge. Manche Ärzte werden es vorziehen, physikalische Methoden anzuwenden, die im allgemeinen wirksam sind; bewußt oder unbewußt werden sie die Wirkung der Suggestion verstärken. Manche werden wie ein Scharlatan eine Schnecke auf die betroffene Stelle setzen und sie über die Warzen kriechen lassen, so daß sie eine schleimige und angeblich therapeutisch wirkende Spur hinterläßt. Wieder andere mögen die anerkannten Methoden der Suggestion anwenden. In diesem Haus der Therapie sind viele Wohungen.

Was wir gern anregen möchten, ist die Untersuchung vor und nach der Behandlung nicht nur der Haut, sondern der gesamten Persönlichkeit des Patienten.

Allergische Reaktionen

Überempfindlichkeit auf spezifische Allergene ist beim einzelnen Individuum nicht notwendigerweise ein konstantes Phänomen. Die Schwelle der allergischen Reaktion kann zu verschiedenen Zeiten erhöht oder erniedrigt sein, z.B. im Zusammenhang mit Veränderungen der emotionalen Spannung. Es wurde in einigen Arbeiten gezeigt, daß allergische Symptome durch Psychotherapie beseitigt werden können, selbst wenn die Hautreaktion auf spezifische Substanzen unverändert bleibt. Die Antigen-Antikörperreaktion ist zweifellos wichtig; aber es ist möglich, daß psychische Einflüsse eine solche Reaktion unterdrücken oder daß sie eine ähnliche Reaktion auch in Abwesenheit von Allergenen produzieren.

Die Vielfalt und das Zusammenspiel von Ursachen muß immer berücksichtigt werden. Mit anderen Worten, Symptome und Läsionen sind oft unspezifische Antworten eines Organs oder eines Gewebes mit einem beschränkten Repertoire auf eine Vielfalt von Stimuli. Bei der Diagnose und Behandlung müssen nicht nur die Symptome, sondern die gesamte Persönlichkeit berücksichtigt werden.

Urtikaria

Die Urtikaria-Papel ist die charakteristische Läsion, die in der Kutis durch Kapillardilatation als geröteter Hof mit lokalem Ödem hervorgerufen wird. Angioneurotische Ödeme sind eine Form von Urtikaria in der Subkutis. Manchmal ist Urtikaria offensichtlich durch eine allergische Reaktion auf bestimmte Medikamente oder Nahrungsmittel bedingt (z. B. Fisch, Schokolade, Eier); aber in vielen Fällen kann kein Allergen nachgewiesen werden.

Viele, wenn nicht alle Fälle werden nun als allergische Reaktion auf Insektenbisse (Flöhe) angesehen. Dermographismus oder Urtikaria durch Kälte oder Hitze kommen besonders in der späteren Kindheit vor. Die Phase der Überreaktion auf einen auslösenden Reiz fällt oft mit einer Zeit der Instabilität und größerer Belastungen zusammen.

Bei der Diagnose und Behandlung von Urtikaria wird die umfassende Betrachtungsweise den Arzt davor bewahren, alle Fälle auf eine Ursache zurückzuführen, sei es eine körperliche oder eine psychische, sondern er wird sein Netz weit auswerfen.

Generalisiertes Ekzem

Das generalisierte Ekzem ist eine hereditäre Krankheit, die nicht bloß ein »Hautausschlag« ist. Immunologische Vorgänge spielen eine große Rolle, ein hoher Titer von IgE kann nachgewiesen werden. Die vasokonstriktorischen Mechanismen der Haut sind pathologisch. In manchen Fällen entwickelt sich ein grauer Star (*Ingram* 1955). Das generalisierte Ekzem sollte nicht automatisch gleichgesetzt werden mit Allergie. In der Praxis findet man, daß eine positive Hautreaktion auf ein Protein nicht notwendigerweise die Ursache dieses Ekzems anzeigt. Setzt man Nahrungsmittel, die stark positive Hauttests ergaben, von der Kost ab, dann muß sich das Ekzem nicht unbedingt daraufhin bessern (*Sneddon* 1966).

Behandlung

Außer in leichten Fällen ist eine langdauernde Beobachtung nötig. Die Lokalbehandlung ist sehr wichtig. Zu ihren Aufgaben gehört das Fernhalten von Infektionen, das Austrocknen nässender Areale und die Bekämpfung von Entzündungen. Die Verwendung von Steroiden hat die Behandlung des kindlichen Ekzems völlig umgewandelt. Oral werden sie nur in Ausnahmefällen von weitverbreitetem Ekzem gegeben, das auf keine andere Behandlung anspricht. Die Lokaltherapie ist fast immer wirksam. Eine stärkere Resorption soll vermieden werden, was mit 1%igen Hydrocortisonpräparaten oder ähnlichen sichergestellt ist. Hautatrophie kommt kaum vor außer bei starken Cortisonpräparaten über längere Zeit.

Die Behandlung sollte nicht nur auf die Haut des Kindes beschränkt sein. Die Eltern brauchen Rat und Unterstützung in ihrem Bestreben, dem Kinde ein weitgehend normales Leben zu ermöglichen. Sie brauchen auch Verständnis und Hilfe für die schwierige Aufgabe, das Kind wirksam und adäquat zu pflegen, ohne es durch Überängstlichkeit und Pedanterie zu schädigen. Durch eine umfassende Betrachtungsweise wird der Circulus vitiosus manchmal unterbrochen, und das Kind kann darauf überraschend und dankbar reagieren.

Carol H., ein siebenjähriges Mädchen, litt seit dem Alter von 1½ Jahren an Ekzem. Als sie zum ersten Mal untersucht wurde, waren nur ihre Arme, ihre Beine, ihr Gesicht und der Stamm leicht betroffen. In Phasen der Verschlimmerung konnte sie wegen Juckreiz nächtelang nicht schlafen. Die Haut war früher schon oft behandelt worden, aber nie der ganze Patient.

Ein wichtiger Punkt war der, daß das Ekzem sich zu bessern schien, wenn Carol von zu Hause fort war. Aus diesem Grunde wurde der familiäre Hintergrund besonders sorgfältig erforscht.

Carol war sich in letzter Zeit in hohem Maße bewußt geworden, daß ihr Ekzem ihre Erscheinung beeinträchtigte. Es fehlte ihr an Selbstvertrauen in bezug auf ihre Fähigkeiten, und sie verlangte von ihren Eltern, daß diese alle ihre Schulaufgaben drei- bis viermal durchsahen.

Die Eltern waren sehr ängstlich; die Mutter hatte das Gefühl, sie sei unfähig, mit Carol und ihren Schwierigkeiten fertig zu werden. Sie setzten den Ausbruch des Ekzems in Beziehung zur Ankunft eines jüngeren Geschwisterchens, die wiederum zusammenfiel mit dem Umzug der Familie in einen anderen Distrikt und der häufigen geschäftlichen Abwesenheit des Vaters. Die Mutter versicherte, daß in der ersten Zeit das Ekzem so schlimm war, daß sie ihre ganze Zeit für die Pflege desselben brauchte und den Säugling »gerade nur fütterte und wieder ins Bettchen legte«.

Es wurde nichts Neues in der Behandlung von Carols Haut eingeführt. Die Aufmerksamkeit wurde auf die Angstgefühle der Mutter konzentriert, und es wurde versucht, ihr zu einem besseren Selbstbewußtsein zu verhelfen. Glücklicherweise war sie für Zuspruch und Beruhigung zugänglich, und die Aufgabe wurde erleichtert dadurch, daß Carol einen neuen Lehrer bekam, der sich besonders verständnisvoll und hilfsbereit zeigte.

Nach zwei Monaten trat eine deutliche Besserung in Carols Haltung ein, und die Eltern sahen, daß ihre eigene veränderte Haltung dazu beigetragen hatte. »Es ist, wie wenn sie ein anderes Kind wäre«, sagten sie. Nach 5 Monaten bestanden nur zwei kleine ekzematöse Stellen an Friktionsflächen.

Akne vulgaris

Diese Krankheit, die hauptsächlich in der Pubertät vorkommt, ist meist verbunden mit pubertätsbedingter Überaktivität der Schweißdrüsen. Der Jugendliche kann besonders beunruhigt sein durch die weitverbreitete Vorstellung, Akne vulgaris hänge in gewissem Sinne zusammen mit sexueller Betätigung. Es ist wichtig, dem Jugendlichen zu erklären, daß in dem Alter, wo man im Begriffe ist, erwachsen zu werden, Veränderungen in verschiedenen Partien des Körpers natürlich sind. Die Haut ist eine dieser Partien. Weil sie sich auf den Zustand des Erwachsenen in bezug auf Behaarung vorbereitet, tritt eine Veränderung in der normalen Hautsekretion ein, und die Fettabsonderungen sind manchmal während dieser Umstellungszeit stark. Zu dieser Zeit besteht daher auch eine größere Anfälligkeit für Akne. Es sollte betont werden, daß die Veränderung natürlich und »normal« ist, wenn auch eventuell etwas verstärkt, daß bei sorgfältiger Hautpflege die Tendenz zur Akne vorübergehend sein wird und daß in den meisten Fällen keine bleibende Verunstaltung zurückbleibt.

Die Notwendigkeit peinlicher Sauberkeit von Haut und Haar soll taktvoll betont werden. Lokale Anwendungen sind nützlich und ermutigend. Kleine Dosen von Oxytetracyclin über mehrere Monate gegeben helfen oft, weil sie vermutlich die durch fettspaltende Organismen produzierten reizenden Fettsäuren vermindern.

Streß spielt eine gewisse Rolle, weil die Akne gewöhnlich gegen Ende des Schuljahres oder wenn der Patient auch sonst unter stärkerer Spannung steht, am stärksten hervortritt. Der beunruhigte Patient braucht Beratung, Hilfe und Zuspruch. Schon kleine Pusteln scheinen ihm von großer Bedeutung zu sein, da sie soziale Kontakte einschränken und die Reaktionen der Erwachsenen beeinflussen. Man sollte ihn nicht leichthin mit der Phrase entlassen »Es fehlt dir nichts«. Noch darf man seinen Ängsten mit Spott begegnen: damit erreicht man nur, daß der Patient ein zweites Mal nicht mehr um Hilfe fragt. Wenn seine Befürchtungen nicht beachtet werden, wird er von sonst vermeidbaren Ängsten geplagt; wenn die Haut nicht genügend behandelt wird, können leicht häßliche Spuren zurückbleiben.

Alopecia areata

Diese Krankheit ist charakterisiert durch mehr oder weniger plötzlichen Haarausfall an scharf umschriebenen Stellen, meist im Bereich des behaarten Kopfes. Die kahlen Flecken gehen manchmal ineinander über und können zu einer totalen Glatze führen. Zusätzlich zur Kopfhaut können auch Augenbrauen und Wimpern und gelegentlich die gesamte Hautoberfläche betroffen sein.

Alopecia areata ist manchmal kombiniert mit einer schweren emotionellen Störung und scheint dann eine der »Schock-Reaktionen« des Körpers auf eine schwere psychische Störung zu sein. In den meisten Fällen kann aber keine emotionelle Störung eruiert werden, ausgenommen die, welche sich als Reaktion auf die Hautkrankheit entwickelt, und die Ursache bleibt in diesen Fällen unbekannt, wenn auch eine Autoimmunkrankheit in Frage käme.

Kahlheit für ein Kind kann sehr peinlich sein, und selbst wenn der mitfühlende Arzt nicht viel zur Heilung der kahlen Hautstellen beitragen kann, vermag er dem Kind (und seiner Familie) doch oft zu helfen, mit den emotionalen Schwierigkeiten fertig zu werden.

Pruritus ani

Oxyuren

Weitaus die häufigste Ursache von Pruritus ani bei Kindern ist die Infektion mit Oxyuren (obwohl perinealer Juckreiz nur bei einer Minderheit der infizierten Kinder vorkommt). Bei diesen kann sie nicht nur Pruritus ani erzeugen, sondern sekundär auch Schlaflosigkeit und gelegentlich Schulversagen.

Oxyureneier können leicht nachgewiesen werden durch Anwendung eines adhäsiven Zellulosestreifens, der zuerst auf die Haut nahe beim Anus aufgelegt und dann auf einen Objektträger gepreßt wird, der mit der schwachen Vergrößerung des Mikroskopes untersucht wird. Wenn ein Familienmitglied infiziert ist, sind es die anderen wahrscheinlich auch und sollten untersucht werden. Die Behandlung besteht aus der Verordnung von Piperazin oral und aus Ratschlägen über das Abschneiden und Reinigen der Fingernägel. Wenn Rückfälle auftreten, sollte die Behandlung wiederholt werden und die übrigen Familienmitglieder sollten auch behandelt werden. Es sollte nicht vergessen werden, daß die Mutter durch die Infektion des Kindes sehr beunruhigt sein kann; der Arzt sollte betonen, daß die Infektion harmlos, daß niemand schuld daran ist und daß man sich nicht zu schämen braucht.

Andere Ursachen

Das Kind, das sich immer an seinem »Hinterteil kratzt«, tut dies, um entweder körperliche oder psychische Reizung zu lindern. Seine Unterwäsche kann rauh, schmutzig oder naß sein; es können eine Intertrigo, eine Skabies, eine Analfissur oder ein unbehandelter Diabetes mellitus bestehen, bei welchem die Anal- und Genitalregion beteiligt ist. Bei manchen Kindern wird weder eine Oxyuren-Infektion noch eine der selteneren körperlichen Ursachen gefunden; sie können die Gewohnheit zu kratzen wegen einer vorübergehenden Hautläsion aufgenommen und seither aufrechterhalten haben, wenn sie nachts erwachen oder sich während des Tages unsicher fühlen. Die lokale Anwendung eines Juckreiz stillenden Mittels hilft, während gleichzeitig die zugrunde liegende Störung gesucht und behandelt werden muß.

10. Tics

Bewegungsmuster – Klinisches Bild – Differentialdiagnose – Behandlung

Vergleichsweise einfache Bewegungen, wie Sich-am-Kopf-Kratzen, können für ein Individuum charakteristisch sein; kompliziertere Bewegungsabläufe (patterns), wie des Formens von Wörtern mit der Feder auf Papier, sind oft unverwechselbar persönlich. Der latschige Gang eines Kindes kann abstechen vom hüpfenden Gang eines anderen; der gute Ballfänger von dem im Gebrauch seiner Hände Ungeschickten; der finstere Gesichtsausdruck eines Kindes vom lebhaften Mienenspiel eines anderen. Verschiedene Arten von Bewegung sind oft Ausdruck verschiedener Persönlichkeiten. Bewegung als ein Ausdruck der Persönlichkeit wird geprägt durch eine Menge verschiedener Faktoren, angeborenen und erworbenen, vergangenen und gegenwärtigen, physiologischen und pathologischen.

Gewisse Bewegungen sind insofern eindeutig abnorm, als sie unangemessen, überflüssig oder unorganisiert sind; bei andern kann die Trennung zwischen normal und abnorm Anlaß zu Schwierigkeiten geben. Das Bewegungsmuster kann sich bei Krankheit verändern, ob es sich nun primär um eine körperliche oder eine psychische Störung handelt.

Das klinische Bild

Ein Tic ist nicht eine Krankheit, sondern der Ausdruck einer zugrundeliegenden Störung. Für sie gibt es eher brauchbare Beschreibungen (siehe unter »Körperliche Untersuchung«) als Definitionen. Nur bei sehr wenigen Kindern mit Tic bestehen Hinweise auf eine organische Läsion; ein Beispiel ist der postenzephalitische Zustand – aber die Anamnese eines »zu engen Kragens« ist häufiger. Bei weitaus den meisten Fällen lassen sich keine somatischen Grundlagen und keine pathologisch-anatomischen Veränderungen nachweisen. Tics wurden als »monosymptomatische Neurosen« beschrieben, aber wir glauben, daß diese Definition ungenau ist, weil mit Ausnahme der leichtesten, vorübergehenden Tics regelmäßig noch andere neurotische Symptome oder Hinweise auf eine emotionale Störung gefunden werden können. Es wurde behauptet, daß kein Kind, das sich glücklich und sicher fühlt, je Tics entwickelt; aber es wäre wohl richtiger zu sagen, daß bei einem glücklichen, sich sicher fühlenden Kind Tics nie schwer sind und nicht bestehen bleiben.

Vor dem Alter von sechs Jahren sind Tics ungewöhnlich. Die National Child Development Study stellte eine Häufigkeit von 5% mit sieben Jahren fest, Knaben waren stärker vertreten als Mädchen (*Pringle* u.a. 1966). Ihre Frequenz steigt dann in den mittleren Schuljahren. In der *Newcastle*-Studie lag die Durchschnittshäufigkeit bei den Schulkindern insgesamt bei 15%, unangepaßte Knaben waren häufiger vertreten (*Miller* u.a. 1974).

Die Familienanamnese

Bei Kindern mit Tics, wie bei so vielen anderen psychosomatischen Störungen, ist die Familienanamnese oft aufschlußreich. Der klinische Eindruck, daß viele Eltern von Kindern mit Tics Träger des gleichen Symptomes sind oder waren, wurde durch sorgfältige klinische Studien bestätigt (*Zausmer*, 1954). Viele Eltern haben auch Zeichen pathologischer Ängste oder sogar Psychoneurosen.

Die persönliche Anamnese des Kindes

Wenn die Anamnese des Kindes sorgfältig aufgenommen wird, findet man oft, daß andere Störungen dem Auftreten der Tics vorangegangen sind. Viele Tiqueurs sind lange Zeit ungewöhnlich empfindlich, gespannt, »nervös«, schüchtern oder furchtsam, erregbar oder unruhig gewesen. Man findet Angaben über Furchtsamkeit und Weinerlichkeit, Verdrossenheit, Ungeselligkeit, Wutanfälle, Schlafstörungen, Rastlosigkeit und andere Hinweise auf Spannung und Angst, die manchmal den Tics vorangehen, meist aber gleichzeitig vorhanden sind. Eine zugrunde liegende Spannung ist fast immer vorhanden, wenn sie auch in manchen Fällen tief verborgen ist.

Auslösende Faktoren

Bei manchen Kindern mit Tics ergibt die Anamnese eine heimtückische oder eine dramatische plötzlich auslösende Ursache; aber diese ist meist nur einer von vielen Einflüssen, die in der vorliegenden Störung gipfeln. Zwinkern kann nach einer Konjunktivitis persistieren, Herunterziehen eines Mundwinkels nach ekelerregenden Erlebnissen. Eine Bewegung, die ursprünglich ein sinnvoller Akt war, ist in solchen Fällen aus dem Zusammenhang herausgelöst worden und bleibt bestehen, weil der Boden dafür vorbereitet ist. Der Tic, der zuerst die zweckmäßige reflektorische Antwort auf einen Reiz war, wird sekundär emotionalen Einflüssen untertan: er dient jetzt als motorische Befreiung von emotionaler Spannung.

Körperliche Untersuchung

Bei der körperlichen Untersuchung zeigt sich, daß die meisten Tiqueurs mager sind. In seltenen Fällen kommt es aber auch vor, daß die zugrundeliegende Angst von Heißhunger begleitet ist, und dann resultiert eine Fettsucht. Abgesehen von den Tic-Bewegungen bestehen keine Hinweise auf eine Erkrankung der Muskulatur oder des Zentralnervensystems.

Bei der Beschreibung der Tics an sich schildern wir nur ein Symptom. Ein Tic kann vorsätzlich vom Tiqueur reproduziert werden, genau so wie von seinen gesunden Schulkameraden. Aber der Tiqueur kann von sich aus die Bewegung nicht unterdrücken. Eine normale Bewegung wird dann zum Tic, wenn sie inadäquat und unwillkürlich wird. Der Tic ist eine plötzliche blitzartige Bewegung, die sich in unregelmäßigen Intervallen wiederholt. Er hat die Tendenz, ausgeprägter unter dem Einfluß von Streß zu werden. Er ist weniger ausgeprägt, wenn die Aufmerksamkeit des Kindes abgelenkt wird, und er sistiert während des Schlafes. Die Ausführung von anderen Bewegungen ist unbehindert.

Tics können in jeder Muskelgruppe auftreten. Die Häufigkeit nimmt von oben nach unten ab; am meisten sind Gesicht und Kopf befallen. Die in der Praxis am häufigsten vorkommenden Tics sind Blinzel- und Zwinkertics, Stirnrunzeln, Grimassieren, Nasenrümpfen, Schnüffeln, Zurückwerfen des Kopfes, Räuspern, Verdrehen des Rumpfes, Achselzucken, Arm- und Handschleudern, Zupfbewegungen der Finger. Andere Bewegungen können auch als Tics bezeichnet werden, aber wir rechnen Fingerlutschen, Nägelbeißen und ähnliches nicht dazu, weil diese nicht blitzartig ablaufen und im allgemeinen willentlich unterdrückt werden können.

Desmond U., ein sechsjähriger Knabe, wurde vom Hausarzt eingewiesen. Er war unaufhörlich in Bewegung mit Haarzupfen und Zukneifen von Augen und Mund. Wenn die Mutter zurückdachte, so glaubte sie, daß die Tics wahrscheinlich kurz nach Schuleintritt angefangen hatten und dann allmählich immer ausgeprägter wurden. Er schien viel »nervöser« und irritierbarer geworden zu sein, und in letzter Zeit näßte er gelegentlich bei Tag. In der Schule wurde er als intelligent bezeichnet, hatte aber in letzter Zeit in seinen Leistungen nachgelassen.
Die Bewegungen waren zwecklos, unwillkürlich, wiederholten sich, waren plötzlich abrupt, traten in unregelmäßigen Intervallen auf und waren im Gesicht lokalisiert. Andere Symptome fehlten.
Desmonds Zwillingsschwester wurde als gesund, aber als sehr geschwätzig, Aufmerksamkeit heischend, geschildert. Sie und Desmond hatten bis vor kurzem im gleichen Zimmer geschlafen und Desmond hatte die Trennung übelgenommen. Desmond war immer eher unartig und ein Linkshänder gewesen; der Vater wollte ihn mit Strenge und Prügeln zum Bravsein und zur Rechtshändigkeit bringen. Die Mutter war eine überängstliche Frau, die auf »gute Erziehung« bedacht war und vor allem höfliche Manieren verlangte. Sie war unglücklich über Desmonds Bewegungen, über sein Benehmen und über seine schlechten Schulleistungen.
Der Knabe kam eine Zeitlang zur Spiel-Therapie und die Mutter zur Gruppenpsychotherapie mit anderen Müttern zusammen. Es zeigte sich eine langsame, aber dauernde Besserung in bezug auf Tics, und nach einigen Monaten berichtete die Mutter, sie sei glücklich, daß auch das allgemeine Verhalten und das Benehmen des Knaben sich gebessert hätten.

Diagnose

Die Diagnose von Tics wird nicht nur auf Grund der charakteristischen Bewegungen gestellt, sondern auch durch die Anamnese, durch den Ausschluß einer organischen Krankheit und den Nachweis einer emotionalen Störung. Für eine befriedigende Diagnose sollten alle diese Kriterien erfüllt sein. Als Beispiel kann der oben beschriebene Fall folgendermaßen zusammengefaßt werden: »Sechsjähriger Knabe. Linkshänder, mit einer ängstlichen Mutter und einem fordernden Vater; kein Hinweis auf eine organische Krankheit; hat einen Gesichtstic im Zusammenhang mit emotionaler Spannung, ausgelöst durch den Schulstreß«.

Differentialdiagnose: einige andere Bewegungsstörungen

Chorea

Chorea ist selten, im Vergleich zu den Tics sind die Bewegungen ausgebreiteter und werden weniger oft wiederholt. Sie variieren unregelmäßig als eine Mischung von schnellen schleudernden oder wogenden Bewegungen. Die Muskeln sind hypoton, kraftlos und in ihren Bewegungen nicht koordiniert. Bei manchen Kindern mit Chorea findet man Symptome eines akuten Rheumatismus (rheumatisches Fieber).

Es gibt ferner seltene *organische Krankheiten des Zentralnervensystems,* die Bewegungsstörungen verursachen können, aber sie lassen sich mit Hilfe einer detaillierten Anamnese, einer sorgfältigen klinischen Untersuchung und Beobachtung abgrenzen. Bei *zerebellären Ausfällen,* bedingt durch kongenitale Störungen, Infektionen, Tumor oder Degeneration, sind die abnormen Bewegungen Teil einer Ungeschicklichkeit in der Ausführung von Willkürbewegungen und sind begleitet von Hypotonie und Ataxie der betroffenen Partien. Der sehr seltene *Torsionsspasmus* (Dystonia musculorum deformans) ist verbunden mit grotesken Bewegungen des Rumpfes und der Extremitäten, die oft in einem Bein beginnen und dann bilateral werden, wenn sich die Krankheit über Jahre ausdehnt. Die *zerebrale Bewegungsstörung mit Chorea-Athetose* ist ein Leiden, bei dem Körperhaltung und Tonus ebenfalls betroffen sind. Die Anamnese der abnormen Bewegungen (die sich nicht wiederholen) geht zurück bis zum ersten oder zweiten Lebensjahr. In den meisten Fällen bestand eine schwere neonatale Anoxie oder ein Ikterus. Bei *Myoklonus* finden sich Muskelzuckungen, bedingt durch lokalisierte Kontraktion von Faserbündeln, und nichtkoordinierte weite Bewegungen, die willkürlich nachgeahmt werden können.

Kinder mit Tics müssen auch unterschieden werden von den übererregbaren und von jenen mit einer »allgemeinen motorischen Unruhe«, über die ihre Eltern sagen: »Er ist immer in Bewegung« oder »er hat kein Sitzleder«. Es gibt viele Ursachen gesteigerten Bewegungsdranges, jedoch die Überaktivität beim »hyperkinetischen« Syndrom nach *Strauss-Lehtinen* (Überaktivität, Ablenkbarkeit, Impulshaftigkeit, Mißerfolg und Lernschwierigkeiten in der Schule) ist selten, sicherlich in Großbritannien, wo es nur bei einem unter 1000 bis 2000 Kindern vorkommt (*Rutter, Graham* und *Yule* 1970). Dieses »echte« hyperkinetische Syndrom kann auch bei cerebralparetischen und epileptischen Kindern gefunden werden. Gesteigerte Aktivität ist für die meisten Kinder im Alter von zwei bis drei Jahren charakteristisch, ferner auch für ältere Kinder mit einem Intelligenzalter von 2 bis 3 Jahren, für einige hochintelligente Kinder, für ängstliche und manche depressive Kinder, für Kinder, die von Eltern oder Lehrern viel benörgelt werden und für Kinder, deren häusliche kulturelle Standards sich stark von denen der Schule unterscheiden und die mit ungeeigneten Lehrmethoden unterrichtet werden (*Mac Keith* 1973).

Behandlung der Tics

Nicht in allen Fällen braucht es eine Behandlung; aber wenn diese nötig wird, sollte nicht das Symptom, der Tic, sondern die zugrundliegende emotionale Störung behandelt werden.

Allgemein steht des Kindes Sorge dahinter, nicht alles so gut zu machen, wie es der Vater, die Mutter oder der Lehrer erwarten. Die dauernden Vorwürfe der Eltern oder des Lehrers wegen des Tics tragen zu den Minderwertigkeitsgefühlen des Kindes bei. Der Tic soll daher ignoriert werden, der enge Kragen gelockert, der Druck auf das Kind erleichtert. Und es soll gelobt werden, wenn es seine Sache entsprechend gut macht.

Bei mittelschweren Fällen muß der Praktiker entscheiden, welche Behandlung er selbst durchführen kann und soll. Die Entscheidung hängt ab von seiner Erfahrung, seinen Interessen und seinen Kenntnissen auf diesem Gebiet und, nicht zu vergessen, auch von der Zeit, die er einem solchen Fall widmen kann. Es sollte versucht werden, die zugrunde liegende emotionale Spannung aufzudecken und die Ursachen zu beeinflussen. In den meisten Fällen ist eine Änderung der Haltung der Eltern nötig, sie kann durch Erklärungen und Gespräche erreicht werden.

Wenn der Tic mit schweren und vielgestaltigen Angstsymptomen verbunden ist, soll ein erfahrener Psychiater zugezogen werden. Bei diesen Fällen bietet Psychotherapie die besten Heilungschancen – nicht nur für den Tic als solchen, sondern für die weitere Persönlichkeitsentwicklung des Kindes.

Medikamente, wie Sedativa, allein verabreicht sollten bei der Behandlung eine kleine oder gar keine Rolle spielen. Ihr Gebrauch führt eventuell zu einer nur oberflächlichen Behandlung des Problems durch den Arzt; der Tic kann wohl eventuell etwas gemildert werden, wird aber oft abgelöst durch andere Symptome, die auf die zugrundeliegende Störung hinweisen. Wenn Medikamente in Verbindung mit einer psychologischen Behandlung angewendet werden, können sie einen gewissen Beitrag leisten; aber der Arzt, der in der Behandlung von Tics oder anderen psychosomatischen Störungen Erfolg hat, ist jener, der es vorzieht, den Patienten zu beraten und mit ihm über seine Probleme zu sprechen, anstatt ihm Medikamente zu verschreiben; der Arzt, der den gesamten Menschen und nicht nur das Symptom behandelt.

11. Schreien im Kindesalter

Ist Schreien von Bedeutung? Die Physiologie des Weinens. Schreien in der Neugeborenenperiode, in den ersten Lebensmonaten, Winde, Drei-Monat-Kolik. Weinen beim Kleinkind. Zahnen, Weinen im frühen Schulalter, Atemnot, Weinen in der späteren Kindheit, Kinder die selten schreien. Die Behandlung des Schreiens, der Drei-Monat-Kolik. Der Schnuller als Friedensstifter

Ist Schreien von Bedeutung?

Der Arzt hat immer schon dem Schreien Beachtung geschenkt, dem schrillen Schrei bei Meningitis oder dem plötzlichen, überraschten Aufschrei bei Invagination. Er tut es auch jetzt noch und gibt auch noch anderen Arten des Schreiens diagnostische Bedeutung. Schwestern und Ärzte hören Kinder schreien aus Protest gegen Nadeln und gegen die Trennung von ihren Müttern, und sie beginnen die traurige und manchmal unheilvolle Wirkung zu verstehen, die anhaltendes Weinen auf die Einstellung der Eltern zu ihren Kindern haben kann. *Lind* u. Mitarb. (1965, 1966) und *Wasz-Hockert* (1968) haben neue Gesichtspunkte der klinischen Beobachtung erschlossen, indem sie mit spektrographischen Aufzeichnungen nachweisen konnten, daß das Schreien von Kindern mit Down-Syndrom bzw. einigen anderen Zustandsbildern unverkennbar charakteristisch ist.

Schreien hat immer einen Grund. Der erste Schrei des Neugeborenen dient der Entfaltung seiner Lungen. Schreien weckt auch die pflegerische Fürsorglichkeit der Mutter, die für seine Existenz lebensnotwendig ist.

»Erst ringt er um Atmung; daß Schutz ihn umhegt,
wird er auf den Schoß der Mutter gelegt«

Dryden: Fabeln

Weinen kann auch auf andere Weise wohltätig sein. Ein kleines Kind kann es fertigbringen, bei einer Blutabnahme nicht zu weinen. Es wird den Eingriff aber umso eher vergessen, wenn man ihm das Weinen freistellt. Für Trauernde kann Weinen therapeutisch wirken. Aber wenn es auch manchmal wohltuend ist, Schreien sollte niemals unbeachtet bleiben, solange man nicht die mögliche Ursache festgestellt hat. Schreien kann schädlich sein. Es kann beim Säugling zum Erbrechen führen, es kann bis zu seiner physischen Erschöpfung andauern. Läßt man ein Kind wiederholt lange Zeit schreien, dann wird es ängstlich, mürrisch, es klammert sich wie eine Klette an den Erwachsenen, wird diesem daher oft lästig, ja verhaßt.

Kinder können sich schwer selbst aus dem Weinen befreien, wenn man sie sich überläßt (*Illingworth* 1955), sie werden mit der Zeit ungeduldig, anscheinend »verwöhnt«, können keine Frustrationen ertragen. »Der Mechanismus der zu dem führt, was man landläufig Verwöhnung nennt, liegt eher im Übersehen der Bedürfnisse des Kleinkindes als in deren übermäßigen Befriedigung. 25 Jahre Erfahrung haben mich gelehrt, daß verantwortungsbewußte Eltern verantwortungsvolle Kinder erziehen und daß Menschen, die gegenüber Kindern in diesem Alter nach harten Erziehungsgrundsätzen verfahren, »verwöhnte«, unfrohe Kinder großziehen, die kein Vertrauen haben zu sich selbst und auch nicht zu ihren Eltern« (*Aldrich* u. *Aldrich* 1938).

Ein Kind zu beruhigen und sein Weinen zu verscheuchen, trägt für Mutter und Vater den Lohn in sich selbst. Es erfüllt ihren Pflegeinstinkt für das Kind und befriedigt das Bedürfnis der Eltern, dabei Erfolg zu haben. Warme Gefühle für das Kind werden gefestigt, wenn dieses durch die erwartete Reaktion eine »positive Rückmeldung« erstattet. Wenn andererseits die Bemühungen der Eltern scheitern und das »Jammern« anhält, kann die Enttäuschung einem Gefühl der Verstimmung und des Ärgers Platz machen. Hartnäckiges Schreien des Kindes überfordert die Kräfte der Mutter, und stellt ihre mütterlichen Qualitäten in Frage. Aber, was noch schlimmer ist, ein unabstellbares Schreien in den ersten Lebenswochen kann dazu führen, daß sie keine richtige Liebe für das Kind aufbringt und es auch nicht verstehen lernt. Ein schreiender Säugling, ein weinendes Kleinkind sind nicht zwangsläufig Indikatoren für das Ungeschick ihrer Mütter. *Aldrich* u. a. Mitarb. (1945) haben beschrieben, daß der Säugling in den ersten Lebenswochen durchschnittlich zwei Stunden schreit, auch wenn man ihm viel Zuwendung schenkt, daß es dafür aber eine beträchtliche zeitliche Varianz nach oben oder unten gibt. Es gibt eben »friedliche« Kinder und kleine »Schreihälse«.

Die Unterschiede liegen z.T. in den Anlagen, z.T. im Milieu. Wir haben anlagebedingte Unterschiede hinzunehmen. Wir können versuchen, etwas hinsichtlich der Umweltfaktoren zu tun, ob sie nun vom Kind oder von der Mutter stammen. Wenige von uns würden allerdings das Problem so angehen, wie *Susannah Wesley*, die das Postulat aufstellt, daß die ersten Lektionen für das Kind darauf hinzielen sollten, es zu lehren, leise zu weinen. Die meisten von uns würden ein kräftiges Brüllen leichter ertragen als ein klägliches Wimmern.

Die Physiologie des Weinens

Schon *Darwin* (1889) und in neuerer Zeit *Illingworth* (1955) haben Übersichten zum Thema »Das Weinen bei Mensch und Tier« geboten. Ein Kind, das zum Weinen ansetzt, schiebt die Unterlippe vor, die dabei zu zittern beginnt, es runzelt die Stirn, das Gesicht rötet sich, die Mundwinkel werden nach unten gezogen, die Oberlippe wird hochgeschürzt, sodaß der Mund eine quadratische Öffnung bildet. Vom Alter von vier bis sechs Wochen an bilden sich bereits Tränen und nach dem zweiten Monat fließen sie bereits über die Lider. Die Atmung geht in kurze, tiefe Inspirationen und lange Exspirationen über, die wahrscheinlich auch die Gesichtsrötung bewirken. Ab dem Alter von vier bis sechs Monaten geht ein längerdauerndes Weinen oft in Schluchzen über. Diese stoßartigen Inspirationen, die Folgen eines Glottisspasmus sind, setzen sich auch nach dem Weinen fort, manchmal sogar noch, wenn das Kind bereits wieder lächelt. »Es zahlt sich meist nicht aus, das Kind zurück in sein Bettchen zu legen, wenn man es nach einem Pavor nocturnus beruhigt hat, wenn die stoßartigen Inspirationen noch nicht aufgehört haben, dann wird es sehr wahrscheinlich wieder zu weinen beginnen, wenn man es allein läßt (*Illingworth* u. *Illingworth* 1954). Schluchzen ohne Weinen kann in der späteren Kindheit vorkommen. Tiere können nicht weinen, nicht schluchzen und auch keine Tränen vergießen. Zu den Änderungen im Gesichtsausdruck und im Atmen kommt hinzu, daß das weinende Kind noch eine Zunahme der Körperbewegungen zeigt, wenn es seine Glieder anspannt und den Rumpf streckt. Solche heftigen Ausdrucksbewegungen des Körpers kommen wieder zum Vorschein, wenn das ältere Kind oder der Erwachsene mit den Füßen aufstampfen.

Das Weinen des Kindes kann informativen Charakter haben. Ein krächzender Schrei kann der erste erkennbare Hinweis dafür sein, daß das Kind ein Kretin ist. Der schrille Schrei bei Meningitis und anderen zerebralen Reizzuständen ist wohl bekannt, ebenso wie der stridoröse Schrei bei Tracheolaryngitis, das »Grunzen« bei Pneumonie, das Wimmern eines schwerkranken Kindes und die »plötzliche Erstaunen« ausdrückende Lautbildung bei einem Kind mit Invagination. Der »kurzatmige« Schrei eines Kindes mit Herzfehler (*Apley* und *Simpson* 1960) und das Miauen des Neugeborenen mit einem Katzenschreisyndrom (*Gordon* 1965) werden ebenso bekannt werden. Viele Mütter, Krankenschwestern und Kinderärzte glauben, daß sie die Unterschiede kennen zwischen dem Weinen wegen Hunger, Verlassensein oder Schmerzen, sobald das Kind einige Wochen alt ist. Man war der Meinung, daß sich diese Varianten hauptsächlich aus der unterschiedlichen Intensität des Weinens ergeben. Sonographische Aufzeichnungen zeigen allerdings deutliche Unterschiede zwischen den verschiedenen Arten des Weinens bei vielen Krankheitszuständen. Diese Unterschiede kann man erkennen lernen, wenn man die Arten der Schreie auf der Schallplatte studiert, die dem Buch von *Wasz-Hokkert* u. Mitarb. (1968) beigelegt ist.

Schreien in der Neugeborenenperiode

Es gibt gesunde Neugeborene, die vom ersten Tag an sehr viel schreien und solche, die nur wenig schreien. Ein Kind mit Ikterus schreit wenig. Perinatale Hypoxämie kann Apathie oder Übererregbarkeit zur Folge haben. Kreischen – anstelle von Weinen – ist beim Neugeborenen ein Hinweis auf eine Hirnverletzung, es kann mehrere Wochen lang bestehen bleiben. Andere charakteristische Schreie von Neugeborenen sind oben angeführt.

Das Schreien von Neugeborenen in einem Säuglingsheim wirkt anscheinend ansteckend. *O'Doherty* (1965) und *Birns* u. a. (1965) beschrieben unabhängig voneinander, wie das schreiende Neugeborene oft beruhigt und sogar zum Einschlafen gebracht werden konnte durch einen anhaltenden, tiefen, muhenden Ton. Das Geräusch eines in der Nähe eingeschalteten Staubsaugers kann dieselbe Wirkung haben. Damit besitzen wir auch eine einfache Hörprüfung, die bei schreienden Neugeborenen Verwendung finden kann. Ein anhaltender, monotoner Gehöreindruck mag aus ähnlichen Gründen beruhigend wirken wie der Versuch, das Neugeborene fest einzupacken.

Schreien in den ersten Lebensmonaten

Für ein sehr junges Kind ist es charakteristisch, daß es schreit. Dieses Faktum und die Tatsache, daß sie in den ersten sechs Monaten seines jungen Lebens wohl oft recht müde sein wird, sollte der Mutter schon während der letzten Schwangerschaftsuntersuchungen recht nachdrücklich zu Bewußtsein gebracht werden. Der Säugling hat in diesem Alter »keine andere Sprache als Schreien«, und wenn er ziemlich viel über seine Wünsche und sein Leiden spricht in der einzigen Sprache, die er beherrscht, dann tut er nicht mehr als ältere Menschen, ohne daß diese deswegen als »schlecht gelaunt« bezeichnet werden; er bringt zum Ausdruck, wie er sich nur allzu häufig fühlt. Säuglinge sind verschieden, doch wenn die Mutter unglücklicherweise ein Kind hat, das sehr leicht zum Schreien gebracht werden kann, dann sollte man mit ihr darüber reden, ob es logisch oder fair ist, dem Kind die Bezeichnung »schlecht gelaunt« zu unterstellen, oder ob die ehrliche Feststellung zutrifft, das Kind würde ihr oft lästig und mache sie außerordentlich müde.

Die üblichen Ursachen für das Schreien des Kindes sind Hunger, Alleinsein, Hitze und Kälte, Unbehagen oder Schmerzen. Ein Säugling hat zweifachen Hunger: Hunger auf eine bestimmte Menge Nahrung und Hunger auf eine bestimmte Menge Saugen. Wenn die Brustmilch sehr rasch fließt oder das Loch im Gummisauger groß ist, dann mag das Kind sein Nahrungsquantum bereits erhalten haben, es schreit jedoch trotzdem, wenn es von der Brust oder der Flasche abgesetzt wird, weil sein Saugbedürfnis noch nicht abgesättigt ist.

Allein-sein – ein dritter Hunger, nach Liebe – ist ein wichtiger Anlaß zum Schreien in den ersten Monaten wie auch später. Ist das Kind hungrig nach Nahrung, dann hört sein Schreien nicht oder nur für kurze Zeit auf, wenn es aufgenommen wird. Aber viele Kinder hören mit dem Schreien auf, wenn sie aufgenommen und liebkost werden. Manche Mütter unterschätzen das Bedürfnis ihres Kindes nach Liebe und manche Mütter und Ärzte vergessen den Nutzen von Liebkosungen durch die Annahme, daß Nahrungszufuhr die einzige Konsequenz ist, wann immer das Kind schreit.

»Winde« werden allgemein als Ursache des Schreiens angegeben. Dabei wird die Mutter genau beschreiben, wie das Schreien ihres Kindes aufgehört hat, wenn die Winde am oberen oder unteren Ende des Kindes ihren Weg ins Freie gefunden haben. »Winde« – für die amerikanische Mutter »Gase« – sind Luftansammlungen im Magen und Darm, die zum Großteil geschluckt und zu einem nur unbedeutenden Teil von der bakteriellen Fermentbildung stammen. Wenn die Brustmilch langsam fließt oder das Loch im Sauger klein ist, dann wird das Kind mehr Luft schlucken. Hat es Hunger dann schluckt es noch größere Mengen und wenn es schreit, wird die Magenwand rasch durch Luft ausgedehnt. Luft kann rasch vom Magen aufgestoßen werden, wenn das Kind aufgesetzt und über sein eigenes linkes Knie gebeugt wird (*Mac Carthy* 1964). Luft kann sich auch verfangen, kann die Darmschlingen aufblähen und Schmerzen verursachen, die das Kind laut schreien lassen. Aber Winde werden zu leicht als die Ursache des Schreiens in den ersten Monaten angenommen, wenn die Tatsache feststeht, daß das Kind Hunger hat, daß es sich unbehaglich oder alleingelassen fühlt und aufgenommen werden müßte. Schreien verursacht viel häufiger Winde als umgekehrt. Bauchschmerzen durch eine ähnliche Darmblähung mit Luft kommen auch bei Kindern von fünf bis sechs Jahren vor. (*Apley* 1959). Bei diesem später auftretenden Luftschlucken finden wir als Hintergrund emotionale Spannungen in der Familie vor.

Ein Kind kann aufwachen und schreien, wenn es einen Schnupfen hat. Es kann ihm Unbehagen bereiten, wenn es nicht durch die Nase atmen kann, oder eine begleitende Otitis media kann Schmerzen verursachen. Kinder jeden Alters schreien, wenn sie müde sind. Manche schreien, wenn sie entkleidet oder gebadet werden. Mütter schreiben Schreien einer nassen Windel zu. Es ist aber unwahrscheinlich, daß eine warme, nasse Windel ein Kind stören kann. Eher kann es ihm Freude machen, »in seinem eigenen Saft zu schmoren«, wie unerfreulich diese Vorstellung auch einem wohlerzogenen Erwachsenen sein mag. Ist sie einmal naß, dann kann die Windel mit der Zeit wohl auch kalt werden und das Kind hat dann einen Grund, zu schreien.

Die Drei-Monate-Kolik

Auch wenn sie nur ein gesteigerter Grad eines normalen Verhaltens ist – ein klinisches Bild der ersten Lebensmonate, die »Drei-Monate-Kolik« als »paroxysmaler« Erregungszustand, verdient besondere Beachtung, denn es kann der Mutter die Freude nehmen, die sie bei der Pflege ihres Kindes empfinden soll und kann auf ihre Einstellung zum Kind eine bleibende Wirkung entfalten. Die »Drei-Monate-Kolik« dauert wohl im allgemeinen nur die ersten drei Lebensmonate an, aber die Versicherung, sie wäre mit drei Monaten zu Ende, ist unklug, denn sie kann auch länger dauern. Für bestimmte Perioden, meist in der zweiten Tageshälfte, ist das Kind reizbar, schreit oder kreischt. Er »läßt sich nicht beruhigen« »will nicht schlafen«: Die Enttäuschungen können Mütter zur Verzweiflung bringen, Väter greifen zur Flasche, schlagen die Kinder oder suchen das Weite. Bei Erstgeborenen ist der Zustand häufiger. Er wird häufig in der Vorgeschichte von Kindern mit Obstipation, Kolitis oder Asthma erwähnt (*Barbero* 1959). Nur eine Minderzahl von Fällen landet schließlich beim Arzt, obwohl dieser Typus des Schreiens wahrscheinlich weit verbreitet ist.

Gewöhnlich hat das Kind von der ersten Woche nach der Krankenhausentlassung an sehr viel geschrien. Das Schreien und Brüllen konzentriert sich meist auf einen Teil des Tages, im allgemeinen auf den Abend. Man war der Auffassung, daß Müdigkeit dazu beiträgt oder bei Brustkindern, bei denen es häufig auftritt, der Hunger. Außer in seltenen Fällen ist Kuhmilchallergie nicht verantwortlich zu machen, denn wenn das Kind ins Krankenhaus kommt, gehen die Symptome zurück, obwohl die gleiche Milchnahrung fortgesetzt wurde. Ungeschickte Pflege ist nicht die Ursache. Nach *Wessel* u. Mitarb. (1954) schienen familiäre Spannungen in 22 von 48 Fällen bedeutsam gewesen zu sein. Das Schreien kann mit den häuslichen Spannungen zunehmen oder zurückgehen. Litt die Mutter an Ängsten während der Schwangerschaft, war sie bei der Geburt oder im Puerperium unerfreulichen Zwischenfällen ausgesetzt oder zweifelte sie an ihren Fähigkeiten als Mutter, dann stellten sich die Schreiattacken häufiger ein (*Barbero* u. Mitarb. 1954). Oft ist, oder zumindest scheint das Schreien ärger zu sein, wenn der Vater viel von zu Hause fort ist. Die Mutter kann seine Hilfe missen oder der Überzeugung sein, er bleibt aus, weil er auf das Kind eifersüchtig ist oder befürchten, sie kümmere sich nicht genügend um sein Abendessen und seine Bequemlichkeit. Die Ergebnisse der Therapie unterstützen die Ansicht, daß eine Vielfalt von Ursachen zuständig ist, denn man kann bei manchen Kindern oder bei manchen Gelegenheiten günstige Wirkungen sehen, wenn man das Kind aufnimmt, wenn man ihm einen Schnuller gibt oder Wasser oder eine Mahlzeit. Solche Maßnahmen werden wahrscheinlich wirksam – falls sie wirksam werden – wenn sich Ereignisse überstürzen. Die eigentliche zugrunde liegende Ursache scheint in einem Mangel an mütterlichem Vertrauen zu liegen, ob dieser nun aus ihrer frühen Kindheit stammt, ihren Erfahrungen mit der Schwangerschaft, der Geburt und dem Puerperium oder sekundär von den verbitternden und frustrierenden Schwierigkeiten mit dem Kind abzuleiten ist, das sich durch nichts beruhigen läßt.

Die Behandlung des Syndroms wird am Ende dieses Kapitels diskutiert.

Das Kind im zweiten Lebensjahr

Das Kleinkind erträgt das Warten auf eine Mahlzeit besser als ein Säugling, es weint aber dafür eher aus Langeweile. Es kann hungrig sein oder sich unbehaglich fühlen. Es kann müde oder krank sein. Es kann Ohrenschmerzen haben oder Atemnot bei einer Erkältung. Es kann ein Ekzem haben. Es kann sich alleingelassen oder von der Mutter vernachlässigt fühlen und sich nach Kontakt mit ihr sehnen. Wurde es früher sehr oft von ihr aufgenommen, dann ist sein Kontaktbedürfnis wahrscheinlich größer als bei anderen Kindern.

Der Zahndurchbruch kann besonders bei den Eckzähnen und Prämolaren von Schmerzen begleitet sein. Ein bekannter Pädiater pflegte die These zu vertreten, daß »der Zahndurchbruch nichts anderes hervorbringe, als Zähne«. Doch trotz der Tatsache, daß viele Kinder durch das Zahnen überhaupt nicht tangiert werden, sind die Kinderärzte heute vom Zusammenhang zwischen der Verstimmung der Kinder und dem, was an ihrem Gaumen vor sich geht, überzeugt. Sie akzeptieren auch die klinische Erfahrung, daß der Zahnwechsel begleitet sein kann von Husten, Bronchitis, Durchfällen und einer ammoniakalischen Windeldermatitis. Die Gefahr der Diagnose »Zahnung« liegt darin, daß sie als ausreichende Erklärung für das Schreien des Kindes angesehen wird, daß dabei auf eine genauere Untersuchung des Kindes verzichtet und z. B. ein entzündetes Trommelfell übersehen wird. Gegen Zahnungsschmerzen kann Aspirin in löslicher Form, 3×150 mg im Tag für die Dauer von drei Tagen, eine große Hilfe sein.

Schreien ist oft ein großes Problem um den ersten Geburtstag herum. Es tritt oft dann auf, wenn Mutter und Kind allein sind. Es kann sein, daß ein durchaus normales Maß an Schreien die Mutter extrem stört, wenn sonst niemand in der Wohnung ist und es kann auch sein, daß sich ihr Verhalten dem Kind gegenüber in dieser Situation ändert.

Das Kleinkindalter

Kinder weinen allgemein recht häufig, wenn sie unglücklich sind und Liebe brauchen. Manche Kinder weinen, wenn sie wach werden oder geweckt werden. Mit zwei Jahren beginnt die Trotzphase, und die kluge Mutter akzeptiert das »nein« und »nicht« des Kindes als willkommenes Zeichen seiner Persönlichkeitsentwicklung. Kann sie solche Äußerungen nur schwer ertragen und hält sie sie für Zeichen des Ungehorsams, kann es langdauernde Kämpfe und Verstimmungen geben. Ab dem 2. oder 3. Lebensjahr können Kinder bei Nacht aus Angst vor der Dunkelheit weinen. Bei Alpträumen und Pavor nocturnus tritt ebenfalls Weinen auf, wie oben geschildert im Alter von vier bis acht Jahren.

Kinder zeigen eine recht unterschiedliche Frustrationstoleranz, doch auch bei ruhigen, wenig erregbaren Kindern gibt es Wutausbrüche im dritten, vierten und fünften Lebensjahr. Sie sind Ausdruck von bestimmten Phasen der Persönlichkeitsentwicklung, wenn der Zustand der Abhängigkeit durch den der Unabhängigkeit abgelöst wird. Sie häufen sich daher um das vierte Lebensjahr herum und in der Pubertät (Trotzalter).

Respiratorische Affektkrämpfe

Im Verlauf eines zornigen, aggressiven Schreiens kann es dazu kommen, daß einem Kind plötzlich der Atem »wegbleibt«. Bei maximaler Exspiration unterbricht das Kind sein Schreien und wird rasch zyanotisch. Gelegentliche Attacken dieser Art treten bei 50% aller Kinder auf. Sie setzen meist vor dem Alter von 18 Monaten ein und finden mit sechs Jahren ein Ende, wenn jähzorniges Schreien sehr selten wird. In manchen Fällen verlieren die Kinder das Bewußtsein, oft treten Muskelzuckungen auf. Kinder mit respiratorischen Affektkrämpfen sind in der Regel aktiv. Da sie meist sehr heftig auf bestimmte Situationen in einer Weise reagieren, die die Grenzen der Normalität zu überschreiten scheinen, werden sie oft als »gestört« klassifiziert. Das Kind kann die Anfälle dazu benützen, um die Aufmerksamkeit der Eltern auf sich zu lenken.

An sich sind die Krämpfe harmlos. Das sollen auch die Eltern wissen, und wir sollten sie darüber im Zusammenhang mit einer Aussprache über Kindererziehung aufklären.

Paroxysmale Schwindelattacken

Still (1938) und *Harvey* (1967) haben bei zwei- bis sechsjährigen Kindern Attacken beschrieben, in denen sie plötzlich ängstlich aufschreien, weil sich der Raum dreht oder der Fußboden schwankt. Sie halten sich dabei oft an einen Erwachsenen an oder bedrängen ihn, sich niederzusetzen, um nicht umzufallen.

Weinen bei älteren Kindern

Wenn ältere Kinder die Neigung zeigen, unerwartet in Tränen auszubrechen, dann muß man annehmen, daß das Kind chronisch übermüdet ist und mehr Schlaf braucht oder daß es krank ist. Das Kind kann dabei außergewöhnlich ängstlich oder aufgeregt sein. Das Kind kann von den Eltern oder von der Schule überfordert sein oder es kann sich selbst unrealistisch hohe Ziele setzen und verzweifelt sein, weil seine Leistungen nicht seinen Erwartungen entsprechen. Gelegentlich kommt bei Kindern auch eine Depression vor. Die kindliche Depression ist gewöhnlich eine reaktive Form. Sie kann sich in somatischen Symptomen äußern wie Schmerzen, sie kann als Apathie in Erscheinung treten mit frühem morgendlichem Erwachen und Weinerlichkeit.

Kinder, die nicht (oder nur selten) weinen

Die Mutter eines geistig behinderten Kindes beschreibt oft, daß ihr Kind als Säugling »sehr brav« gewesen sei und »überhaupt keine Schwierigkeiten« bereitet habe. Es gibt Säuglinge, die nur wenig schreien. Wenn man sie aber untersucht, dann sind sie sehr munter und interessiert.

Beschreibt eine Mutter ihr Kind auf ähnliche Weise, dann soll der Arzt auf alle Fälle an die Möglichkeit des Bestehens einer geistigen Behinderung denken und eine genaue Entwicklungsuntersuchung einleiten. Er muß allerdings überaus vorsichtig daran gehen, wenn er die Mutter auf diese Möglichkeit aufmerksam macht.

Die Behandlung des Schreiens

Allzu oft wird die Meinung geäußert, daß Mütter von Natur aus mit einem instinktiven Wissen ausgestattet sind, das es ihnen möglich macht, mit ihren Kindern richtig umzugehen, auch mit dem ersten. Elternkurse für Schwangere bieten ihren

Teilnehmerinnen praktisch sehr nützliche Instruktionen über die Technik des Stillens und des Badens der Kinder. Es müßte allerdings mehr von allgemeinen Schwierigkeiten gesprochen werden, besonders vom Wechsel der Einstellungen und Gefühle, die eine Mutter in verschiedenen Phasen ihrem Kind und ihrem Gatten gegenüber durchlebt. Es ist nützlich für sie, schon vorher zu wissen, daß sie sich wahrscheinlich auf einige Monate gestörter Nachtruhe einstellen muß; daß das Kind manchmal schreien wird, manchmal wieder »brav wie ein Engel« sein mag; daß man das Kind in den ersten Monaten verwöhnen darf, da seine Bedürfnisse viel zu stark sind, um unterdrückt zu werden; daß es also kein Fehler ist, seinen Wünschen nachzugeben.

In den ersten Wochen kann der Rat einer freundlichen Nachbarin, einer Verwandten oder einer Gesundheitsfürsorgerin außerordentlich hilfreich sein, einerseits um der Mutter praktische Hinweise zu geben, wie sie es machen soll, andererseits um ihr klar zu machen, daß das Schreien des Kindes keineswegs unbedingt ihrem Schuldkonto anzulasten ist. Der Hausarzt kann veranlassen, daß irgendjemand, notfalls er selbst, diese wesentliche Hilfe gibt. Manchmal wird er familiäre Spannungen entdecken, deren Ursachen geklärt werden können, um die Lage zu erleichtern.

Für das Schreien gibt es immer einen Grund, nur ist es nicht immer leicht, ihn zu finden. Einige häufigere Ursachen in verschiedenen Altersstufen wurden angeführt. Ein Kind mag für eine bestimmte Zeit reizbarer und weinerlicher sein. Die Aufregungen zu Feiertagen oder zu Weihnachten kann ein Kind der Familie in beste Stimmung versetzen, ein anderes völlig durcheinanderbringen. Im wesentlichen braucht das Kind Trost vor allem durch Beseitigung der Ursache seines Unbehagens, ob organischer oder emotionaler Natur. Es tut keinem Kind gut, wenn es wiederholt längere Zeit weinend sich selbst überlassen wird. Wenn Säuglinge schreien, dann sollen sie aufgenommen und beruhigt werden. Das heißt nicht, daß man sie immer schon gleich bei den ersten Klagetönen aufnehmen soll. Manche Säuglinge quengeln für ein paar Minuten, wenn man sie schlafen legt. Bei etwas älteren Kindern dient es oft als recht gezielter Versuch, ob die Mutter wohl herbeieilen wird.

Die Behandlung der Drei-Monat-Kolik bedarf einer speziellen Darstellung. Der Arzt ist meist der Ansicht, es handelt sich um eine bedeutungslose Störung, die wahrscheinlich nach dem dritten Monat verschwindet. In Wirklichkeit ist sie aber ein Symptom, das die sorgfältige Untersuchung und Behandlung verdient, die der Arzt bieten kann, denn die ersten Lebenswochen sind besonders wichtig für die Entwicklung von Liebe und Verständnis der Mutter für ihr Kind. Die wahrscheinlichen Mechanismen ihrer Entstehung, die auslösenden und zugrundeliegenden Ursachen wurden auf S. 136 besprochen.

In der von *Wessel* u. Mitarb. (1954) beschriebenen Studie über 48 Kinder beruhigten sich 25, wenn Eltern mit ihnen herumgingen und sie schaukelten, 14 reagierten auf Wasser oder den Schnuller, 8 auf Wärme auf den Bauch und 4 auf mehr Nahrung. Um Hunger in den Abendstunden zu vermeiden gibt man vom frühen Nachmittag an Mahlzeiten in zunehmend kürzeren Intervallen. Wenn das Kind noch Brustnahrung erhält, kann man die häufigeren Mahlzeiten durch Flaschenmilch ergänzen. Mit einer Änderung der Ernährung kann man bestenfalls vorübergehend eine Linderung erreichen. Das Spasmolytikum Methylskopolamin (Skopyl), 1–3 Tropfen jeweils 15 Minuten vor der Mahlzeit sublingual bei einer maximalen Tagesdosis von 18 Tropfen, erleichtert die Darmkoliken, die die häufigste Ursache der Schmerzen darstellen. *Mac Carthy* (1964) bemerkt, daß die Mutter »verkrampft oder kühl sein kann, ungeschickt oder abweisend, doch sollen wir uns erinnern, daß diese Zustandsbilder auf unbedeutende Anlässe zurückgehen, daß daraus ein Circulus vitiosus entsteht, in dem die Angst zunehmend wächst und sich die Liebe abkühlt ... Was die Frau braucht, ist eine gute Gelegenheit zur Aussprache über alle Probleme für nicht weniger als 40 Minuten und nicht nur für einmal...«

Als weiteres Mittel kann man Chloralhydrat geben: 60 mg pro Teelöffel Sirup vor jeder Mahlzeit oder auch die doppelte Dosierung werden schließlich zum Ziel führen, wenn die Behandlung drei bis vier Wochen fortgesetzt wird. Mit $3 \times 1/2$ bis 1 Tablette Phenobarbital 0,015 mg bis zum Eintritt der Wirkung kann man Gleiches erreichen. Aber auch die Einweisung des Kindes ins Krankenhaus ist voll berechtigt, um der Mutter und dem Vater wieder einige Nächte der Ruhe zu geben ... Die ersten drei Monate mit dem Kind sollten eine Zeit der Freude sein und kein Fegefeuer. Aber auch dann, wenn das Schreien schließlich vergessen und vergeben ist, muß man fürchten, daß es Narben hinterlassen hat. Darum geben wir lieber der Mutter etwas Zeit zur Entspannung, knausern nicht mit Chloralhydrat und fangen früh genug damit an. Wir sollten, wenn wir die Mutter beruhigen, daran denken, daß für Eltern die Aussicht auf auch nur wenige Wochen des Schreiens beinahe unerträglich sein kann.

Barbero (1957) findet, daß die gemeinsame Aufnahme von Mutter und Kind im Krankenhaus eine sehr wertvolle Behandlungsmethode sein kann – und damit stimmen wir überein. Sie trennt Mutter und Kind für die ersten zwei Tage. Mittlerweile wird mit der Mutter gesprochen, um einiges herauszuholen über ihre eigene seelische Entwicklung, über die Belastungen durch die Heirat, die Schwangerschaft und ihre Arbeit, die mit ihren Auffassungen über das Kind und seine Bedürfnisse in Widerspruch stehen. Nach 48 Stunden schaut sie nach, wie es um ihr Kind steht, bleibt noch ein oder zwei Tage und dann gehen beide heim. Nach dieser Methode fand er komplette oder beträchtliche Besserung bei 29 von 30 Kindern. Das eine ungebesserte hatte eine Pylorusstenose. Nach der Entlassung bestätigten die Mütter den ausgezeichneten Erfolg.

Der Schnuller wird von vielen Müttern verwendet, um dem Schreien vorzubeugen oder ein Ende zu setzen. Es ist sicher nicht notwendig, daß das Kind den ganzen Tag den Schnuller im Mund hat, doch kann man ihm seinen Nutzen nicht absprechen (*Mac Keith* 1956/57). Er ist manchmal erfolgreich bei Kindern mit einer Drei-Monat-Kolik und bei solchen, die unerklärlicherweise in einem anderen Alter schreien. Er ist aber auch ein Spezifikum gegen Rumination. In der »Tausend Familien von Newcastle«-Studie verwendeten 60% der erfolgreichen Mütter Schnuller, und es fehlte jeder Beweis, daß sich unter ihnen mehr Kinder mit Infektionen, Kieferdeformationen oder Zahnstellungsfehlern befanden (*Spence* u. a. 1954). Auch gibt es keine Schwierigkeiten, Kinder von ihm zu entwöhnen (*Wessel* u. a. 1954).

Beim älteren Kind, das weint, läßt sich die Ursache, woher es kommt, »von Sinneseindrücken oder aus der Seele«, wie sich *Still* (1938) ausdrückte, allgemein leichter finden als beim Kind in den ersten Lebensmonaten. Daher läßt sich auch leichter helfen.

Die Behandlung des nächtlichen Schreiens wird in Kap. 12 bei den Schlafstörungen besprochen.

Zusammenfassung

Auch wenn der Arzt nicht immer eine exakte Diagnose stellen kann, so kann er doch dem Kind und den Eltern helfen, in dem er verschiedene mögliche Ursachen ausschaltet, die allein oder partiell das Kind zum Schreien veranlassen können. Wenn sich die Summe seiner Beschwerden verringert, kann das Kind imstande sein, mit ihnen fertig zu werden. Hören wir auf die Eltern (oder den kleinen »Schreihals«), sprechen wir mit ihnen über ihre Ängste, was mit dem Kind wohl los sein könnte oder mit ihnen selbst, den Eltern, dann haben wir einen wichtigen Beitrag geleistet für die bessere Wohlfahrt des Kindes und seiner Familie.

12. Schlafstörungen

Der Schlaf im Wandel der kindlichen Entwicklung: normale Varianten und unvermeidliche Schlafstörungen. Frühe Lernprozesse. Schwierigkeiten beim Einschlafen; nächtliches Aufwachen; Alpträume. Pavor nocturnus und Schlafwandeln. Schlafstörungen und ihre Behandlung

Der Schlaf im Wandel der kindlichen Entwicklung, seine normalen Varianten

Es gibt zwei Arten von Schlaf. Den tiefen Schlaf mit regelmäßiger Atmung und nicht entspannter Muskulatur und den leichten Schlaf (REM-Schlaf; rapid eye movements), in dem das Herz rascher schlägt, die Atmung aus dem Rhythmus fällt, die Muskeln entspannt sind und die Augen (mit Ausnahme Blindgeborener) unter den Augenlidern in rascher Bewegung das Gesichtsfeld der Traumlandschaft absuchen.

Im ersten Lebensjahr entwickelt sich der Schlaf aus Perioden, die selten länger als vier Stunden dauern, sich aber bis zu 19 Stunden im Tag summieren können, zu einer Reihe kürzerer Schlafperioden bei Tag und einer längeren in der Nacht. Dabei lernt das Kind auch Störungen aus der Umgebung hinzunehmen. Mit einem Jahr schläft es 14 bis 16 Stunden im Tag, und wenn es fest läuft, reduziert sich der Tagesschlaf gewöhnlich auf eine Schlafperiode. Mit 2 1/2 Jahren brauchen die meisten Kinder im Durchschnitt nur noch 12 bis 14 Stunden täglich, doch der Schlafbedarf kann bei einzelnen Kindern Extremwerte zwischen 8 und 17 Stunden annehmen (*Roberts* u. *Schoellkopf* 1951).

Wann hat das Kind genügend Schlaf? Das erkennt man nicht bei Nacht sondern bei Tag. Ist das Kind körperlich aktiv, munter und den üblichen täglichen Belastungen gewachsen, dann reicht sein Schlafquantum aus, was immer auch Elternbücher darüber schreiben mögen. Für die Eltern ist es angenehm, wenn die Schlafperioden nach Art und Umfang in den Tagesablauf passen. Anpassungsfähige Säuglinge und Kleinkinder schlafen rasch ein – vielleicht nach kurzem Weinen – wenn man sie an einen ordentlichen Tagesplan gewöhnt. Andere passen sich nicht so leicht an gewisse Schlafzeiten an und protestieren gegen den Zwang. In den ersten Lebensmonaten richtet die Mutter ihren Tagesablauf nach Tagesrhythmen und Bedürfnissen des Kindes aus. Mit der Zeit wird sie danach trachten, zu einer Einteilung zu kommen, die im Einklang zu ihren eigenen Verpflichtungen steht. Die zeitliche Regelung soll für das Kind wie auch die Mutter annehmbar sein.

Mit dem Zubettgehen verbinden sich oft kleinere Rituale. Während manche Kinder ganz plötzlich in den Schlaf fallen, murren und quengeln andere ein paar Minuten. Viele lutschen an ihrem Daumen, schon von den ersten Lebenswochen an. Die Mutter soll aufgeklärt werden, daß dieses Verhalten bis zum Alter von fünf Jahren bedeutungslos ist und keinen schädlichen Einfluß auf die Zahnstellung hat.

Unvermeidbare Schlafstörungen

Die meisten Kinder weisen zu bestimmten Zeiten Schlafstörungen auf, ihre Behandlung hängt davon ab, ob sie rasch wieder verschwinden. Manche Schlafstörungen sind so verbreitet, daß sie fast unvermeidlich zu sein scheinen. Der junge Säugling wird wach, auch nachts, um gefüttert zu werden, doch besteht ab dem dritten bis sechsten Monat kein Bedarf mehr hierfür. Die Schlafgewohnheiten ändern sich, sobald das Kind älter wird und weniger Schlaf benötigt. Erkältungen und Zahndurchbruch, Ferien und Krankheiten bringen nicht selten die üblichen Schlafzeiten durcheinander. Mütter tun gut, dabei abzuwarten, bis sich die alten Schlafgewohnheiten wieder von selbst einstellen.

Manche Kinder haben einen unruhigen Schlaf. Wenn ein solcher Schlaf Erwachsenen auch unzulänglich zu sein scheint, die Kinder erfrischt er doch. Manche Kinder knirschen im Schlaf mit den Zähnen, manche wackeln und »fahren« dabei mit dem Bett durch den Raum. Manche wachen auf und suchen Zärtlichkeiten und einen Schluck Wasser. Manche wieder sprechen im Schlaf und andere marschieren durch die Wohnung.

Schnarchen kommt meist dann vor, wenn das Kind auf dem Rücken liegt. Der Mund bleibt offen, es atmet durch den Mund und schnarcht. Mundatmung kommt bei Verlegung der Nasenräume vor, bei Rhinitis vasomotoria und Erkältungen. Adenoide Wucherungen erhöhen noch die Tendenz zum Schnarchen.

Früheste Erziehung

In den ersten Wochen hilft dem Kind eine liebe, freundliche Behandlung auf dem neuen Weg ins Leben. Die Mutter bietet ihm weniger Hilfe, wenn sie unsicher ist, was sie tun soll oder wenn sie in ihren Handlungen inkonsequent ist. Sie ermüdet das Kind, wenn sie es nie allein läßt oder sie bringt es zum Schreien, wenn sie es verläßt. Ihre Einstellungen und ihr Verhalten können noch die Folge ihrer Gefühle zu Schwangerschaft und Mutterschaft sein oder davon, daß ihr keinerlei Aufklärung zu teil wurde. Niemand hatte ihr z.B. gesagt, daß zur Kinderpflege eben nächtliche Störungen für mehrere Monate gehören. Oder es fehlt jede Hilfe durch den Gatten. Müttern muß vorher gesagt werden, und zwar bevor noch die Probleme auftauchen, daß ihnen die Kinder vorübergehend Schwierigkeiten bescheren werden und daß diese keineswegs immer die Schuld der Eltern sind. Eine Mutter muß mit der Theorie und Praxis des Verwöhnens vertraut gemacht werden. In den ersten Monaten ist es richtig, das Kind zu verwöhnen, denn das stärkt sein Vertrauen. Vom dritten oder vierten Monat an darf sie von ihm aber allmählich verlangen, daß es sich an eine Tageseinteilung gewöhnt. Sie soll sich nun nicht mehr um das Kind bemühen, wenn es beim Schlafengehen ein bißchen quengelt, soll aber andererseits ihm sofort Zuwendung schenken, wenn es schreit, und zwar mit der größten Ruhe, die sie aufbringen kann.

Da die Schlafgewohnheiten des Kindes z.T. erlernt werden, macht die kluge Mutter Gebrauch davon. Sie kriegt Erfahrung. Sie macht das Bett nicht zu einem Mittel der Strafe. Sie wird sich Mühe geben, das Bett zu einem Ort des Wohlbefindens zu machen, in körperlichem und psychischem Sinn, an dem das Kind zufrieden ist, an dem es sich vertrauensvoll der Ruhe hingeben, das Wachbewußtsein aufgeben und in den Schlaf hineingleiten lassen kann.

Viele Mütter benützen den Wegfall der Nachtmahlzeit dazu, das Kind nun in sein eigenes Zimmer zu legen. Die meisten Engländer meinen, daß frische Luft ein wertvolles Schlafmittel darstellt. Andere haben wieder andere Vorstellungen. Wenn es Zeit ist, ins Bett zu gehen, dann wird die Aktivität des Kindes auf ein niedrigeres Niveau geschaltet. Mutti erinnert es daran, daß die Zeit zum Schlafengehen nahe ist und hält sich dabei in ruhiger Weise an einen Zeitplan. Vati vermeidet aufregende Spiele, wenn die Zeit herannaht. Das Kind kann ohne zeitlichen Druck noch ein angenehmes Bad nehmen, kann über Tagesereignisse plaudern und im Bett noch eine Geschichte erzählt oder vorgelesen bekommen. Dann geht die Mutter, auch wenn das Kind aufspringt, sobald sie das Kinderzimmer verläßt. Strikte Ruhe im Haus ist überflüssig, ja diskrete häusliche Geräusche tragen eher zur Behaglichkeit bei. Es ist gleichgültig, ob das Kind am Bauch, an der Seite oder am Rücken schläft, vorausgesetzt, die Matratze ist fest. Ein Polster ist für das Kind unnötig.

Wenn das Kind bei Nacht aufweint, soll es die Mutter nicht gleich aufnehmen, sondern ein paar Minuten warten, ob es nicht gleich wieder tief schläft. Nach den ersten Monaten braucht die Mutter nachts nicht immer wieder einmal nach dem Kind sehen, ob alles in Ordnung ist. Sobald es einmal zur Ruhe gebracht ist, sollen es die Eltern nicht wieder herausnehmen, um es Besuchern zu zeigen, nicht einmal der Großmutter. Die Eltern sollen es auch unterlassen, das Kind auf besondere Weise zu beruhigen, z.B. sich beim Einschlafen ans Bett zu setzen. Tun sie es mehr als ein bis zwei Nächte, dann spielt sich rasch beim Kind eine Gewöhnung ein und wird ihm zur Notwendigkeit. Sie sollen auch nicht vor dem Kind über seine üblen Schlafgewohnheiten sprechen.

Schwierigkeiten beim Einschlafen

Schwierigkeiten beim Zu-Bett-Bringen des Kindes können äußere und innere Wurzeln haben.

Äußere Ursachen

Sie umfassen Lärm, der von der Straße kommt, stammen aber häufiger vom zu laut aufgedrehten Fernseh- oder Radioapparat in der Wohnung. Im Schlafzimmer kann es zu warm oder zu kalt sein. Lärm und äußere Umstände können das Kind dann stärker stören, wenn die gewohnte Umgebung fehlt, z. B. wenn die Familie auf Urlaub ist.

Der Allgemeinzustand des Kindes wird den Eintritt des Schlafes behindern, wenn ihm zu warm oder zu kalt ist, wenn es übermüdet oder erregt ist oder körperlich nicht genügend in Anspruch genommen wurde, um schläfrig zu sein. Allzuviele Kinder werden den ganzen Tag in kleinen Wohnungen gehalten und dürfen sich aus Angst vor kritischen Kommentaren der Nachbarschaft nicht normalem, kindlichem Spiel hingeben, das eben etwas Lärm macht. Das »Wohnungssyndrom« ist eine soziale Krankheit.

Körperliche Zustände

Sie umfassen Schmerz und Unbehagen bei der Zahnung (bei Kindern zwischen 6 Monaten und 2½ Jahren) beim Ekzem, bei Krankheiten der Ohren, des Abdomens und schließlich bei anderern Krankheitszuständen ganz allgemein.

Psychische Zustände

Einschlafschwierigkeiten sind ganz allgemein in jedem Alter ein Zeichen für Angst. Sie sind es, die die Mutter zum Arzt bringen, wenn sie auch nur selten das einzige Symptom einer emotionalen Störung darstellen. Bei Tag ist das Kind ganz ungewöhnlich ängstlich, wobei die Ängste den Eltern verborgen sein können, für das Kind aber von großer Wichtigkeit sind. Dabei fällt die Ruhelosigkeit des Kindes auf und seine Unfreundlichkeit zu anderen Kindern. Das ängstliche Kind zeigt plötzlich Furcht vor Dingen, die in ihm bisher keinerlei Schrecken ausgelöst hatten, die Finsternis, ein Schatten an der Wand, ein Schlafrock hinter der Tür. Da es seine Mutter liebt und ihre Nähe sucht, zeigt es Trennungsangst. Es will dann nicht zu Bett gehen oder kann in ihm keine Ruhe finden und einschlafen, weil es ihm in ihrer Abwesenheit an Gefühl der Sicherheit fehlt.

Nächtliches Aufwachen

Aufwachen bei Nacht kann auf eine ähnliche Vielzahl von Faktoren zurückzuführen sein. Die exogenen sind im wesentlichen dieselben, die im vorigen Abschnitt im Detail angeführt wurden. Ältere Kinder können durch eine volle Blase geweckt werden, ob sie nun nachts zum Urinieren aufstehen oder nicht. Ist das Kind einmal wach und findet es sich allein, dann wird es nach der Mutter rufen.

Der Allgemeinzustand des Kindes kann ein frühes Aufwachen bewirken, wenn das Kind wenig Schlaf braucht oder wenn es wegen Einschränkung seines normalen Tätigkeitsdranges bei Tag nicht richtig müde geworden ist.

Zu den *körperlichen Ursachen* zählen alle Zustände, die wie oben Unbehagen und Schmerz bereiten. Besonders zu erwähnen ist die Atemnot von Kleinkindern bei Coryza und bei Asthmaanfällen älterer Kinder. Das Afterjucken bei Oxyurenbefall hat unruhigen Schlaf zur Folge.

Emotionale Störungen

»Das Kind mit Schlafstörungen muß als der klassische Fall der Sensitivität gegenüber Streß gelten. Der Terminus »sensitiv« kommt bei der klinischen Beschreibung häufiger vor als innerhalb irgendeines anderen klinischen Syndroms ... Es schien, wir sprachen über das ängstliche Kind einer ängstlichen Mutter« (*Anthony* 1960). Angst kann das Kind hindern, Schlaf zu finden, sie kann das Kind aus dem Schlaf wecken. Wenn wir das Adjektiv »sensitiv« bei einem Kind brauchen, dann in zweierlei Bedeutung. Daß sich das Kind stark kränkt, wenn es vom Vater oder vom Lehrer getadelt wird oder daß es von starkem Mitleid erfüllt ist, wenn andere – auch Tiere – leiden. Das ängstliche Kind kann bei einem Alptraum wach werden, im Pavor aufspringen oder nachtwandeln. Wir kannten Kinder, die häufig mit Gliederschmerzen wach wurden und anscheinend unter Todesängsten litten.

Alpträume, Pavor nocturnus und Nachtwandeln

Alpträume sind von schreckhaften Gefühlen durchsetzt. Sie beginnen mit vier Jahren, sobald die Phantasie eine große Bedeutung erhält. Die auslösende Ursache ist häufig, wenn auch nicht immer, die Verlegung der Atemwege bei Erkältungen oder durch Schnarchen. Häufig bilden Erstickungsgefahr und Gefangennahme die Inhalte von Alpträumen, aber es ist das Gefühl der Angst und nicht der Inhalt, das den Traum zum Alptraum macht. Das Kind wacht voll Schrecken auf, aber es begreift bei gütlichem Zureden sofort, daß es nur von einem Traum geängstigt wurde, es kann von der Mutter beruhigt werden und kann ihr den Traum erzählen. Der Pavor nocturnus verläuft anders. Das Kind sitzt mit weit geöffneten Augen und schreckverzerrter Miene im Bett, es erkennt die Mutter nicht und bleibt ihrem Zureden unzugänglich. Die *böse Königin* aus Schneewittchen hält es in ihrer Gewalt und wenn schließlich ein Gesprächskontakt hergestellt ist, weiß es nichts mehr vom Inhalt seiner Angst (*Evans* 1956). Schlafwandeln ist eine weitere Form, in der sich Angst im Schlaf manifestiert. Das Kind steht auf, geht zur Tür, öffnet sie, steigt Treppen hinunter und hinauf ohne zu Schaden zu kommen und kehrt gewöhnlich ins Bett zurück, ohne wach zu werden. Man hält es meist für besser, das Kind nicht zu wecken, sondern es zurück ins Bett zu begleiten.
Anthony (1960) zitiert *Clardy* und *Hill*, daß Nachtwandeln nur halb so oft vorkommt wie Pavor nocturnus, der seinerseits nur ein Viertel der Fälle von Alpträumen ausmacht, während kleinere Schlafstörungen siebenmal so häufig sind als Alpträume.
Anthony fand unter 66 Kindern mit Schlafstörungen, daß Pavor nocturnus am häufigsten bei den Vier- bis Siebenjährigen auftrat. Alpträume bei Kindern von 8 bis 10 und Nachtwandeln in der Gruppe der 11- bis 14jährigen.

148 *Schlafstörungen*

Tabelle 12.1 Altersverteilung von Kindern mit Schlafstörungen (nach *Anthony*, 1960)

Altersgruppe	Art der Schlafstörung (in %)			Mädchen: Knaben: Relation
	Pavor noc.	Alpträume	Schlafwandeln	
4−7	63 %	19 %	5 %	1:2
8−10	24 %	69 %	30 %	1:4
11−14	13 %	12 %	65 %	1:20

Schlafstörungen in verschiedenen Altersgruppen und ihre Behandlung

1. Von der Geburt bis zu sechs Monaten

Der Säugling wacht auf, weil er Hunger hat oder allein ist, weil ihm zu heiß oder zu kalt ist, weil er sich unbehaglich fühlt oder Schmerzen hat. Manche Kinder scheinen wach zu werden, wenn sie naß sind, andere bei Verkühlungen oder beim Zahnen. Findet der Arzt keine plausible Ursache, dann überlegt er die Möglichkeit einer emotionellen Spannung der Mutter.

Behandlung (siehe auch Kap. 11)

Die Anamnese gibt Hinweise, ob die Einstellungen der Eltern, der Tagesablauf oder die äußeren Umstände vor den Schlafzeiten zu ändern sind. Hat das Kind Schmerzen von der Zahnung, dann kann man ihm 3 × 150 mg Aspirin am Tag in löslicher Form genügend lange verordnen, um ihm über diese Periode hinwegzuhelfen. Hat es Ohrenschmerzen, dann behandelt man die Infektion, die Schmerzen lindert man mit Aspirin. Wird ein Kind durch ein juckendes infantiles Ekzem gequält, dann kann man ihm wirkungsvoll mit Diphenylhydramin (Benadrylsaft) 5 bis 15 mg abends helfen. Phenergan hat eine protrahierte Wirkung über 24 Stunden.

Im allgemeinen widerstreben Eltern der Verabreichung von Schlafmitteln. Der Arzt muß ihnen erklären, warum diese Verordnung ratsam ist, um eine längere Schlaflosigkeit der Kinder zu unterbrechen. Es kann auch Choralhydrat (50 mg pro Lebensmonat; max. 300 mg), am besten mit Geschmackskorrigens oder als Suppositorium gegeben werden. Entscheidet sich der Arzt für Hypnotika, dann verordnet er in wirksamer Dosis. Eltern muß man einschärfen, daß sie dem Kind eine zweite Dosis des Schlafmittels geben können, wenn das Kind eine Stunde nach Verabreichung der ersten noch wach ist. Wenn das Vertrauen der Mutter durch andauernde Wirkungslosigkeit erschöpft ist, kann der richtigste Weg der Lösung des Schlafproblems der sein, Mutter und Kind zusammen für ein paar Tage ins Krankenhaus aufzunehmen. Auf diese Weise wird ihre Spannkraft wiederhergestellt: sie erhält wieder mehr Schlaf, sie hat die Möglichkeit, sich über ihre Sorgen und Ängste auszusprechen und findet zu einer vertrauensvolleren Einstellung zurück.

2. Von sechs Monaten zu zwei Jahren

Ab dem Alter von sechs Monaten kann das Kind durch die Gegenwart fremder Personen beunruhigt werden. Es kann sich auch bereits vorsätzlich wach halten, um die Zuwendung zu kriegen, die es braucht. Auch das Abstillen von der Brust oder der Flasche kann den Schlaf stören.

Behandlung

Feste Einschlafgewohnheiten helfen dem Kind, zur üblichen Zeit rasch Ruhe zu finden und durchzuschlafen. Der Mutter wird gewöhnlich der Rat gegeben, das Kind nicht daran zu gewöhnen, beständig Zuwendung zu erwarten, es eher auf mütterliche Anwesenheit per Distanz einzustellen als auf pausenlose Kontaktnahmen. Das Kind immer wieder auf oder zu sich ins Bett zu nehmen, sind bei Müttern weitverbreitete Gewohnheiten (*Newson* u. *Newson* 1963). Um zu vermeiden, daß sich das Kind an übermäßige stereotype Kontaktnahmen bindet, ist eine gewisse Variation in der Auswahl beruhigender Maßnahmen zu empfehlen.

3. Von zwei bis zu vier Jahren

Zweijährige Kinder schlafen gewöhnlich 12–15 Stunden und springen prompt vom Bett auf, sobald sie wach sind. Aber rund 15% von ihnen wachen fast jede Nacht auf, oft mit dem abwehrenden Ausdruck »laß mich«, schlafen aber gewöhnlich schnell wieder ein.

Ein allzu verwöhntes Kind hält oft an einem umständlichen Ritual beim Zubettgehen fest. Gibt man ihm zu viele freie Wahlmöglichkeiten, befreit man es von jeglicher freundlichen, aber doch beständigen Disziplin, dann hat man es zu einem innerlich unsicheren und ängstlichen Kind erzogen. Schlafschwierigkeiten ergeben sich aus Ängsten, die entstehen können, wenn z.B. die Wohnung gewechselt wird, wenn die Großmutter plötzlich nicht mehr vorhanden ist oder ein geliebtes Haustier. In diesem Alter, in dem Negativismus normal ist, können Eltern oft zu hohe Ansprüche an den Gehorsam des Kindes und an dessen Sauberkeitserziehung stellen. Ängste, die in diesem Alter außerordentlich sachbezogen sind, können durch eine Katze am Bett oder durch das Brausen des Windes ums Haus verursacht sein.

Behandlung

Vor allem soll man im Kind ein Gefühl der Sicherheit aufbauen, es soll sich angenommen fühlen und die Welt für einen schönen Ort halten. Manchmal sollen die

Eltern sagen: »Mir paßt nicht, was du da tust, aber ich habe dich lieb und werde dich immer lieb haben.« Auf die Ursachen körperlichen Unbehagens und auf Krankheiten soll geachtet werden. Ein ängstliches Kind soll nicht eingeschüchtert werden man soll ihm lieber Ermutigung, Aufklärung und ein Nachtlicht geben.

Wacht ein sehr junges Kind zu früh auf und stört es damit die Schlafgewohnheiten der Eltern, dann tun sie gut daran, nach ihm zu schauen. Wenn es drei Jahre ist, kann es aber bereits verstehen, daß die Eltern ihren Schlaf brauchen und sich nach dem Aufwachen mit Spielsachen beschäftigen.

Schwer lassen sich richtige Ratschläge finden, wie man ein gesundes Kind davon abbringen kann, die Eltern mehrmals in der Nacht zu rufen. Der Arzt kann versuchen, der Mutter durch Zusprache zu helfen, doch etwas fester zu sein. Chloralhydrat in angemessener Dosis für 1–2 Wochen kann dazu beitragen, »die unfreundliche Gewohnheit auszuschalten«. Ein Kind, das nachts weint, hat die Grenze dessen überschritten, was es mit eigenen Kräften bewältigen kann. Eines von den Eltern wird natürlich schnell zu ihm gehen, es trösten und zuwarten, bis sein Schluchzen verstummt.

4. Älter als vier Jahre

Nach dem vierten Lebensjahr werden Kinder in der Regel nachts nicht mehr wach. Ändern sich die Schlafgewohnheiten plötzlich, dann soll man in erster Linie an eine physische Krankheit denken.

Wie in jedem Alter sind Einschlafschwierigkeiten ein Hinweis auf Angst. Ängste können durch Fernsehprogramme und durch Comics mit Horror-Geschichten ausgelöst werden. Man verurteilt sie wohl allgemein, aus dem Gleichgewicht werden von ihnen aber nur die Kinder gebracht, die aus anderen Gründen verletzbar sind z.B. durch häuslichen Unfrieden oder durch Schulschwierigkeiten. Nicht jeder Wechsel im Verhalten des Kindes zur Zeit der Einschulung geht auf diese zurück, aber für manche Kinder ist sie eine Belastung, die sie nachts wachhalten kann.

Behandlung

Kinder von vier bis fünf Jahren schätzen eine herzliche Aussprache mit einfachen Worten über das Nichtvorhandensein des Tigers unter dem Bett oder der Gesichter, die durchs Fenster schauen. Weniger aufregende Eindrücke vor dem Schlafengehen erleichtern den Eltern, die Kinder ins Bett zu bringen und schützen vor Schlafstörungen.

Newson und *Newson* (1963) fanden, daß zwei Drittel der Mütter von Vierjährigen, die nachts aufwachten und Angst zeigten, diese zu sich ins Bett nahmen. Der Hausarzt wird entscheiden, ob eine solche Handlung Ausdruck eines Konflikts zwischen den Eltern ist und ob Chloralhydrat für das Kind oder Familienberatung eher Hilfe bringt. *In der späteren Kindheit und in der Adoleszenz* sind Schlafschwierigkeiten immer häufiger Ausdruck von Schulsorgen (z.B. Prüfungen), verbunden mit Schuldgefühlen oder Todesangst. Frühes Aufwachen soll an Depressionen denken lassen. Jungen Menschen in der Adoleszenz kann am besten geholfen werden durch offene Aussprachen mit Personen, die nicht der Familie, der Schule oder der Kirchengemeinschaft angehören.

Zusammenfassung

Wir wiederholen: In den ersten Monaten hilft ein guter Schlaf dem Kind und beruhigt Eltern und Kind. Während der Kindheit wird der Schlaf allgemein durch körperliches oder seelisches Unbehagen gestört. Schlafschwierigkeiten geben dem Arzt oft Gelegenheit zur Menschenführung mit langdauerndem Nutzen für seine Patienten.

»Es ist gewiß ein genußvoller Augenblick, wie in einem Nest behütet im Bett zu liegen mit dem Gefühl, bald sanft in den Schlaf zu fallen. Das Gute ist nicht vergangen, es kommt heran. Die Glieder sind nun angenehm müde, so daß der übrige Körper eine wohlige Haltung einnimmt. Die Arbeit des Tages ist getan. Sacht merkt man, daß die Wahrnehmung nachläßt, das Bewußtsein tritt mehr und mehr in den Hintergrund, langsam und leise, wie eine Mutter, die ihre Hand von ihrem schlafenden Kind zurückzieht. Der Geist scheint so wie ein Auge durch ein Lid aus Balsam geschlossen zu werden, es senkt sich, es senkt sich immer mehr, es ist zu ...
Der geheimnisvolle Geist hat sich in luftige Höhen verflüchtet«.

Leigh Hunt

13. Schwierigkeiten mit der Säuglingsernährung

I. Allgemeine Überlegungen

Säuglingsernährung und psychosomatische Betrachtungsweise – Modeströmungen und Tatsachen in der Säuglingsernährung – Ernährungsplan, Vitaminzusätze, Unterernährung, Drei-Monate-Kolik – Kriterien der erfolgreichen Ernährung – Wahl zwischen Brust- und Flaschenernährung

Säuglingsernährung und psychosomatische Betrachtungsweise

Die Ernährung eines Säuglings ist nicht einfach eine mechanische Angelegenheit wie das Auffüllen des Benzintanks eines Autos oder das Heizen eines Boilers. Jede Ernährungsmethode, die sich nur nach mathematischen Kalkulationen oder nach den auf der Büchse aufgedruckten Instruktionen richtet, ist kläglich unvollständig. Das Kind sollte mehr als Flüssigkeit, Eiweiß, Kalorien, Salze und Vitamine bekommen: Die Mutter gibt dies zwar alles, aber sie gibt noch viel mehr – wie *Shelley* sagte, wird der Säugling »mit Milch und Küssen ernährt.« Der Anteil der Mutter ist komplexer, als es zunächst scheint: Sie gibt, aber sie bekommt auch viel, und weil sie etwas bekommt, ist sie fähig, weiterhin zu geben. Die Säuglingsernährung ist ein Hauptgebiet der Pädiatrie, ein Gebiet, in dem die umfassende psychosomatische Betrachtungsweise nicht nur aufschlußreich, sondern auch außerordentlich hilfreich ist.

Zwischen Säugling und Mutter entstehen Wechselwirkungen, körperlicher wie auch emotioneller Art. Ein unruhiger Säugling kann sich beruhigen auf dem Arm einer ruhigen Mutter (oder Pflegerin); und umgekehrt kann ein ruhiger Säugling unruhig werden und die Nahrung verweigern auf dem Arm einer gespannten, ängstlichen Mutter (deren Ängstlichkeit häufig unnötigerweise davon kommt, daß sie glaubt, nicht richtig für ihr Kind sorgen zu können).

Der Säugling S., acht Wochen alt, ein Flaschenkind, wurde ins Krankenhaus eingewiesen mit der Diagnose »Pylorusstenose«. Das Kind war aktiv, hungrig, obstipiert, mager und offensichtlich unterernährt. Die Mutter kam täglich ins Spital und konnte drei von den sechs täglichen Mahlzeiten geben. Bald zeigte es sich, daß der Säugling immer dann am Ende der Mahlzeit oder kurz nachher erbrach, wenn die Mutter die Mahlzeit verabreichte; wenn aber die Krankenschwestern die gleiche Mahlzeit in der gleichen Flasche mit dem gleichen Gummi-Sauger gaben, erbrach das Kind nicht. Das Kind nahm seit der Spitalaufnahme täglich 60 g zu. Die Mutter war ängstlich und hielt den Säugling ungeschickt auf dem Arm, aber sie bekam allmählich Vertrauen und der Säugling hörte auf zu erbrechen.

Die Milchsekretion der Mutter kann ganz einfach nur dadurch unzulänglich sein, weil sie Angst hat, nicht genug Milch zu produzieren. Wenn der Arzt ihr anteilnehmend zuhört und mit ihr darüber spricht, was ihr Sorgen macht, dann nimmt die Milchsekretion oft zu. Ist die Mutter ängstlich und voll Spannung, dann kann das Kind genau so wie sie reagieren, es trinkt die Brust nicht leer oder behält die Milch nicht. Carne (1966) fand, daß mütterliche Depression und kindliches Erbrechen häufig Hand in Hand gehen. Ebenso wie psychische und muskuläre Spannung bei der Mutter Fütterungsschwierigkeiten beim Kind zur Folge haben kann, so können auch derartige Schwierigkeiten Spannungen bei der Mutter auslösen. Wenn man die Probleme mit dem Füttern aus psychosomatischer Sicht analysiert und sie rasch lösen kann, dann kann ein Circulus vitiosus für gewöhnlich unterbrochen oder vermieden werden. Die Zufriedenheit des Kindes und die der Mutter werden einander wechselseitig steigern. Der Circulus nimmt dann einen guten Verlauf. Eine Mutter, die sich körperlich nicht wohl fühlt, die wenig Erfahrung hat, die geistig schwerfällig ist, emotional gestört oder in schwierigen sozialen Verhältnissen lebt, wird kaum imstande sein, mit einem gesunden Kind zurecht zu kommen, geschweige denn mit einem schwierigen. Der Arzt und die Pflegerin werden dann mit Fütterungsschwierigkeiten fertig werden, wenn nicht nur die Aspekte der Säuglingsernährung, sondern auch die persönlichen und sozialen Aspekte bei der Mutter Beachtung finden und zu Hilfsmaßnahmen Anlaß geben.

Modeströmungen und Tatsachen in der Säuglingsernährung

Die Anzahl der Mahlzeiten und die Auswahl der Speisen wechseln von Land zu Land. Nachmittagstee oder Nachtessen, das kontinentale oder das englische Frühstück; darin kommen Vorliebe und Gewohnheit zum Ausdruck, nicht Ernährungsgesetze. Der Afrikaner, der nach Europa kommt, kann entsetzt sein über die Zeitverschwendung der täglichen vier Mahlzeiten anstelle von zweien. Beim Planen der Kinderernährung denkt man zu wenig an die vielen Variationsmöglichkeiten einer einigermaßen erfolgreichen Ernährung.

Es ist gut, sich hie und da zu überlegen, wieviel von dem, was empfohlen wird, physiologisch wichtig ist und wieviel einer kulturbedingten Sitte entspricht. Selbst innerhalb einer Kultur ändert sich die »korrekte« Methode der Säuglingsernährung. Manche Neuerungen basieren auf verbesserten Kenntnissen der Physiologie und der Psychologie. Bei anderen Neuerungen stellt sich heraus, daß sie nur zur Zeit ihrer Einführung notwendig waren, und manche sind nicht mehr als Ausdruck einer vorübergehenden Mode.

Im 18. Jahrhundert übernahm die elegante Welt *Rousseaus* Postulat, daß eine Mutter ihr Kind selbst ernähren solle. Das war eine glückliche Änderung, aber die doktrinäre Anwendung dieses Prinzips führte dazu, daß gewisse Kinder hungerten. Es wurde vergessen, daß das Wesentliche bei der Säuglingsernährung das Nähren und nicht die Befolgung einer romantischen Idee ist. Die rigiden Regimes und Techniken der Säuglingsernährung, die von Dr. *Truby King* zu Beginn dieses Jahrhunderts gefordert wurden, waren brauchbar zu einer Zeit, da Unwissenheit auf dem Gebiet der Sterilität vorherrschte. Sie sind heute überflüssig geworden.

Wir alle haben die Tendenz, über Nahrung und Ernährung festgelegte, sogar dogmatische Ansichten zu vertreten. Werden diese Standpunkte beibehalten, weil es gute physiologische und psychische Gründe dafür gibt? Oder wird daran festgehalten, weil sie verwurzelt sind in frühen Erinnerungen daran, was unsere eigenen Mütter für uns taten oder was wir als Studenten lernten?

Dozenten an medizinischen Fakultäten haben freimütig zugegeben, daß die Hälfte dessen was sie lehrten, in 10 Jahren falsch sein wird. Wieviel und was von dem allem, was man jetzt über Säuglingsernährung lehrt, wird wohl in 10 Jahren immer noch als richtig gelten? Heute ist das Wissen auf dem Gebiet der Physiologie noch unvollständig und für vieles, was empfohlen wird, fehlen statistische Unterlagen. Aber das Schreien des hungrigen Säuglings macht es notwendig, einige Regeln als Richtlinien für die Säuglingsernährung niederzulegen. Diese Regeln sind weitgehend empirisch. Sie stützen sich auf die klinische Erfahrung einzelner Personen, deren Interpretation und Vergleich der Resultate variieren können. Es gibt keine Methode, die nachweisbar in allen Situationen die beste ist, und der Arzt sollte ständig seine und die Erfahrungen anderer nachprüfen und bereit sein, seine Methoden nochmals zu überdenken und abzuändern, wenn neue Erkenntnisse gewonnen wurden.

Das Lehren muß dem Schüler angepaßt sein: Ärzte und Schwestern muß man zu Kritik und Umstellungsfähigkeit erziehen; die ängstliche Mutter soll aber einfache eindeutige Anweisungen bekommen, wenn sie in ihrer Aufgabe erfolgreich sein soll. Dogmatische Instruktionen sind gut, um den Müttern bei ihren momentanen Problemen zu helfen. Das Ziel besteht auf lange Sicht darin, den Müttern genügend Kenntnisse und Selbstvertrauen zu vermitteln, damit sie mit den alltäglichen Ernährungsproblemen, die später auftauchen, fertig werden.

Heftige Diskussionen über Säuglingsernährung entbrennen deshalb, weil ein Verfechter eines Systems immer eine Serie von Säuglingen zitieren kann, die mit diesem System erfolgreich aufgezogen wurden. Dies ist zu erwarten, weil glücklicherweise die meisten gesunden Säuglinge fast bei jedem Ernährungssystem gedeihen. Eine Diskussion der Ernährungspläne und Vitaminzusätze illustriert die oben erwähnten Punkte.

Ernährungspläne

Biologisch gehört der Mensch zu den Lebewesen, die im Säuglingsalter mehr oder weniger fortlaufend gefüttert werden. In den ersten Lebenswochen verlangen manche Säuglinge die Fütterung in zweistündlichen Abständen, und mehr wünschen eine dreistündliche Fütterung als einen Zeitabstand von vier Stunden. Beim Self-Demand-System reduziert sich die Zahl der Mahlzeiten von täglich zehn auf täglich sechs bis sieben im Alter von drei Wochen. Ein weiteres Argument für die zwei- bis dreistündige Fütterung während der ersten drei Wochen ist die dadurch bewirkte Stimulierung der Milchsekretion. Das Kind schreit weniger und die Mutter fühlt sich beruhigt. In diesen ersten Wochen geht die Mutter davon aus, die zwei- bis dreistündliche Fütterung einzustellen, die ja für sie viel praktischer wäre. Ihr soll man sagen, daß das Kind nach einigen Wochen voraussichtlich der vierstündlichen Fütterung den Vorzug geben wird. Man kann ihr auch sagen, daß sie den Fütterungsplan ruhig ihrem Kind überlassen kann und daß das nicht Verwöhnung bedeutet. In der Praxis stellt sich die Mutter bei der Flaschenernährung auf den vom Kind jeweils gewünschten Fütterungsrhythmus ein, wenn auch regelmäßige Fütterung einfacher wäre. Sie kann mit zwei- bis dreistündlicher Fütterung beginnen und während der ersten Wochen stufenweise auf Vier-Stunden-Intervalle zurückgehen. Es ist nicht immer leicht zu begreifen, was der Säugling eigentlich von seiner Mutter will.

Ein zwei Monate alter Säugling, der ständig schrie, bekam sechs 150-g-Mahlzeiten pro Tag. In der Annahme, daß das Kind wegen Unterernährung hungrig sei, wurde die Mutter angewiesen, ihm Mahlzeiten zu 180 g zu geben. Sie kam eine Woche später wieder, um zu berichten, daß das Kind nicht mehr schreie und fügte bei: »Herr Doktor, es dauert jetzt länger, bis er hungrig wird, und er braucht nur noch fünf Mahlzeiten pro Tag.« Das Kind hatte also nicht mehr Nahrung, sondern längere Pausen zwischen den Mahlzeiten nötig gehabt.

Ein vernünftiger Kompromiß ist der, die Selbst-Regulierung während der ersten Lebenswochen zu erlauben und dann nach einem Ernährungsplan weiterzufahren, der nahezu allen Säuglingen in diesem Alter entspricht, wobei die Eltern jederzeit auch wieder auf die Wünsche des Kindes eingehen können. Manche Kinder lassen sich nur schwer auf Ernährungspläne festlegen, und jedes kann plötzlich seine Gewohnheiten ändern. Mütter müssen darauf vorbereitet werden, daß Kinder gelegentlich schreien, denn es soll alles vermieden werden, was die Freude der Mutter an ihrem Kind gefährdet.

Vitamin-Zusätze

Brustkinder (mit Ausnahme von Frühgeburten und den wenigen Kindern mit abnormem Vitamin D-Bedarf) brauchen kein zusätzliches Vitamin A+D, solche Zulagen können Hypervitaminosen erzeugen. Extradosen von Vitaminen sind kein Allheilmittel für alle Säuglingsbeschwerden. Flaschenkinder erhalten genug Vitamin A+D, da die handelsüblichen Milchpräparate diese Vitamine beigefügt haben.
Lebertran wird heute nur noch selten gegeben, denn viele Mütter finden, das Öl verursacht Übelkeit und hinterläßt Flecken in der Babykleidung.
Vitamin C ist ein notwendiger Zusatz für alle Flaschenkinder. 1 Tablette à 25 mg pro Tag, in der Nahrung aufgelöst oder in Fruchtsaft, Hagebuttensirup, Orangensaft oder schwarzen Johannisbeersirup, ist für alle Säuglinge erwünscht. Gleichzeitig werden dem kindlichen Gaumen neue Geschmacksvarianten geboten. Solche Fruchtsäfte können auch Brustkindern gegeben werden.

Unterernährung

Der häufigste Irrtum bei der Säuglingsernährung besteht in der Unterernährung. Sie kann sich vielfältig maskieren: Schreien, Brustverweigern, »Meteorismus«, Drei-Monate-Kolik, Erbrechen, mangelnde Gewichtszunahme, seltene Defäkation, harter Stuhl, häufige kleine grüne Stühle.

Selbst wenn Unterernährung vermutet wird, können noch Fehler gemacht werden. Die Mutter oder ein unerfahrener Arzt liest in einem Buch, daß der Säugling 120 g Milch pro kg Körpergewicht im Tag braucht. Sie findet, er erhält diese Menge und mag zum Schluß kommen, er kann auf keinen Fall zu wenig Nahrung erhalten. 120 g ist allerdings eine Durchschnittszahl und bedeutet, Säuglinge brauchen zwischen 100 und 200 g pro kg, im Durchschnitt 120 g.

Ein Kind, das 100 g braucht und im Tag 120 g pro kg erhält, kann einen Teil der Nahrung ablehnen. Ein Säugling, der 200 g braucht, aber nur 120 g erhält, bleibt hungrig. Schreit ein Kind trotz freundlichen Tröstens, dann ist es wahrscheinlich durstig oder hungrig. Man kann ihm Wasser oder Fruchtsaft geben. Lehnt es ab, dann soll die Mutter annehmen, daß es hungrig ist, und soll ihm Nahrung geben.

Meteorismus

Nimmt das Schreien kein Ende, was immer auch die Mutter unternimmt, dann wird ihr die Diagnose aufgedrängt, das Kind müsse Winde haben. »Wind« ist allerdings eine allzu simple Vereinfachung des Problems. Die Frage lautet ja, warum schreit das Kind? Auch wenn es schreit, weil sein Darm durch übermäßige Gasbildung gebläht ist, dann ist der Zustand eine Folge des Schreiens. Viel häufiger werden Winde durch Luftschlucken beim Schreien erzeugt als Schreien durch den Blähungsschmerz. »Anziehen der Beine« ist kein Beweis dafür, daß der Schmerz abdominellen Ursprungs ist, denn diese Haltung begleitet jedes heftige Schreien. Darum nochmals: die Mutter soll ihm Gesellschaft und Zärtlichkeit bieten, soll ihm Wasser geben, wenn er durstig ist und, wenn er weiter schreit, auch Nahrung.

Die Drei-Monate Kolik – paroxysmales Schreien

In den ersten Lebensmonaten schreien manche Säuglinge ohne sofort ersichtlichen Grund viel, hauptsächlich abends und nachts. Das Symptom kommt häufiger beim Brustkind vor, verschwindet aber im allgemeinen ungefähr im Alter von drei Monaten und fast immer in den folgenden Monaten. Das Unvermögen, den Säugling auch nur für eine beschränkte Zeit zu beruhigen, kann für die Mutter enttäuschend und beunruhigend sein.

Was auch immer die Ursache und der Mechanismus des Unbehagens des Kindes sein mögen, besteht kein Zweifel, daß die Gefühle der Mutter für das Kind unsicher werden und sich abkühlen; ihre Haltung kann dann tatsächlich dazu beitragen, die Störung beim Kinde aufrechtzuerhalten. Eine umfassende Abklärung durch den Arzt ist notwendig; er sollte das Kind nicht isoliert betrachten, sondern auch die Mutter berücksichtigen. Das Problem wird im Kap. 11 näher ausgeführt.

Kriterien des Erfolgs bei der Säuglingsernährung

Die einfachsten Erfolgs-Kriterien für jede Methode von Säuglingsernährung sind, daß der Säugling zufrieden ist und gedeiht. Wie rasch sollte der Säugling zunehmen? Dafür gibt es kein feststehendes Maß. Unabhängig vom Geburtsgewicht nimmt ein Säugling im allgemeinen während der ersten 12 Monate um 7 kg zu ($3^{1}/_{2}$ kg während der ersten vier bis fünf Monate und $3^{1}/_{2}$ kg in den folgenden sieben bis acht Monaten). In den ersten Lebensmonaten beträgt die wöchentliche Gewichtszunahme ungefähr 150g, aber manche Säuglinge nehmen in den ersten Monaten mehr zu als oben erwähnt, und in den späteren Monaten weniger. Leichte Abweichungen zeigen, daß der Säugling ein Individuum ist und nicht ein Durchschnittswesen, aber ausgeprägte Abweichungen verlangen eine sorgfältige Abklärung, besonders wenn sie über mehrere Wochen anhalten.

Wenn in irgendeinem Alter das Gewicht des Säuglings unter dem Durchschnitt liegt, macht sich die Mutter oft Sorgen; aber nie, wenn es darüber liegt. Warum dieser Unterschied?

Es scheint, daß ein dicker Säugling ein sichtbarer Beweis für die ganze Welt ist, daß die mütterliche Pflege erfolgreich und deshalb gut ist, ein Beweis, der den Müttern gut tut und oft notwendig oder sogar wesentlich ist. Die Illustrationen der Inserate zeigen immer dicke Säuglinge, und suggerieren damit, daß ein rundes Kind in Ordnung ist. Die Mode und die kollektive Vorstellung, daß ein magerer Säugling Armut oder Krankheit bedeutet, spielen auch eine Rolle.

Das Ziel des Arztes ist, das zu tun, was für den Säugling am besten ist; die Unsicherheit der Mutter sollte sicherlich in einer anderen Weise überwunden werden als durch das Mästen des Kindes. Bei gesunden Brustkindern ist Überfütterung extrem selten. Bei Flaschen-Ernährung ist sie häufiger, aber sie sollte nicht als Zeichen von Dummheit der Mutter aufgefaßt werden, sondern als Hinweis darauf, daß die Mutter Verständnis und Hilfe des Arztes braucht.

Die Wahl zwischen Brust- und Flaschenernährung

Die meisten Mütter, die ihr Kind gerne an der Brust nähren möchten, bringen dies fertig, vorausgesetzt, ihre Krankenschwestern, Hebammen und Ärzte sind über die Physiologie und Psychologie der Laktation und die Praxis des Stillens gut unterrichtet. Einige Mütter entwickeln viel Angst, und schon diese allein verschiebt das Züngen an der Waage in Richtung Mißerfolg durch Hemmung der Milchsekretion und des Milchejektionsreflexes.

Es gibt da zwei Möglichkeiten. Die eine, daß die Mutter beim Stillen versagt, weil sie zu wenig Information erhalten hat von der Hebamme, der Gemeindeschwester oder dem Arzt, die sie hätten aufklären müssen. Die zweite ist die, daß es 3–5% Mütter gibt, die aller Voraussicht nach beim Stillen versagen werden. Wir müssen es uns daher gut überlegen, bevor wir von den »unzweifelhaften« Vorzügen des Stillens sprechen oder schreiben. Der Beweis des Vorteils der Brust- gegenüber der Flaschenernährung ist unserer Meinung nach überzeugend. Aber er beruht auf Kumulation, auf der Summierung vieler, relativ kleiner bewiesener Vorzüge der Brusternährung.

Die Entscheidung der Mutter, ob sie ihr Kind mit der Brust oder mit der Flasche füttern will, wird durch viele Faktoren beeinflußt. Zunächst stellt sich die Frage, hat die Mutter die Ausführungen ihres Arztes oder ihrer Kinderschwester über die relativen Vorzüge des Stillens verstanden *und* auch akzeptiert. Die Entscheidung der Mutter über Brust- oder Flaschenernährung wird davon abhängen, ob sie begriffen hat, was ihre Ratgeber ihr gesagt haben. Ebenso, was die Meinung ihrer nächsten Angehörigen ist, ihrer Mutter, Schwiegermutter, ihres Arztes, ihres Gatten und ihrer Nachbarn. Auch die gerade übliche Mode, die in ihrer sozialen Schicht bestimmend ist. Erinnerungen an die eigene Kindheit, was sie miterlebt, was sie vom Stillen gehört hat, beeinflussen ihre Entscheidung. Meinungen aus ihrem Kulturkreis, daß eine unverhüllte Brust undezent oder vulgär sei, wirken ebenso auf sie ein. Auch die fachliche Zuständigkeit ihrer Ratgeber ist mitentscheidend.

Hebammen und Gemeindeschwestern könnten mit Hilfe der Kinderärzte die gegenwärtigen Mißstände beseitigen, daß Frauen aus den niedrigeren Schichten IV und V sich weniger zum Stillen anhalten lassen als Mütter aus dem Mittelstand.

Ein sehr natürlicher Grund, weshalb einige Mütter die Flaschenernährung dem Stillen vorziehen, ist der, daß die Technik leichter zu verstehen ist, so daß die Mütter weniger Angst haben, Fehler zu machen. Das deshalb, weil Mütter (aber auch Ärzte und Kinderschwestern) lieber der fragwürdigen Weisheit von »100 Kalorien pro kg Körpergewicht« trauen als ihrem eigenen Urteil über die Reaktionen des Kindes und dessen instinktivem Wissen über seine individuellen Bedürfnisse. Wenn das Stillen nicht ganz glatt geht, neigen auch Ärzte und Schwestern, die auf diesem Gebiet nicht viel Erfahrung haben, bewußt oder unbewußt dazu, Flaschenernährung zu empfehlen, weil sie dann wissen, woran sie sind, und fachkundigen Rat erteilen können. Dies ist in einem gewissen Grade eine Anklage gegen die Ausbildung der Ärzte. Es erinnert an den Examenskandidaten, der Strychnin gegen Typhus empfohlen hatte und sagte, daß er die Behandlung des Typhus nicht kenne, daß er aber alles über Strychnin-Vergiftungen wisse.

Argumente für das Stillen

Daß Stillen »natürlich« ist und die physiologische Folge von Schwangerschaft und Geburt, mag *Rousseau* und seine Anhänger beeindruckt haben. Es scheint heute, z.B. in Nordamerika, kein Gewicht mehr zu haben, wo vier von fünf Kindern von Geburt an mit der Flasche ernährt werden. Das Argument verliert an

Kraft, wenn es vertreten wird von einem zivilisiert gekleideten, sauber rasierten Menschen, der sich von gekochten Speisen nährt, die aus hygienisch einwandfrei gezüchteten Pflanzen und Tieren zubereitet sind. Trotzdem ist es gut, daran zu denken, daß die Ernährung an der Brust vielleicht doch biochemische und immunologische Vorteile bietet, die noch nicht bekannt sind. Wir möchten folgende möglichen Vorteile hier zur Diskussion stellen:

1. Stillen ist weniger umständlich für die Mutter, die ohne Haushaltshilfe auskommen muß.
2. Stillen ist eine potentielle Quelle von Freude und Befriedigung für die Mutter.
3. Der Säugling, der gestillt wird, ist meistens gesünder.
4. Das Stillen hat andere mögliche Vorteile.

Zu 1. Es wäre korrekter zu sagen, *in Gang gesetztes* Stillen sei weniger umständlich. In vielen Fällen gibt es in den ersten Wochen des Stillens Schwierigkeiten, und es wäre unredlich, sie zu verschweigen. Aber viele Mütter finden, daß sie sich lohnen, und bei geschicktem Vorgehen können sie vermindert werden. Andererseits kann die Flaschenernährung für eine Mutter, die eine Kinderschwester oder eine Großmutter als Hilfe hat, weniger beschwerlich sein.

Zu 2. Es ist ein wichtiger Beitrag zum Glück und zur seelischen Gesundheit, wenn Mutter und Kind gemeinsam das Stillen genießen können. Wenn die Mutter ihr Kind stillt, ist dies ein »geselliger« Anlaß mit einer wichtigen zwischenmenschlichen Beziehung zwischen beiden Partnern.

Stillen ist ein komplexer physiologischer Prozeß, bei welchem die Spannung der mütterlichen Brust durch die Milch gleichermaßen nachläßt wie der Hunger des Säuglings. Physiologisches Nachlassen von Spannung ist im allgemeinen angenehm, und viele Mütter haben Freude am Stillen. Die Freude ist verschieden. Für manche Mütter besteht sie im Gefühl, ihre Pflicht getan zu haben. Für manche vermittelt sie ein Gefühl tiefen Friedens nach dem Stillen. Bei einzelnen ist das Erlebnis das einer höchsten physischen Lust. Für andere Mütter ist es eine Arbeit, oder es kann sogar widerwärtig sein, und in diesem Fall wird die Flaschenernährung vorzuziehen sein. Der Arzt wird also in manchen Fällen darum zur Brusternährung raten, weil sie der Mutter Umstände und Arbeit spart, in anderen Fällen, weil das Stillen den Gefühlsbedürfnissen der Mutter entgegenkommt; er sollte es aber vermeiden, auf ihre endgültige Entscheidung einen Druck auszuüben.

Zu 3. Verschiedene Untersuchungen haben ergeben, daß das Brustkind meistens gesünder ist. In England fand sich in den letzten Jahren kein signifikanter Unterschied in der Säuglingsmortalität bei Brust- und Flaschenkindern; aber es gibt signifikante Differenzen in der Morbidität. Flaschenkinder sind anfälliger für leichtere Gesundheitsstörungen. In Familien, wo Hygiene und mütterliche Pflege ungenügend sind, ist Stillen sicherer.

Zu 4. Unter den anderen möglichen Vorteilen des Stillens ist zu erwähnen, daß das Stillen eine besonders enge Beziehung zwischen Mutter und Kind fördert, die wahrscheinlich auch später gut und sicher bleibt. Ist dies wohl eine Illustration des

Prinzips, daß wir die Menschen gern haben, denen wir Freundlichkeiten erwiesen haben?

Die Behauptung, daß das Stillen billiger kommt, ist trügerisch, weil die stillende Mutter mehr ißt; und auf jeden Fall kann billig auch schlechte Qualität bedeuten.

Es wurde angenommen, daß allergische Hautaffektionen viel weniger häufig sind bei Brustkindern als bei Flaschenkindern.

Das Brustkind ist weniger als das Flaschenkind in Gefahr, zu dick zu werden, was aus vielen Gründen nicht wünschenswert ist (siehe Kap. 16).

Es wurde angenommen, daß plötzlicher Tod im Säuglingsalter »Sudden Infant Death Syndrome« *(SIDS)* viel seltener bei Kindern vorkommt, die mehrere Monate Brustnahrung erhielten. Todesfälle durch SIDS sind relativ häufig – in England und Wales kommt ein Fall auf 300–400 Säuglinge. Die Brusternährung gibt keine Garantie dagegen, aber sie verringert wahrscheinlich das Risiko gegenüber solchen Tragödien.

Die Argumente für Brust- und für Flaschenernährung sind im Kap. 8 des Buches *Infant feeding* (5. Auflage 1976) von *Mac Keith* und *Wood* neben einer detaillierten Schilderung der Physiologie der Laktation und der Praxis der Brust- und Flaschenernährung genau ausgeführt.

14. Schwierigkeiten mit der Säuglingsernährung

II. Technik

Die Laktation in psychosomatischer Sicht – Die Brustwarze: der auslösende Reiz. Der Milchejektions-Reflex – Auswirkungen von Angst bei der Mutter – Schmerzen (Überfüllung, wunde Brustwarzen) – Aufstellung eines Ernährungsschemas – Ungenügende Milchbildung – Flaschenernährung – Verschiedene Milchpräparate – Einführung der festen Nahrung

Ernährung an der Brust

Laktation: Die psychosomatische Betrachtungsweise

Wenn die Ärzte mit Erfolg das Stillen bei allen Müttern fördern sollen, die dazu bereit sind, müssen sie das Wichtigste über die Physiologie der Laktation wissen, das nicht nur auf empirischen Tatsachen beruht wie früher. Sie müssen auch an das Stillen und seine Durchführung insgesamt herangehen, da das Stillen eine hervorragende Illustration psychosomatischer Prinzipien bietet.

Das Bild der Mutter, die auf ihr Kind an der Brust herabschaut, während die Augen des Säuglings auf ihr Gesicht gerichtet sind, weckt die intensive Vorstellung einer Situation, in der zwei Menschen sehr stark miteinander verbunden sind. Landwirte, die Milchwirtschaft betreiben, wußten schon lange, daß zufriedene Kühe bereitwillig Milch geben, während verängstigte Kühe weniger ertragreich sind. Die beiden Mechanismen der Milchsekretion und des Milchflusses beim Menschen sollten in weiteren Kreisen bekannt sein (*Mac Keith* und *Wood* 1976).

Die Vorbereitung vor der Geburt

Der wichtigste vorgeburtliche Beitrag zu späterer erfolgreicher Laktation kann von einem die Schwangerschaft überwachenden Arzt geleistet werden, wenn er sein Wissen und seine Einstellung zur Physiologie und zur Technik der Brusternährung übermittelt und dabei auch nicht einige der häufigsten Schwierigkeiten und deren Behandlung zu beschreiben vergißt. Eine Mutter hat geschrieben: »Die vorgeburtliche Erziehung zum Brustfüttern ist enorm wichtig, wenn auch nichts die Mutter tatsächlich vorbereitet auf ein karmesinrotes, schreiendes, unsympathisches Lebewesen oder das langweilige, schläfrige, ebenso unattraktive, einem Fleischklumpen ähnliche Neugeborene, das ihr aller Wahrscheinlichkeit nach am zweiten Tag präsentiert wird. Noch vor dem Einschießen der Milch sollten Mütter in einen Zustand gebracht werden, daß sie auf größere oder kleinere Enttäuschungen angemessen reagieren.

Der beste Weg der Übermittlung notwendiger Informationen und Einstellungen ist die Gruppendiskussion zwischen einem sachkundigen und diskussionserfahrenen Arzt und den künftigen Müttern und Vätern.

Das Kind und die Brustwarze: Der auslösende Reiz für die Ernährung

Die Milch wird kontinuierlich produziert und in den Drüsenalveolen gespeichert. Während einer Mahlzeit muß sie von den Alveolen eine Reihe von Gängen passieren, um in die Ausweitungen bei der Areola zu gelangen. Aus diesen Sinus lactiferi wird die Milch ausgepreßt, wenn der Säugling trinkt. Das Kind saugt an der Brustwarze, um sie wie eine Kirsche am Ende eines weichen breiten Stiels – gut in seinen Mund hineinzuziehen. Das unmittelbare Ziel des Saugens ist zunächst nicht, Milch aus der Brust zu saugen, sondern die Brustwarze gut in den Mund zu bekommen. Die Milch fließt von der Brust in den hinteren Teil des Mundes des Säuglings durch folgende Vorgänge. Die Kiefer des Säuglings schließen sich und befördern die Milch von den Sinus subareolares gegen die Mamille. Dann preßt die Zunge, indem sie die Mamille gegen den harten Gaumen drückt, die Milch aus. Wie noch erklärt werden wird, unterstützen Kontraktionen der glatten Muskulatur in den Ductus selbst den Fluß der Milch. Wenn der Säugling die Mamille losläßt, tröpfelt oder spritzt Milch heraus. Der »spezifische auslösende Reiz« zu kräftigem Saugen ist die Anwesenheit der Mamille (oder eines ähnlichen Objekts, wie z.B. ein Gummisauger) auf dem Zungenrücken innerhalb des Mundes. Die Berührung der Mamille durch die Lippen des Säuglings ist ein weit weniger wirksamer auslösender Reiz. Eine dehnbare Mamille, die gut in den Mund des Säuglings hineinreicht, ist deshalb für eine wirksame Saugtätigkeit des Säuglings sehr wichtig.

Wenn man die Mamillen der erstgebärenden zukünftigen Mutter in den ersten Schwangerschaftsmonaten prüft, indem man Finger und Daumen beidseits der Mamille plaziert und sie zusammenpreßt und damit die Aktion der Lippen des Säuglings nachahmt, findet man, daß etwa die Hälfte nicht ausziehbar sind. Gegen Ende der Gravidität verschiebt sich die Proportion (ohne Behandlung) auf etwa $1/5$ nicht ausziehbarer Mamillen; aber mit einer frühen und einfachen Behandlung aller nicht ausziehbaren Mamillen durch Gebrauch von speziellen Saugglocken können fast alle Mamillen von Erstgebärenden ausziehbar werden bis zur Geburt des Kindes. Dies ist ein wichtiger Beitrag zur pränatalen Vorbereitung einer erfolgreichen Stilltätigkeit.

Der Milchejektions-Reflex: Der Milchfluß

Zu Beginn einer Mahlzeit wird der Säugling in Berührung mit der Brustwarze gebracht und zieht diese gut in die hinteren Partien seines Mundes hinein. Dies löst kräftiges Saugen aus. Das kräftige Saugen wiederum stimuliert die stark innervierte Brustwarze und bewirkt auf diese Weise bei der Mutter eine Ausschüttung von Oxytozin aus dem Hypophysenhinterlappen ins Blut. Oxytozin regt den Hypophysenvorderlappen an, Prolaktin auszuschütten, ein Hormon, das für die Milchsekretion sehr wichtig ist. Es bewirkt auch eine Kontraktion des myoepithelialen Netzwerkes, das die Alveolen umgibt, ebenso die Kontraktion der Muskulatur der Milchgänge und pumpt auf diese Weise die Milch in Richtung auf die Mamille.

Dies ist der *Milchejektions-Reflex*. Ohne ihn würden alle Kau- und Saugbemühungen mehr Enttäuschung als Milch produzieren. Dank seiner Hilfe muß der Säugling oft nicht mehr tun, als die Milch, die herausfließt, zu schlucken. Der Milchejektions-Reflex ist wahrscheinlich primär ein »unbedingter Reflex«, auf den sekundär bedingte Reflexe als Reaktionen auf weitere Reize aufgepfropft werden, nämlich das Schreien des Säuglings, das Hereinbringen des Säuglings in das Zimmer der Mutter, das Entblößen der mütterlichen Brust oder die Anfüllung der Brust mit Milch.

Durch den Milchejektions-Reflex verspüren einige Mütter eine Sensation in der Brust, die ähnlich empfunden wird wie »Nadelstiche«. Dies kann entweder von den ersten Mahlzeiten an verspürt werden oder erst nach zwei bis drei Wochen oder überhaupt nicht. Das Fehlen einer solchen Sensation bedeutet nicht, daß der Reflex nicht funktioniert.

Der Milchejektions-Reflex und Adrenalin

Die obigen Ausführungen sind positive Aspekte des Milchejektions-Reflexes. Es gibt aber auch negative Aspekte, nämlich Faktoren, die den Milchfluß aus den Alveolen hemmen können. Wenn man diese nicht berücksichtigt, kann irrtümlicherweise angenommen werden, daß ungenügend Milch produziert wird, während in Wirklichkeit nur der Abfluß der Milch nicht richtig funktioniert. Es ist eine Erfahrungstatsache, daß eine Mutter, die eine ungenügende Menge von Milch zu haben scheint, oder deren Milch spät »einschießt«, nach einem Gespräch mit einem verständnisvollen Berater bei den folgenden Mahlzeiten viel mehr Milch produzieren kann. Die Verminderung, die bei einer ängstlichen Mutter vorkommen kann, wird durch Adrenalin bewirkt, das den Milchejektions-Reflex hemmt. Adrenalin greift an zwei Stellen an. Im Hypophysenhinterlappen vermindert es die Ausschüttung von Oxytozin und in der Brust verhindert es den Zutritt von Oxytozin zu den Alveoli durch Arteriolenkonstriktion.

Angst der Mutter

Das Bild der Mutter, die glückselig in ihrem Bett sitzt und sich besinnt, welchen schönen Namen sie ihrem neugeborenen Kind geben will, ist irreführend. In Wirklichkeit sind Angst und Furcht häufige Erscheinungen während des Wochenbetts, das doch eine so wichtige Zeit ist für das Ingangkommen der Laktation (die »Geburt der Brusternährung«). Der Berater, der verständnisvoll und geduldig ist und Psychologie und Physiologie der Mutter kennt, wird ihr am besten helfen können, daß ihr das Stillen gelingt.

Manchmal kommt das Stillen leicht und rasch in Gang, aber manchmal auch erst nach anfänglichen Schwierigkeiten oder überhaupt nicht. Die emotionale Ursache von vielen Schwierigkeiten ist klar ersichtlich und gibt einen wertvollen Hinweis auf die Möglichkeiten der Abhilfe. Während des Wochenbetts sind viele Frauen nicht »sie selbst«, sie sind offensichtlich ängstlich, leicht erregbar oder deprimiert. Sie können die Folgen von massiven Veränderungen in den hormonellen Verhältnissen verspüren, sie können körperlich müde sein oder nach der langerwarteten Geburt einen seelischen Tiefpunkt erleben. Sie können sich Sorgen machen oder gelegentlich Angst haben vor der Umstellung auf ein völlig neues Leben, oder sie können Schuldgefühle haben oder sich schämen, weil sie für ihr Kind keine mütterlichen Gefühle empfinden.

Wenn das Stillen nicht leicht in Gang zu kommen scheint, kann eine Mutter eventuell das Gefühl haben, daß sie bei ihrem Kind versagt hat in einer Zeit, wo es sie braucht. Ihre Betreuer müssen immer bereit sein, die Mutter zu ermutigen, sich auszusprechen – ohne Angst ausgelacht oder kritisiert zu werden – über ihr Kind, seine Ernährung jetzt und in Zukunft, ihre Hoffnungen, ihre Ängste und ihre Gefühle über ihre Familie und ihren Mann. Die Ängste der Mutter werden erleichtert oder verschwinden dadurch, daß sie ausgesprochen und mit jemand geteilt werden, und durch diese Aussprache kann die angstbedingte Hemmung des Milchejektions-Reflexes wieder verschwinden.

Schmerz

Eine andere häufige Ursache der Hemmung des Milchejektions-Reflexes ist der Schmerz. Der Schmerz kann verursacht werden durch die Überfüllung der Brust mit Milch oder durch wunde Mamillen. Überfüllung kann gewöhnlich vermieden oder verringert werden. Wunde Mamillen lassen sich ausnahmslos vermeiden durch entsprechende Untersuchung und durch die Behandlung nicht ausziehbarer Brustwarzen vor der Geburt.

Überfüllung der Brust in den ersten Wochen ist häufig. Ein Teil oder die ganze Brust wird übervoll, weil mehr Milch sezerniert als abgesaugt wird. Wenn man es zu einer starken Überfüllung kommen läßt, kann dadurch der Abfluß der Milch gestört werden; schwere oder lange andauernde Überfüllung führt sofort oder später zum Versiegen der Milchproduktion.

Um einer Überfüllung vorzubeugen, werden Mütter an manchen Wöchnerinnenstationen aufgefordert, die Milch mit der Hand auszupumpen, wenn die Brust prall ist als Folge der Überfüllung der Alveolen oder einiger Brustpartien mit Milch.

Einige Mütter haben die manuelle Entleerung der Brust, ob sie nun durch sie selbst oder die Pflegerin durchgeführt wird, sehr ungern. In diesen Fällen ist eine elektrische Pumpe zum Abpumpen der Milch aus der Brust nützlich. Wenn immer die Brüste sich zwischen den Mahlzeiten zu rasch wieder zu füllen scheinen, oder wenn sie nach dem Stillen zu prall bleiben, sollte die Milch abgepumpt werden, um eine ernsthafte Überfüllung zu vermeiden. Dies kann von Hand oder mit Hilfe der Pumpe geschehen, oder indem man den Säugling häufiger an die Brust legt. In schweren Fällen wird die Milchsekretion vorübergehend vermindert oder aufgehoben durch Verabreichung von Stilboestrol (10–20 mg) per os, dann 2 oder 3 Dosen (von 5–10 mg) in vierstündlichen Intervallen.

Wunde Brustwarzen

Es wird daran erinnert, daß die Funktion des kindlichen Saugens zunächst nicht dazu dient, Milch zu bekommen, sondern dazu, die Mamille gut in den hinteren Teil des Mundes zu befördern. Wenn die Brustwarze nicht dehnbar ist oder wenn keine Milch herauskommt – entweder weil zu wenig sezerniert wird oder weil der Ejektions-Reflex unwirksam ist – wird der Säugling seine Anstrengungen vergrößern. Wenn die Brustwarze gut im Mund des Säuglings liegt, wirkt sein Saugen auf den »weichen breiten Stiel«. Wenn die Mamille nicht ausziehbar ist und nur gerade knapp in den Mund reicht, wirkt das Saugen nur auf den vorderen Teil der Mamille. Das Saugen des Kindes kann sehr kraftvoll sein und zu Petechien und zu Bildung kleiner Blasen führen, die erodiert werden. Diese schmerzhaften Läsionen der wunden Brustwarzen sind typisch für die Periode des Wochenbetts. Sie unterscheiden sich von den linearen Rissen in den Warzen, die in späteren Perioden der Laktation auftreten können. Es ist durch pränatale Vorbereitung leicht möglich, die Dehnbarkeit der Mamillen sicherzustellen.

Der physische Schmerz bei Überfüllung der Brust und der wunden Mamillen kann durch die beschriebenen Maßnahmen und durch Verabreichung von Schmerzmitteln vermindert werden, aber der seelische Schmerz einer Mutter, deren Traum, ihr Kind zu stillen, zerschlagen wurde, ist schwer zu erleichtern und wird allzuoft übersehen.

Die Herstellung einer günstigen Situation beim Stillen

Eine günstige Situation für das Stillen ist offensichtlich wichtig, weil von der Stimulation der Mamillen durch den Säugling die Ausschüttung der mütterlichen Hormone abhängt, die verantwortlich sind für die Milchproduktion durch die Alveolen und ihren Abfluß in die Mamillen. Eine unbefriedigende Stillsituation kann einen Circulus vitiosus herbeiführen, der mit einem vollständigen Versiegen der Laktation endet. Die Zeit der günstigen Beeinflussung sind die ersten Lebenstage des Säuglings. Bei guter Stilltechnik sollte er ein zufriedenes Kind werden, ob er nun zum aktiven oder schläfrigen Typ gehört. Wenn seine ersten Erfahrungen beim Trinken entmutigend sind – ungeschicktes Anfassen durch die Mutter, eine nicht genügend ausziehbare Brustwarze oder ein totales Fehlen von Milch – wird der Säugling ein »unzufriedenes Kind, entweder vom aufgeregten oder vom apathischen Typ«.

Der wechselnde Erfolg beim Stillen hängt weitgehend von der Qualität der Pflege und der Hilfe ab – im allgemeinen und im Detail –, die die Mutter in den ersten zwei Wochen nach der Geburt des Kindes bekommt. Die Erstgebärende muß auf die ersten ungeschickten Sauganstrengungen des Säuglings vorbereitet werden. Es ist vor allem die Aufgabe der Pflegerin, der Mutter zu erklären, worauf sie sich einzustellen und wie sie sich zu verhalten hat. Es ist schade, daß Mütter aus den niedrigen Sozialklassen IV und V weniger gute Anleitungen über das Stillen erhalten (*Hubert* 1974).

Eine Betreuung vor der Geburt wird dafür sorgen, daß die Mamillen der Mutter ausziehbar sind. Frühe »Übungsmahlzeiten« helfen Mutter und Kind, sich aneinander zu gewöhnen und Erfahrungen zu sammeln. Die Mutter sollte sich einige Minuten mit dem Kind abgeben und mit ihm hantieren, besonders vor den Mahlzeiten, weil die Säuglinge offensichtlich, wenn sie an die Mutter gewöhnt sind, ein größeres Interesse für das Trinken entwickeln. Der Säugling sollte am ersten Lebenstag ein- bis zweimal an die Brust gelegt werden und noch häufiger und etwas länger am zweiten und dritten Tag. Das Resultat dieser Vorbereitung ist, daß beim Einschießen der Milch am dritten oder vierten Tag das Stillen dann viel weniger neue Probleme stellt.

Wenn der Säugling schläft, sollte er nicht gestört werden; man soll ihn besser in Ruhe lassen, bis er spontan aufwacht und dann, bevor er vom Schreien ermüdet ist, an die Brust legen. Wenn der Säugling nicht sehr interessiert (»trinkfaul«) ist, zieht er unter Umständen die Mamille zu wenig weit in den Mund, um einen lebhaften Milchfluß auszulösen. Um dem zu begegnen, kann die ganze braune Hautpartie der Areola von der Mutter in den Mund des Säuglings gebracht werden, um sicherzustellen, daß die Mamille im hinteren Teil des Mundes liegt. Bei einem apathischen oder bei einem aufgeregten, schreienden Säugling, der die Brust abweist, kann das Saugen durch einen einfachen Trick in Gang gebracht werden. Areola und Mamille werden zwischen Finger und Daumen genommen, um sie zu einem flachen »Keks« zu formen; wenn der Säugling den Mund öffnet, wird das »Keks« rasch in den Mund gestoßen, so daß die Mamille hinten gut den Zungenrücken erreicht. Es ist wahrscheinlich, daß der Säugling dann kräftig zu saugen beginnt. Wenn die Brust zwar in den Mund genommen, aber rasch wieder losgelassen wird, kann es sein, daß der Säugling beim Atmen Mühe hat infolge Verlegung der Nasenatmung. Dies kann vorkommen bei Rhinitis oder »verstopfter Nase«; dann müssen die Nasenlöcher vor dem Stillen mit einem Leinentüchlein gereinigt werden. Es kann auch vorkommen, daß die Nasenlöcher durch die Brust verschlossen werden, oder die Oberlippe des Säuglings statt auf den Mamillenstiel gepreßt zu werden, aufgestülpt wird und die Nasenlöcher verschließt.

Der Milchejektions-Reflex stellt sich im allgemeinen innerhalb einer Minute ein, nachdem der Säugling die Mamille in den Mund genommen hat. Wenn keine

Milch kommt, kann der Säugling die Mamille loslassen und sich weigern, sie wieder zu nehmen; dies ist eine Variante, die Brust »abzuweisen«. Verzögerung des Milchflusses tritt entweder in den ersten Tagen des Wochenbetts auf oder nach mehreren Monaten der Laktation; die Mutter sollte den Milchfluß anregen, indem sie die Mamille eine halbe bis eine Minute reizt, bevor sie das Kind an die Brust legt.

Andererseits kann der Ejektions-Reflex so gut funktionieren, daß sich die Milch rascher in den Mund des Säuglings ergießt, als dieser sie schlucken kann, und er kann würgen und speien, verstört sein und die Brust abweisen. In diesem Falle sollte die Mutter die Mamille reizen und so den Milchfluß 1–2 Minuten vor dem Anlegen des Kindes an die Brust in Gang bringen, damit der erste, zu rasche Ausfluß schon vorüber ist, wenn der Säugling seine Mahlzeit beginnt.

Ein Säugling, der zu einer festgesetzten Zeit geweckt wird, speziell in den ersten ein bis zwei Lebenswochen, wird weniger gut trinken als ein Kind, das spontan erwacht. Andererseits kann ein Säugling, den man eine halbe Stunde hat schreien lassen, zu müde sein, um so viel zu trinken, wie er braucht. Durch Selbstregulation des Fütterns lassen sich solche Schwierigkeiten meist vermeiden. Oft »sagt« der Säugling selbst, daß er häufigere Mahlzeiten möchte. Seltener will er zwischen den Mahlzeiten länger schlafen.

Die meisten Säuglinge können rasch einen guten »Trink-Modus« entwickeln, und die meisten Mütter können sich rasch auf einen entsprechenden Modus der Milchabgabe einstellen. Beide stehen miteinander in Beziehung. Nach unserer Erfahrung bildet das Nichteinspielen des Milchejektions-Reflexes in der ersten Woche des Puerperiums eine häufige Ursache der Stillunfähigkeit. Oft kann dieses Versagen vermieden werden durch eine geschickte Anleitung, die darauf ausgeht, Schmerz und Angst zu vermeiden. Das Ziel ist, daß Mutter und Kind sich auf die Mahlzeiten freuen und sie ruhig genießen können.

Zu wenig Milch

Wenn der Säugling nicht so viel Milch bekommt, wie er braucht, sollten die möglichen Ursachen genau untersucht und behandelt werden, bevor die Ernährung umgestellt wird. Die sezernierte Menge kann wirklich ungenügend sein, oder der Ejektions-Reflex kann nicht gut funktionieren. Zulagen und Zutaten von modifizierter Kuhmilch sind während der ersten 10–14 Brustmilchtage kaum einmal nötig. Die Menge der Sekretion kann vergrößert werden durch vermehrtes Anlegen des Kindes an die Brust und durch Ausschaltung der Faktoren, die den normalen Milchfluß hemmen (Schmerz, Angst, Furcht).

Aber die Grundregel der Säuglingsernährung ist, das Kind zu ernähren; und wenn in den ersten 10 Tagen das Kind nicht zufriedengestellt wird und nicht entsprechend Gewicht zunimmt, dann ist es vernünftig, ihm zusätzliche Nahrung zu verabreichen. Es soll eine modifizierte Milchlösung von niedrigem Salz- und Eiweißgehalt sein. Wenn das Stillen anfänglich nicht gelingt, ist ein sofortiger Wechsel auf Flaschenernährung nicht nötig. Es gibt zwei vernünftige Alternativen zur Brust-Ernährung: die ergänzende Ernährung und die Flaschen-Ernährung. Selbst wenn eine Mutter sagt, sie möchte zur Flaschenernährung übergehen, kommt oft heraus, daß sie nicht das Stillen ablehnt, sondern die ungenügende Ernährung durch des Stillen (mit den Gefahren der Unterernährung ihres Kindes). Wenn die Schwierigkeiten in den ersten Lebenstagen auftreten, sollte man daran denken, daß die Mutter eventuell zu den »Spätstartern« gehört. Selbst wenn sie nicht viel Milch hat, wird eine Mutter oft gern zuerst die Brust geben und dann nachfüttern, wenn auch nur deshalb, weil sie gelernt hat, daß Muttermilch die beste Nahrung sei. Da ergänzende Ernährung mehr Zeit braucht, kann sie zuerst das Kind fünf oder sechs Minuten an jede Brust anlegen und dann für weitere sechs bis acht Minuten die Flasche geben.

Einige andere Probleme der Stilltechnik

Eine gute Brustpflege vor der Geburt sollte ausziehbare Warzen mit einem freien Milchabfluß sicherstellen. Nicht weniger wichtig ist, daß die Betreuer vor der Geburt der Mutter wie auch dem Vater eine positive Einstellung zum Stillen und die nötigen Kenntnisse darüber vermitteln. Eine gute Beratung vor der Geburt und während der ersten zwei Lebenswochen des Kindes wird zu einem Absinken der Versagerquote beim Stillen führen. Wenn das Stillgeschäft einmal gut in Gang gekommen ist, geht es oft leicht weiter, aber es ist wichtig, gegenüber gewissen häufigen Bedrohungen wachsam zu sein.
Die eine ist die, daß die Mutter unter Druck gesetzt wird, das Stillen aufzugeben. Die Motive, die dahinterstehen, sind oft unbewußt; der Ehemann, die eigene Mutter oder die Schwiegermutter können verärgert oder eifersüchtig sein; Ärzte, Hebammen, Gemeindeschwestern können sich gegen das Stillen aussprechen, weil sie mangels genauer Kenntnisse über die Physiologie der Laktation selbst zur Flaschen-Ernährung mehr Vertrauen haben.
Eine andere Gefährdung des Stillens liegt darin, daß Brust-Kinder manchmal weniger rasch an Gewicht zunehmen, als Flaschen-Kinder; wenn nun angenommen wird, daß die Vorstellung gilt, die Tüchtigkeit der Mütter werde durch eine große wöchentliche Gewichtszunahme bewiesen, dann kann die Mutter das Gefühl haben, sie müsse zur Flaschen-Ernährung übergehen.

Flaschenernährung

Für das Kind ist es nicht von Bedeutung, zum Durchschnitt zu gehören; es *ist* ihm wichtig, als Einzelner behandelt zu werden, als Individuum. Das Kind ist nicht an der exakten Temperatur der Milch interessiert, an ihrer genauen Menge oder

der genauen Zeit der Nahrungsaufnahme. Es *ist* interessiert auf welche Weise die Nahrung gereicht wird und an den damit verbundenen Gefühlen, die Stück für Stück für die Art seiner Entwicklung entscheidend sind.

Der Gebrauch der Flasche vergrößert die Versuchungen einer arithmetischen und mechanistischen Betrachtungsweise der Säuglingsernährung. Aber Hygiene und Flasche sollen nicht die Zärtlichkeit und Wärme der Brust ersetzen; Flaschen-Ernährung kann und wird auch meist mit viel Zärtlichkeit durchgeführt. Wenn der Arzt Mütter (und Kinderschwestern) beobachtet, während sie dem Säugling die Flasche geben, wird er viel Abschreckendes und viel Bewunderungswürdiges sehen. Es ist nicht nötig, daß die Mutter oder Kinderschwester bei der Flaschenernährung den Säugling an ihre nackte Brust drückt, aber sie sollten das Kind nicht in Armlänge von sich entfernt halten, weder physisch noch psychisch.

Für die Flaschenernährung wird Kuhmilch in der einen oder anderen modifizierten Form verwendet. Die Präparate bestehen aus flüssiger Milch, Kondensmilch oder getrocknetem Milchpulver. Flüssige Kuhmilch, zubereitete kondensierte und entsprechende Trockenvollmilch enthalten alle viel mehr Salze und dreimal so viel Eiweiß wie Brustmilch. Sie können der Brustmilch ähnlicher gemacht werden durch Verdünnung mit Wasser und Zusatz von Zucker, um den Nährwert wiederherzustellen. Die meisten Säuglinge gedeihen gut unter einer weitum gebräuchlichen Formel. Der hohe Salzgehalt kann eine außerordentliche Belastung für das noch recht beschränkte Ausscheidungsvermögen für nicht erwünschte Salze darstellen. Das Kind kann nach Wasser schreien und sein Rufen kann für Hunger gehalten werden. Die meisten Präparate erhält das Kind zu konzentriert. Der Überschuß an Salz kann zu Hypernatriämie und Dehydrierung führen, ein gefährlicher Zustand, der bleibende Hirnschädigung zur Folge haben kann. Aus diesem Grund erteilt man jetzt allgemein den Rat, aus Gründen der Sicherheit in den ersten drei Monaten Kuhmilchverdünnungen mit niedrigem Salz- und Proteingehalt zu geben. Solche Zubereitungen sind nun aus Trockenmilchpräparaten herzustellen, einige können in flüssiger Form dem Säugling direkt verabreicht werden. Solche Produkte mit niedrigem Salz- und Eiweißgehalt sind in Großbritannien allgemein erhältlich. Es ist von Vorteil, ein Milchpräparat zu wählen, das am Ort allgemein bekannt ist.

Einfachheit ist die Parole der modernen Flaschenernährung. Es kann mit einem der gebräuchlichen Trockenmilchpräparate begonnen werden, entweder als Zwiemilchernährung, als Ergänzung zur Brustmilch oder als Alleinkost mit der Flasche. Der Säugling darf trinken so viel er will, in Abständen nach eigener Wahl. Eine Gewichtszunahme wird man zunächst nach ein bis zwei Wochen feststellen können.

Tabellen sind nützliche Anleitungen für weniger sichere Mütter. Die Mütter sollen allerdings darauf aufmerksam gemacht werden, daß der häufigste Nährschaden die Unterernährung ist und daß zum Symptombild des unterernährten Säuglings Schreien, Erbrechen, Obstipation oder häufige grüne Stühle gehören.

Selbst wenn genug Nahrung angeboten wird, bleiben die Bemühungen des Säuglings unbelohnt bis zur Erschöpfung, wenn das Loch im Sauger zu klein ist. Das

Loch im Sauger sollte groß genug sein, um der Milch zu ermöglichen, in rascher Tropfenfolge aus der umgekehrt gehaltenen Flasche auszufließen.

Andere Probleme wurden bereits in früheren Teilen dieses und des vorangehenden Kapitels direkt oder indirekt besprochen.

Einführung fester Nahrung

In den ersten Wochen, bevor der Säugling feste Nahrung einzunehmen beginnt, hat die Mutter in ihre Geschicklichkeit bei der Ernährung ihres Kindes Vertrauen bekommen. Sie hat gelernt, wann sie ihm schmeicheln und wann sie seine Ablehnung akzeptieren soll. Sie hat verstanden, daß ihr Kind ein Individuum ist, das nicht übereinstimmt mit dem theoretischen »Durchschnittskind« eines bestimmten Alters. Von ihrer Gemeindeschwester und ihrem Arzt und aus Büchern oder Zeitungsartikeln wird sie etwas über Ernährung gelernt haben, so daß sie eine Vorstellung von der relativen Wichtigkeit verschiedener Nahrungsmittel hat und davon, was durch etwas anderes ersetzt werden kann. Sie braucht dann nicht viel mehr wissen, als daß verschiedene Speisen Aufbaustoffe des Körpers, Energiespender und Schutzstoffe sind. Bei der Ernährung wie auch auf anderen Gebieten besteht das Ziel, daß die Mutter das Kind mit genug, aber nicht mit zu viel Nachdruck erzieht und ihm erlaubt, gewisse Zu- und Abneigungen zu haben, aber keine wirklich wichtigen Faktoren vernachlässigt.

Die Gemeindeschwester und der Arzt ermutigen und befähigen die Mütter, aus eigener Initiative mit den Problemen der Ernährung fertig zu werden. Es gibt allerdings Mütter, die aus ihrer Unsicherheit heraus dogmatische und detaillierte Anweisungen brauchen, während sie allmählich Selbstvertrauen gewinnen um allein zurecht zu kommen.

Der Mutter Hilfe anzubieten, um ihr praktisches Können und Selbstvertrauen zu geben und die Wünsche des Kindes beim Füttern zu beachten, wird auch zum Prinzip für die ganze Kindheit. Das Kind lernt nicht nur durch die ihm aufgezwungenen Regeln, sondern vielmehr vom guten Beispiel der Eltern. Ein Beispiel für das Lernen durch das Vorbild der Eltern und der Gesellschaft ist die Angewöhnung der Vorliebe für Süßigkeiten. Zucker wird in überflüssig großer Menge den Speisen und Getränken zugefügt. Auch wenn Großmütter und Nachbarn Süßigkeiten als Mittel der Bestechung und Belohnung geben, die Eltern müssen nicht mithalten. Wenn sie selbst ein Beispiel dafür geben und dem Tee, dem Kaffee, dem Kompott u. a. keinen Zucker hinzufügen, dann werden Sie erleben, daß ihre Kinder mit relativ wenig Interesse an Zucker und Süßigkeiten aufwachsen – ihre Zähne werden davon profitieren –.

Mit ungefähr vier Monaten können passierte Speisen eingeführt werden. Es ist gut, die Mutter dazu zu bringen, verschiedene Arten von festen Speisen und nicht nur Zerealien zu geben. Wir schlagen vor, daß die Mutter zuerst eine Eiweißnahrung gibt und dann nach einigen Tagen ein durch ein Sieb gedrücktes Gemüse beifügt und dann erst Getreideprodukte. Nachher können allmählich Fleisch, Gemüse oder Früchte und Zerealien hinzukommen. Passierte Nahrung kann auch schon vor dem vierten Monat eingeführt werden, wenn das Kind mit Milch allein schwer satt zu kriegen ist. In der routinemäßigen früheren Verabreichung passierter Mahlzeiten sehen wir keinen Vorteil.

Manchmal müssen Mütter daran erinnert werden, daß kein Nahrungsmittel unersetzlich ist. Das Kind kann Eisen durch grüne Gemüse *oder* durch passiertes Fleisch zugeführt bekommen. Mahlzeiten sollten dem Kind Gelegenheit geben, seine Hände brauchen zu lernen und sich später Geschick im sozialen Umgang und in der Konversation anzueignen, sie sollen also nicht nur Anlaß zur Füllung eines leeren Magens sein oder zum Aufzwingen von verhaßten Speisen oder von Manieren, die dem Alter noch nicht entsprechen.

15. Appetitstörungen und Nahrungsverweigerung

Hunger und Appetit – Physiologische, pathologische und psychologische Einflüsse – Die Behandlung von Appetitstörungen und Nahrungsverweigerung

Hunger und Appetit regulieren die Nahrungsaufnahme und deshalb die Ernährung. Hunger ist ein angeborener Trieb zu essen, gesteuert durch Hunger- und Sättigungs-Chemorezeptoren im Hypothalamus; dagegen ist Appetit ein erworbenes Bedürfnis zu essen, abhängig von Gewohnheit, Gesellschaft, Geschmack, Aroma und Tonus des Magens.

Junge Säuglinge haben wahrscheinlich eher Hunger als Appetit. Es scheint zweifelhaft, ob sie schon unterscheiden können zwischen einem Gefühl des Unbehagens im Bauch (verursacht durch Magenkontraktionen bei Hunger) und Schmerz; beim schreienden Säugling, der die Beine anzieht, wird oft vermutet, er habe Schmerzen (im allgemeinen irrtümlicherweise als Blähung bezeichnet), während er in Wirklichkeit Hunger hat. Ältere Kinder mögen zeitweise Hunger haben, allerdings selten, wenn sie drei oder vier Mahlzeiten pro Tag bekommen haben. In der Adoleszenz ist gieriges Essen nicht selten, und die Wahllosigkeit dieser Nahrungsaufnahme läßt vermuten, daß ihr Hunger zugrundeliegt.

Physiologische Einflüsse auf den Appetit

Der Appetit wechselt physiologisch. Er wird stimuliert durch den Hunger. Er ist groß während der Perioden raschen Wachstums im Säuglingsalter, wird kleiner im frühen Kleinkindalter (die »physiologische Anorexie des zweiten Lebensjahres«), wenn das Wachstum langsamer vor sich geht, und wird wieder größer zu Beginn der Pubertät. Er ist größer vor dem Essen und nimmt nachher ab. Er wird größer bei Bewegung, schwerer Arbeit und frischer Luft und wird geringer durch Müdigkeit und Sorgen. Er wird beeinflußt durch Aroma und Aussehen der Speisen, durch die Begleitumstände des Essens und durch die Gesellschaft, in der das Essen eingenommen wird. Bedingte Reflexe, wie der Gong und das Sich-zu-Tisch-Setzen, spielen eine Rolle, ebenso wie Reize der verschiedenen Sinnesorgane, hauptsächlich des Geruchs- und Geschmackssinnes, aber auch der Berührungsempfindung (bei der Berührung der Speisen mit der Mundschleimhaut) und des Gesichtssinns. Weißer gekochter Fisch mit weißer Sauce und gekochten Kartoffeln ist ein langweiliges Bild für ein genesendes Kind. Tomatensauce belebt es, in bezug auf Aussehen wie auch auf den Geschmack.

Es gibt viele Variationen bei der Nahrungsverwertung des gesunden Kindes. In einer Arbeit über die Nahrungsverwertung von 1000 Kindern zeigte *Widdowson* (1947), daß bei Kindern der gleichen Altersstufe große Unterschiede in der Kalorienaufnahme bestehen, daß die einen doppelt so viel einnehmen wie andere, ohne dicker zu sein oder schneller zu wachsen. Es ist offensichtlich, daß einzelne Kinder in ihrem Stoffwechsel ökonomischer und andere verschwenderischer sind.

Pathologische Einflüsse auf den Appetit

Angeborene Anorexie ist eine seltene Anomalie. Ohne irgendwelche nachweisbare körperliche oder seelische Störung, die dafür verantwortlich gemacht werden könnte, zeigt der Säugling kein Interesse an der Nahrung und muß zum Essen gezwungen werden; der Appetit entwickelt sich im allgemeinen im Laufe des zweiten oder dritten Lebensjahres.

Unterernährung kann selbst den Appetit drosseln. Verminderter Appetit kommt vor bei akuten oder chronischen Infekten, speziell bei Infekten des Magen-Darm-Traktes und der Leber. Erhöhter intrakranieller Druck kann Anorexie und Nausea verursachen. Bei schweren Krankheiten, wie bei Nierenversagen, Neoplasmen und Leukämie, besteht in der Regel Anorexie.

Lokalisierte Störungen können Verminderung des Appetits verursachen. Bei kariösen Zähnen oder Stomatitis ist der Schmerz die wahrscheinliche Ursache des Appetitmangels. Wenn die nasalen Luftwege verstopft sind durch vasomotorische oder infektiöse Rhinitis oder durch Hypertrophie der Adenoide, geht die Wahrnehmung des Aromas der Speisen verloren.

Eine Verbesserung des Appetits nach Entfernung der Tonsillen und der Adenoide könnte zugeschrieben werden der Entfernung von krankem Gewebe und seinen Produkten; aber dies ist eine Spekulation, denn viele Kinder essen besser, wenn sie nach irgendeinem Krankenhausaufenthalt nach Hause kommen, auch wenn die Tonsillektomie nicht durchgeführt wurde. Die Besserung des Appetits kann bedingt sein durch die Heilung der Krankheit, die zur Krankenhausaufnahme geführt hatte, durch die vorübergehende Entfernung des Kindes aus der spannungsgeladenen Atmosphäre der Familie oder durch die vermehrte Nahrungsaufnahme als Kompensation für die im Krankenhaus vermißte mütterliche Liebe – Nahrung und Liebe werden vom Kind oft gleichgesetzt, genau wie von der vernachlässigten Ehefrau, die sich als Liebesersatz mit Schokolade vollstopft.

Pica oder »pervertierter Appetit« kommt gewöhnlich bei Kindern unter drei Jahren vor. Sie können dabei nicht bekömmliche Substanzen essen, z. B. Erde, Faeces, Holz, Wolle und Farbe. Für Pica, wie für andere Appetitstörungen, wurden Darmparasiten verantwortlich gemacht. Aber in den meisten Fällen werden keine gefunden, und wenn sie vorhanden sind, beseitigen Wurmkuren das Symptom nur selten. Manche Kinder mit Pica haben eine Anämie, und Pica wurde erklärt als ein Bedarf an Eisen oder anderen Mineralien. Aber oft ist das Kind nicht anämisch und sein körperlicher Zustand gut. Bei manchen Kindern mit Pica bestehen noch andere Verhaltensstörungen, und bei einigen wenigen ist die Intelligenz unterdurchschnittlich. Oft scheinen die eingenommenen Substanzen keinen Schaden zu verursachen, aber Vergiftungen können die Folge sein. Wegen der Gefahr einer Bleivergiftung sollte der Bleispiegel im Blut bestimmt und ein Knochenröntgen veranlaßt werden. Pica wird behandelt durch Überwachung des allgemeinen Gesundheitszustandes, durch Behandlung der Anämie, durch Ersatz gefährlicher Substanzen durch ungefährliche, und schließlich dadurch, daß man dem Kind Ablenkungsmöglichkeiten im Spiel bietet. Die Mitarbeit der Mutter ist wichtig, und sie wird aus vollem Herzen mitmachen, wenn sie einsieht, daß Pica eine Störung ist, die die Tendenz hat, sich selbst einmal totzulaufen.

Emotionale Einflüsse auf den Appetit

Emotionale Faktoren (inklusive Hunger) beeinflussen nicht nur den Appetit, sondern auch die Verdauung, die Resorption und den Stoffwechsel. Eine negative Kalzium-Bilanz kommt bei emotionalem Streß bei schwangeren Frauen wie auch bei Kindern vor. Eine lieblose Behandlung von Kindern kann verhindern, daß sie an Gewicht zunehmen, auch wenn die Nahrungsaufnahme um 20% erhöht wird (*Widdowson*, 1951).

Familiäre Koch- und Eßgewohnheiten beeinflussen den Appetit des Kindes durch das Angebot an Nahrung und das vorgelebte Beispiel.

Die Gefühle der Mutter sind von großem Einfluß. Es kann sein, daß sie sich selbst nicht interessiert fürs Essen. Oder sie findet, eine kalte Mahlzeit genüge, während das Kind besser auf eine warme Mahlzeit ansprechen würde. Sie kann dem Kind die Nahrung aufzwingen als Ausdruck ihrer Liebe oder weil sie glaubt, oft irrtümlicherweise, das Kind sei zart und habe einen ganz speziellen Bedarf nach guter Nahrung. Auf jeden Fall wird sie beunruhigt sein, wenn das Kind nicht viel ißt, und ihre Angst kann sich auf das Kind übertragen. (siehe Kap. 17).

Auch die dauernde oder momentane *Gemütsverfassung des Kindes* kann seinen Appetit beeinflussen. Zufriedenheit kann den Wunsch nach Essen vergrößern, Müdigkeit, Aufregung, Angst und Wut können ihn verringern. Bei neugeborenen Säuglingen können ungeschickte Behandlung durch die Mutter oder Frustration beim Mißlingen des Stillens die Entwicklung des Appetits beeinträchtigen. Das Kleinkind, das beim Essen trödelt, tut dies oft, um seine Trotzhaltung oder seine spezielle Abneigung gegen den Eßzwang oder die Abneigung gegen bestimmte Speisen auszudrücken. Das Kind, das nicht frühstücken mag, ist vielleicht im Begriff, eine Tonsillitis durchzumachen, oder es macht sich Sorgen um seine Rechenaufgaben. Ein Kind kann durch das Beispiel eines älteren Familienangehörigen verleitet werden, beim Essen wählerisch zu sein.

Anorexia nervosa wird auf Seite 188 besprochen.

Die Behandlung von Appetitstörungen und Nahrungsverweigerung

Übermäßiges Essen verbunden mit Adipositas wird in Kap. 17 besprochen, schlechter Appetit verbunden mit Magerkeit (inklusive Anorexia nervosa) in Kap. 16. Hier sprechen wir vom Kind, von dem man sagt, es esse wenig, das aber nicht mager und auch nicht organisch krank ist.

Wie immer untersucht der Arzt das Kind darauf, ob als Ursache irgendeine organische Krankheit vorhanden ist und führt die notwendigen Untersuchungen zur definitiven Abklärung durch.

Die Beurteilung der Nahrungsmenge

Der Arzt versucht zu erfahren, wieviel das Kind ißt. Er fragt sorgfältig nach dem Quantum von Milch, Zucker und Süßigkeiten, die eingenommen werden, da viele Mütter diese Speisen nicht als Nahrung rechnen. Es mag eventuell nötig sein zu erklären, daß dies nahrhafte Dinge sind, die dem Kind den Appetit für feste Nahrung nehmen können. 1 l Milch enthält 850 Kalorien, und es ist physiologisch, daß ein Kind, das täglich so viel Milch bekommt, sich weigert, noch viel andere Nahrung zu sich zu nehmen.

Der Arzt vergleicht die Nahrungsaufnahme mit dem Allgemeinzustand des Kindes sowie auch mit seiner Längen- und Gewichtszunahme. Die Gewichtskurve oder andere Anzeichen von Besserung durch die Behandlung werden das Kriterium dafür sein, ob der Appetit des Kindes der Norm entspricht.

Die Einstellung der Mutter

Die familiären Eßgewohnheiten und die Einstellung der Mutter gegenüber Nahrung und Essen werden erfragt. Die Mutter muß vielleicht beraten werden, welche Nahrungsmittel für das Kind wirklich notwendig sind.

Es ist möglich, daß die Mutter unbestimmte Befürchtungen hegt, der schlechte Appetit sei Ausdruck einer versteckten Krankheit; sie kann auch einen Grund haben, sich wegen einer bestimmten Krankheit Sorgen zu machen. Ein Verwandter hatte vielleicht eine schwere Krankheit, deren erstes Symptom Appetitlosigkeit war. Die Art, wie die Anamnese aufgenommen und das Kind untersucht wird, sollte die Mutter spüren lassen, daß der Arzt unbestreitbar in der Lage ist, ihr zu versichern, daß beim Kind keine ernste Krankheit vorliege.

Der Arzt wird eventuell die Mutter kennen und vermuten, was wahrscheinlich ihre spezifischen Ängste sind; aber er sollte ihr die Möglichkeit geben, alle ihre Ängste auszusprechen, vielleicht auf dem Umweg über die Frage: »Kennen Sie andere Kinder mit schlechtem Appetit?«

Ihre Ängstlichkeit kann oberflächlicher Natur sein. Sie weiß vielleicht nicht, daß ein gesundes Kind im zweiten Lebensjahr langsamer wächst und daher auch einen kleineren Nahrungsbedarf hat. Eine Mutter kann es auch nötig haben, darauf zu bestehen, daß das Kind ißt, was sie ihm aufscht, weil sie sich unsicher fühlt, wenn sie sein Gedeihen nicht »in der Hand hat«. Oder sie kann das Gefühl haben, das Kind, das die Nahrung ablehnt, um die sie sich Mühe gemacht hat, weise ihre Liebe zurück.

Was bedeutet das Essen für das Kind?

Für das Kind bedeutet die Mahlzeit Befriedigung des Hungers, eine Gelegenheit, sich über Geruch und Geschmack des Essens zu freuen, eine Gelegenheit, seine Fertigkeit im Essen zu üben und ein soziales Ereignis. Mahlzeiten können glückliche Augenblicke für Mutter und Kind sein, oder sie können störend oder sogar quälend sein für eines von ihnen oder für beide. Die Mutter hat vielleicht nicht gewußt, daß das Kind während der ersten Jahre unmanierlich ist. Es kann die Mahlzeiten dazu benützen, seine neue Waffe, das »Nein-Sagen«, zu praktizieren; ob es dabei bleibt, wird von der Reaktion abhängen, die seine Weigerung auslöst. Es kann erleben, daß die Mutter mit Sorge oder Zorn reagiert, wenn es beim Essen trödelt oder die Nahrung verweigert. Es kann auch erfahren, daß es damit die ganze Familie beherrscht. Wenn die Mutter ihren unaufhörlichen Kampf um das Essen ihres lebhaften Dreijährigen beschreibt, wird der Arzt bedauern, daß Mutter und Kind in diesen Circulus vitiosus hineingerieten, in dem Aufdrängen der Nahrung und Opposition dagegen sich gegenseitig steigern.

Die Rolle, die emotionale Faktoren spielen, wird offensichtlich bei Vorliebe und Abneigung, welche die Kinder gegenüber gewissen Speisen entwickeln. Da die Eltern wünschen, daß das Kind einmal als Erwachsener ein urteilsfähiges Unterscheidungsvermögen auf allen Gebieten besitzen wird, scheint es vernünftig, diese Vorlieben des Kindes schon mit einigem Respekt zu behandeln. Das Kind, das eine bestimmte Speise nicht gern hat und sie nicht essen will, hat von sich aus gesehen, einen guten Grund, sie abzulehnen. Eltern, die mehr durch das Beispiel als durch Anwendung von Zwang erziehen wollen, werden oft dadurch belohnt, daß das Kind plötzlich beschließt, es habe jetzt Rüben oder Kohl gern. Diese Änderung tritt wahrscheinlich rascher in den Familien ein, in denen sich das Kind mit den verschiedenen Speisen selbst bedienen darf, um zu lernen, wieviel von jedem Gericht es nehmen muß, um seinen Appetit zu befriedigen.

Soll Kindern erlaubt werden, ihren Appetit mit Saucen und scharfen Gewürzen zu stimulieren? Kinder haben oft den scharfen Geschmack gern. Beim Tomaten-Ketchup werden sie vielleicht von der leuchtenden Farbe angezogen. Eingepökeltes und Saucen sind unnötig, aber es ist wahrscheinlich, daß die Kinder von selbst aus diesen »Geschmacksverwirrungen« herauswachsen, und es ist besser, wenn man ihnen dabei durch das gute Beispiel als durch Verbote hilft.

Behandlung der Nahrungsverweigerung

Nachdem die Anamnese aufgenommen und das Kind untersucht ist, stellt der Arzt eine Diagnose der ganzen Situation nach den oben erwähnten Richtlinien und entscheidet, ob weitere Untersuchungen notwendig sind. Er kann eventuell feststellen, daß er ein gesundes Kind vor sich hat, wie es bei richtiger Ernährung aussieht, mit roten Backen und aktivem Verhalten, das alles ißt, was es braucht. Aber dies gerade herauszusagen, löst das Problem nicht; und es ist begreiflich, daß die Mutter mit dieser kurzen Feststellung nicht zufrieden ist. »Wenn man weiß, daß fast immer die Liebe der Mutter zu ihrem Kind der Grund der Anorexie ist, wird man sich hüten, die falschen Methoden der Mutter zu kritisieren« (*Illingworth* 1975). Das Heilmittel ist nicht Kritik, sondern Aufklärung und Vorschläge, wobei

Worte und Beispiele verwendet werden sollen, die zeigen, daß der Arzt das Problem nicht nur mit dem Verstand ernst nimmt, sondern auch gefühlsmäßig Anteil nimmt.

Wenn die Mutter akzeptiert hat, daß ihr Kind nicht organisch krank ist, muß man ihr oft helfen, selbst zuzugeben, daß das Kind eigentlich recht gesund aussieht, um dann mit ihr zu diskutieren, warum man ißt – zum Vergnügen, damit man wächst und stark wird. Man soll Verständnis zeigen für die Situation der Mutter, die liebevoll, mit viel Mühe und Arbeit eine Mahlzeit zubereitet hat und nun vor der Tatsache steht, daß dies alles ignoriert oder verschmäht wird. Der Arzt kann die Vermutung äußern, aber soll nicht darauf bestehen, daß Trotz eventuell ein willkommenes Anzeichen dafür sein mag, daß das Kind ein normales und gesundes Stadium von Selbständigkeit erreicht hat, daß Anwendung von Zwang die Sache nur verschlimmert, ein gutes Beispiel aber auf lange Sicht wirkungsvoller ist. Die Mutter wird erleichtert sein zu erfahren, daß alle Kinder mehr oder weniger wählerisch sind, daß manche pikante Gerichte gern haben, obwohl die meisten süße Speisen bevorzugen. Es hilft der Mutter, wenn sie die verschiedenen Nährstoffe kennt – die Aufbaustoffe, die Energiespender und »Schutzstoffe« – und wenn man ihr sagt, daß Proteine in Form von Fleisch oder von Milch zugeführt werden können und daß das notwendige Eisen aus dem Fleisch, den grünen Gemüsen oder dem Eidotter aufgenommen werden kann.

Die Mahlzeiten des Kindes sollten nicht länger dauern als eine halbe Stunde, selbst wenn es trödelt oder die Nahrung zurückweist. Eine Mutter braucht einen starken Rückhalt am Arzt, wenn sie das geliebte Kind zwei- oder dreimal nacheinander ohne Mahlzeit lassen soll. Es sollte dem Kind leicht gemacht werden, das Essen wieder aufzunehmen, ohne »das Gesicht zu verlieren«, und dies kann erreicht werden, indem man arrangiert, daß es bestimmte Mahlzeiten gemeinsam mit anderen Kindern einnimmt, z. B. in der Schule. Je weniger die Haltung des Siegers und Besiegten (auf jeder Seite) eingenommen wird, desto schneller wird das Problem der Nahrungsverweigerung oder des Trödelns gelöst sein. Solche Situationen könnten besser vermieden werden, wenn die Mutter vor Eintritt dieser Ereignisse die Freuden und Sorgen jeder Stufe der kindlichen Entwicklung hätte besprechen können und wenn sie über die Grundprinzipien der Ernährung unterrichtet worden wäre. Der Arzt kann nicht erwarten, daß ein Gespräch alle Sorgen beseitigt; die Symbolik der Ernährung ist zu reichhaltig, zu sehr Teil der Persönlichkeit, als daß sie so leicht geändert werden könnte. Aber wenn man der Mutter in diesen Ängsten beisteht, wird sie zu einem umfassenden Verständnis gelangen, das ihr bei künftigen anderen Problemen helfen wird.

Noch eine letzte Bemerkung zu den Eßgewohnheiten. Ein kurzer Aufenthalt im Krankenhaus ist nicht die angemessene Gelegenheit, um einem kleinen Kind »bessere« Eßgewohnheiten beizubringen. Für Kinder ist das Krankenhaus schon fremd genug; sie werden wahrscheinlich besser essen, wenn man ihnen innerhalb vernünftiger Grenzen erlaubt, im Krankenhaus dieselben Speisen auf die gleiche Art zu essen, wie sie es von zu Hause gewohnt sind.

16. Magerkeit und Minderwuchs

Magerkeit: Kriterien der Norm – Beziehung zwischen Gewicht und anderen Faktoren beim Kind – Die Nahrung und ihre Verwertung – Organische Krankheiten, die Magerkeit verursachen – Organische und psychologische Faktoren bei den verschiedenen Altersstufen des Säuglings, des Kleinkindes, des Schulkindes und des Adoleszenten – Anorexia nervosa – Kleinwuchs: Organische und psychologische Faktoren

Der Arzt kann feststellen, daß ein Kind trotz Magerkeit gesund ist, daß sein Gewicht in »der 10.Perzentile« liegt und daß es in normalem Maße wächst. Die Eltern des Kindes sind nicht derselben Ansicht. Ihr Standpunkt kann beeinflußt sein von den populären Vorstellungen über konsumierende Krankheiten oder durch aktuelle Ereignisse – ein magerer Onkel hat eine Primärtuberkulose gehabt. Eine Mutter kann das Gefühl haben, die Magerkeit ihres Kindes sei ein Schandfleck für sie. Es kann nötig sein, daß man sie auffordert, das Kind als Ganzes zu betrachten, Mut zu fassen und anzuerkennen, es müsse gesund sein, da es aktiv und kräftig ist und stetig wächst. Bei seiner Beurteilung des Kindes, das relativ mager und klein ist – oder von dem das behauptet wird – muß der Arzt sein Wissen über die Entwicklung des Kindes mit Verständnis für die Einstellungen und Gefühle der Eltern verbinden.

Magerkeit

Kriterien der Norm

Kleine Abweichungen von der Norm sind häufig und beunruhigen im allgemeinen nicht. Die traditionelle Anschauung fordert, daß Magerkeit oder, exakter, niedriges Gewicht nach weiterer Abklärung ruft, wenn die Abweichung von der Altersnorm so ungewöhnlich ist, daß sie nur bei einem von 20 oder 30 Kindern vorkommt. Eine Abklärung ist üblich, wenn das Gewicht des Kindes mehr als 20% unter dem Altersdurchschnitt liegt, wenn es unter der 3. Perzentile liegt, oder wenn es mehr als 2 Standard-Abweichungen unter dem Sollgewicht des betreffenden Alters liegt.
Die Zahl der *3. Perzentile* ist das Gewicht, das 3 von 100 Kindern eines bestimmten Alters haben; die Zahl der 50.Perzentile ist das Gewicht, das 50% der Kinder haben, also das Durchschnittsgewicht für das Alter.
Die *Standard-Deviation* (S.D.) ist ein mathematischer Ausdruck der Variationsbreite in der untersuchten Population: Die Spanne zwischen dem *Sollgewicht minus 2 S.D.* und dem *Sollgewicht plus 2 S.D.* umfaßt 94% der gesamten Population.

Die Kindheit ist eine Periode des Wachstums, und eine Wachstumskurve innerhalb der normalen Grenzen ist gewöhnlich ein besseres Kriterium für die Gesundheit als das aktuelle Gewicht zu irgendeiner bestimmten Zeit. Eine Kurve oder Tabelle für Gewicht und Länge des Kindes lädt ein zu Eintragungen dieser Maße, aus welchen dann leicht abzulesen ist, ob das Kind im für sein Alter üblichen Rahmen zunimmt. Gewicht und Länge liegen gewöhnlich auf der gleichen Perzentile, so sollte ein Kind, dessen Körpergröße an der 75. Perzentile liegt auch in seinem Gewicht um die 75. Perzentile herum aufscheinen.

Die Beziehung zwischen Geburtsgewicht und Gewicht während der Kindheit

Es wird allgemein angenommen, bei guter Pflege sollten Säuglinge von niedrigem oder hohem Geburtsgewicht mit ein bis zwei Jahren ungefähr das altersgemäße Gewicht erreichen. Dies kann der Fall sein, ist es aber oft nicht. Aus kleinen Säuglingen werden im allgemeinen kleine Kinder, aus großen Säuglingen große Kinder. Ob sie nun klein, mittel oder groß sind, nehmen die Kinder durchschnittlich im ersten Lebensjahr 7 kg zu. Mit sieben Jahren haben Kinder, deren Geburtsgewicht 2500 g oder weniger betrug, oft 4–5 kg weniger Gewicht als Kinder mit einem Geburtsgewicht von über 4000 g. Die Beziehung zwischen Geburtsgewicht und Beginn der Pubertät ist nicht bekannt.

Frühgeburten

Kinder die vor der 38. Schwangerschaftswoche geboren werden, nennt man »Frühgeburten«. Die meisten haben ein niedriges Geburtsgewicht aber einige (z.B. solche, deren Mütter Diabetes haben) können ein normales oder sogar ein hohes Geburtsgewicht haben. Kinder, deren Geburtsgewicht verhältnismäßig niedrig ist im Vergleich zur Dauer der Schwangerschaft nennt man »light-for-dates« oder »Mangelgeburten«.

Die Ursachen für ein niedriges Geburtsgewicht sind verschiedenartig, und die Gründe, weshalb viele Kinder mit niedrigem Geburtsgewicht während der ganzen Kindheit unter dem Durchschnittsgewicht bleiben, sind nicht klar. Es ist wahrscheinlich, daß unter guten Bedingungen viele Frühgeburten im Alter von 12 Monaten in bezug auf das Gewicht aufgeholt haben, während dies bei vielen Mangelgeburten nicht der Fall ist.

Die Beziehung zwischen den Körpermaßen der Eltern
und dem Gewicht der Kinder

Kleine Mütter haben die Tendenz, Kinder mit einem niedrigen Geburtsgewicht zu gebären, deren Gewicht während der ganzen Kindheit unter dem Durchschnitt bleibt.

Die Beziehung zwischen Geschlecht und Gewicht in der Kindheit

Knaben sind im allgemeinen schwerer als Mädchen; im Alter von einem Jahr sind Mädchen durchschnittlich 0,5 kg leichter als Knaben. Die Pubertät beginnt bei den Mädchen früher, und sie können dann vorübergehend schwerer sein als Knaben vom gleichen Alter.

Die Nahrung und ihre Auswertung

Das Gewicht des Kindes spiegelt das Verhältnis zwischen Nahrungsaufnahme und Energieverbrauch wider. Die Zufuhr von Kalorien, die durch den Appetit gesteuert wird, hängt ab von Menge und Zusammensetzung der aufgenommenen Nahrung und der Leistungsfähigkeit von Verdauung und Resorption. Nach der Resorption hängt die Verwertung der Nahrung von der Leistung des Stoffwechsels und vom Energieverbrauch ab.

Energie wird verbraucht durch die Aktivität des Herzens, der Atemmuskeln und anderer Muskeln, zur Aufrechterhaltung der Körperwärme und zur Erledigung aller Arbeit der alltäglichen Tätigkeiten. Aber ein großer Teil des Energieverbrauchs wird in unproduktiver Weise verschleudert.

Die Nahrungsaufnahme gesunder Kinder variiert stark; manche Kinder essen fast doppelt so viel wie andere, ohne dicker zu sein, schneller zu wachsen oder aktiver zu sein. Gesunde Kinder mit einer überdurchschnittlichen Nahrungsaufnahme, aber einem durchschnittlichen Gewicht verbrauchen eindeutig mehr Kalorien als Kinder mit durchschnittlicher Nahrungsaufnahme. Ihre Muskelaktivität muß intensiver sein, da aber kein Übermaß an Bewegung sichtbar wird, müssen die effektiven Bewegungen von Gliedern und Rumpf klein sein. Dieser unproduktive Energieverschleiß erklärt, weshalb gesunde Kinder trotz druchschnittlicher Nahrungsaufnahme mager bleiben. Man darf aber übermäßige Magerkeit nicht dieser Ursache zuschreiben, bevor die anderen möglichen Ursachen ausgeschlossen wurden.

Gefühle beeinflussen nicht nur den Appetit, sondern auch die Verdauung, die Resorption und den Stoffwechsel, wie bereits im Kap. 2 erwähnt wurde.

Einige organische Krankheiten, die Magersucht verursachen

Bei einem Kind, dessen Magerkeit zu Besorgnis Anlaß gibt, ist es die erste Aufgabe des Arztes, ernste organische Störungen oder Diätfehler zu finden oder auszuschließen. Das folgende Schema mag als Anleitung dienen:

1. Unzureichende Nahrungsaufnahme

Die Menge, die Art und die Häufigkeit der angebotenen Mahlzeiten kann unzulänglich sein oder das Kind kann die Nahrungsaufnahme verweigern.

2. Verlust von eingenommener Nahrung

A. Erbrechen

a) *Hunger* kann in den ersten Lebenswochen Erbrechen verursachen. Erbrechen, das durch Hunger bedingt ist, kann bei kürzeren Intervallen zwischen den Mahlzeiten aufhören oder bei konzentrierterer Nahrung; aber Sedativa sind gelegentlich notwendig, um den Zyklus von Erbrechen – Hunger – Erbrechen zu unterbrechen.

b) Die *Pylorus-Stenose* ist gut bekannt durch ihre klinische Trias von Erbrechen im Strahl, sichtbarer Magenperistaltik und palpablem Muskelwulst des Pylorus (das Wort Tumor wird am besten vermieden, wegen der Irrtümer, die entstehen können, wenn die Eltern es hören). Die Pylorus-Stenose tritt zwischen der 1. und 12. Lebenswoche in Erscheinung. Das Kind hat einen guten Appetit, seltene, kleine Stühle, ist unruhig und schreit vor Hunger. Es ist am leichtesten, den Pyloruswulst zu palpieren, während das Kind gefüttert wird, auf dem Schoß der Mutter, am besten mit dem Kopf des Kindes auf der linken Seite der Mutter. Eventuell muß die Palpation fortgeführt werden, bis das Kind erbrochen hat und sie muß vielleicht bei einer folgenden Mahlzeit wiederholt werden, wenn vorher kein Wulst festgestellt wurde. Wenn die Diagnose in den ersten Lebenswochen gestellt wird oder wenn der Säugling abnimmt, ist die Operation (nach Rehydrierung, wenn nötig) im allgemeinen die befriedigendste Behandlung. Wenn das Kind nahezu drei Monate alt ist, wenn die Symptome leicht sind und der Allgemeinzustand gut ist und wenn erfahrene chirurgische Behandlung und Pflege nicht erreichbar sind, ist eine internistische Behandlung oft vorzuziehen. Methyl-Atropin (Eumydrine) 1:1000 in einer alkoholischen Lösung wird verabreicht (3,5 oder 7 Tropfen 15 Minuten vor jeder Mahlzeit).

Es gibt auch noch andere Formen *gastrointestinaler Obstruktion*. Sie sind meist angeboren und schon in der frühesten Kindheit erkennbar, z.B. Morb. Hirschsprung, Megacolon.

c) Die *Hiatus-Hernie* kann beim Säugling rezidivierendes Erbrechen verursachen. Sie muß besonders dann vermutet werden, wenn das Erbrochene Blut enthält. Das Erbrechen kann vermieden werden, wenn der Säugling aufrechtgehalten wird. Eine röntgenologische Untersuchung des oberen Intestinaltraktes oder eine Ösophagoskopie können nötig sein.

d) *Infektionen*. Jede Infektion (z.B. eine Harnwegsinfektion oder eine Otitis media) kann zu Erbrechen führen.

e) *Stoffwechselkrankheiten*, z.B. Niereninsuffizienz oder Diabetes.

f) *Erhöhter intrakranieller Druck* und Hirnschädigung.

g) *Rumination* ist eine Form von Erbrechen, die meist in der zweiten Hälfte des ersten Lebensjahres auftritt. Die Ursache dieser Störung ist nicht klar, aber manchmal hat die Mutter den Säugling schon vor Beginn dieses Symptoms als »schwierig« empfunden. Der Säugling streckt im allgemeinen den Hals und macht Kaubewegungen, welche die Regurgitation herbeiführen, oder er kann dies auch erreichen, indem er seine Hand in den Mund steckt. Es scheint, daß er die Regurgitation genießt. Die Verabreichung eines Schnullers kann das Symptom rasch beheben. Eindickung der Nahrung und Aufsetzen des Säuglings nach den Mahlzeiten sind in anderen Fällen nützlich. Wenn diese Mittel versagen und der Säugling nicht gedeiht, ist es ratsam, das Kind (wenn möglich gemeinsam mit der Mutter) zur Beobachtung ins Spital aufzunehmen.

B. *Malabsorption*

a) *Beschleunigte Darmpassage* kann Teil der generellen Überaktivität eines unruhigen Säuglings sein, oder sie kann isoliert auftreten; die Unruhe ist manchmal durch Hunger bedingt.

b) *Diarrhoe* ist manchmal ein Symptom oder eine Folge (eventuell Kohlehydratintoleranz) einer enteralen oder parenteralen Infektion. Beim Fehlen von Anzeichen einer Infektion oder einer Kohlehydratintoleranz mag es notwendig sein, die Nahrungsmenge zu vergrößern, um sicherzustellen, daß genügend Nahrung resorbiert wird.

c) *Steatorrhoe.* Es gibt zwei Hauptursachen für persistierende Steatorrhoe im Kindesalter. Bei der Pankreasfibrose ist das Kind munter und aktiv und hat einen guten Appetit (obwohl die Aktivität und der Appetit beeinträchtigt sein können, wenn sich eine pulmonale Infektion entwickelt hat). Die Anamnese kann auf eine neonatale intestinale Obstruktion und auf rezidivierende Erkrankungen des Respirationstraktes hinweisen. Die Diagnose wird durch den Nachweis eines übermäßigen Salzgehaltes im Schweiß oder durch verminderte Trypsinaktivität in den Stühlen und in den Duodenalsekreten gestellt. Die Therapie beruht auf der oralen Verabreichung von Pankreasextrakten und der Gabe von Antibiotika gegen pulmonale Infektionen.

Bei der *Zöliakie* entwickelt sich die Steatorrhoe im allgemeinen kurz nach der Einführung fester Nahrung. Das Kind hat einen schlechten Appetit. Es ist auffallend verdrießlich, ein charakteristisches psychologisches Merkmal der Krankheit, die als ein »somatopsychisches« Phänomen angesehen werden kann. Es besteht eine Idiosynkrasie für Weizenkleber, die auf irgendeinem Wege zum Versagen der Resorption von Fetten und anderen Bestandteilen der Diät führt. Bei einer streng glutenfreien Diät gedeiht das Kind und wird heiter; es bleibt aber physisch und psychisch schwerfällig.

3. Ungenügende Nahrungsverwertung

a) *Chronische Infektionen.* Harnwegsinfekte sind ein typisches Beispiel, Tuberkulose ein wohlbekanntes

b) *Angeborene Herzkrankheiten* und rezidivierendes Herzversagen.

c) *Asthma.* Viele Kinder, die länger an Asthma leiden, sind mager. Dies kann bedingt sein durch rezidivierende und persistierende pulmonale Infektionen, durch

schlechten Appetit als Folge der Infektion oder durch emotionale Störungen im Zusammenhang mit dem Asthma. Nach unserer Erfahrung hat das dicke asthmatische Kind eine bessere Prognose als das magere.
d) *Stoffwechselstörungen.* z.B. Diabetes, Hyperthyreose oder Niereninsuffizienz.
e) *Maligne Erkrankungen und Krankheiten des Bindegewebes* z.B. rheumatische Arthritis.

4. Emotionale Deprivation

Es gibt viele verschiedene Faktoren, die bei emotional deprivierten Kindern eine Gedeihstörung bewirken (siehe unten). Häufig fällt emotionale Deprivation auch mit Nahrungsdeprivation zusammen.

Magerkeit in verschiedenem Alter

Bei der klinischen Beurteilung von Magerkeit oder unbefriedigender Gewichtszunahme kann es nützlich sein, das Problem bei Kindern verschiedener Altersgruppen separat zu betrachten.

Der Säugling

Wenn ein Säugling leichter ist als dem Durchschnitt entspricht, wird er unglücklicherweise oft als »untergewichtig« etikettiert, ohne daß der Arzt, die Kinderschwester oder der Apotheker sich versichern, ob die Mutter auch in folgenden zwei Punkten richtig Bescheid weiß: erstens, daß die Hälfte aller Säuglinge unter dem Gewichtsdurchschnitt ist, und zweitens, daß »untergewichtig« nicht notwendigerweise »krank« bedeutet.

Es macht oft den Eindruck, daß auch sachliche Erklärungen die Mutter in ihrem Zustand von Unruhe und Sorge nicht überzeugen: Warum, kann sie sich fragen, muß ihr Kind zur »unteren« Gruppe gehören? Erörterungen über Unterschiede in Gewicht, Länge, Appetit usw., die bei gesunden Kindern vorkommen, könnten mit Vorteil in den Stundenplan der pränatalen Elternberatung aufgenommen werden, da das Wissen um diese Begriffe der »Normalität« für den Seelenfrieden der Eltern wichtig ist.

Wenn den Gewichtskontrollen der Säuglinge zu viel Bedeutung beigemessen wird, kann unnötige Angst entstehen, und manche Mütter- und Säuglingsberatungsstellen haben infolgedessen ein regelmäßiges Wiegen aufgegeben. Da aber viele Mütter nicht mehr zur Säuglingsberatung kommen, wenn das Kind nicht gewogen wird, wird es besser sein, weiterhin zu wiegen und die Kontrolle als Gelegenheit zu nutzen, die Mutter über Gesundheit und normale Varianten aufzuklären. Ferner wird man eventuelle Unterernährung nicht beachten, wenn das Kind nicht gewogen wird. Die meisten unterernährten Säuglinge schreien, aber manche (besonders die kleinen) schreien nicht.

Die Gewichtskurve des Säuglings wird mit den Standard-Kurven verglichen. Im Durchschnitt nehmen Säuglinge während der ersten vier Monate 3,5 kg zu und nochmals 3,5 kg in den nächsten acht Monaten des ersten Lebensjahres; aber dies ist nur eine Richtlinie und nicht ein allgemeines Gesetz. Abzüge werden gemacht je nach Geschlecht und Geburtsgewicht (S. 177), dann berücksichtigt der Arzt mögliche organische Ursachen (die schon diskutiert wurden) und Diätfehler, inklusive Irrtümer in bezug auf Quantität und Qualität, Technik oder Intervalle zwischen den Mahlzeiten.

Die häufigste Ursache für eine langsame Gewichtszunahme im Säuglingsalter ist die Unterernährung. Die stillende Mutter hat vielleicht nicht genug Milch, oder die Milch ist für den Säugling nicht erreichbar, weil der Milch-Ejektions-Reflex vermindert ist durch Schmerz, Angst oder Furcht (siehe Kap. 14). Die Mutter, die mit der Flasche ernährt, kann Angst haben, die für einen (durchschnittlichen) Säugling vorgeschriebenen Mengen zu überschreiten, obwohl ihr eigenes Kind eventuell mehr braucht. Der unterernährte Säugling kann unruhig und überaktiv werden mit Erbrechen und zerhackten Stühlen; infolgedessen kann unter Umständen die falsche Diagnose »Überfütterung« gestellt werden und zu weiteren Nahrungseinschränkungen führen.

Unterernährte Säuglinge schreien nicht immer. In den ersten Lebenswochen vor allem schreien gewisse unterernährte Säuglinge nicht und werden eventuell auch nicht offensichtlich mager (dies gilt speziell für Frühgeburten, bei denen Unterernährung zu plötzlichem Appetitverlust führen kann). Die beste Behandlung der Unterernährung ist die Prävention. Die regelmäßige Gewichtskontrolle der Säuglinge, besonders von Erstgebärenden, ist in dieser Beziehung wünschenswert. Wenn die Gewichtszunahme langsamer wird, sollte kalorien- und zuckerreiche Milch gegeben werden, bis der Säugling wieder rascher zunimmt.

Obwohl Unterernährung die häufigste Ursache von langsamer Gewichtszunahme ist, ist sie beim Säugling nicht die einzige. Der gegenteilige Fehler in bezug auf Quantität, nämlich die Überfütterung, ist selten, aber manchmal wird ein Säugling, der sehr reichlich ernährt ist, nach einer Phase von raschem Wachstum zerhackte Stühle produzieren und nur wenig zunehmen. Die Mutter ist oft überängstlich, alles richtig zu machen. Wenn man die Nahrungsmenge in diesem Falle etwas reduziert, folgt eine bessere Gewichtszunahme. Zu den »technischen Fehlern« gehören auch ein zu kleines Loch im Gummisauger und nervöse Spannung bei der Mutter.

Das Kind, das schlecht zunimmt, kann an einer akuten oder chronischen Infektion im Rachen, in den Ohren, den Lungen, der Niere oder des Magendarmtraktes leiden, an einem kongenitalen Vitium, einer Pankreasfibrose oder an einer Stoffwechselkrankheit. Wenn dies vermutet wird, speziell nachdem eventuelle Diätfehler korrigiert worden sind, ist eine genauere Untersuchung notwendig.

Die Spitalaufnahme des Säuglings zur Abklärung kann wichtig sein, aber die

Trennung von der Mutter kann, wie *Bakwin* (1942) zeigte, selbst zu einer Gewichtsabnahme führen.

Christine, das erste Kind junger Eltern wurde mit einer Hasenscharte geboren. Ihr Geburtsgewicht betrug 3 kg. Das Kind war während der ersten sechs Lebensmonate mehrmals im Krankenhaus wegen Infektionskrankheiten und wegen der Operation der Lippe. Es nahm nur langsam zu, außer während der 10 Tage, als die Mutter mit ihm im Krankenhaus war und das Kind sezte 0,5 kg zu. Ihr Mann drohte, sie zu verlassen, wenn sie nicht zu ihm zurückkomme oder wenn sie das Kind nach Hause bringe. Sie ging heim zu ihm und ließ das Kind im Krankenhaus zurück, das im Alter von einem Jahr nur 4 kg wog. Umfassende Untersuchungen ergaben keine Stoffwechselkrankheit oder andere Störungen, auch nicht bei weiteren Untersuchungen in den nächsten vier Jahren.

Wenn die Krankenhausaufnahme eines Säuglings zur Beobachtung und zu speziellen Untersuchungen notwendig ist, so ist die gleichzeitige Aufnahme der Mutter zur Mithilfe bei der Pflege des Kindes nützlich, um das Selbstvertrauen der Mutter zu stärken. Auch für das Wohl des Kindes ist sie wünschenswert. In manchen Fällen bietet die gleichzeitige Aufnahme von Mutter und Kind auch eine Möglichkeit zu beobachten, inwiefern die Mutter mit dem Kind falsch umgeht. Nur dann kann man ihr manchmal mit erheblichem und bleibendem Erfolg helfen, eine andere Beziehung zu ihrem Kind zu finden.

Ein 12 Monate altes erstes Kind nahm zu Hause nicht zu. Es wurde ein Infekt vermutet, und Mutter und Kind wurden ins Krankenhaus aufgenommen. Man fand hier keine Krankheit, aber es wurde klar, daß die Mutter im Umgang mit dem Kind ängstlich und unsicher war, und daß sie sich selbst nicht zutraute, seine Bedürfnisse zu verstehen. Unter Anleitung bekam sie allmählich Freude an der Pflege des Kindes, und das Kind begann besser auf sie zu reagieren. Bei der Entlassung hatten Mutter und Kind gelernt, »gut miteinander auszukommen«, und die Gewichtszunahme des Kindes war in der Folge befriedigend.

Das Kleinkind

Das Kind zwischen ein und drei Jahren, das zum Arzt gebracht wird, weil es nicht zunimmt, muß sorgfältig auf Infekte (rezidivierende oder chronische), Herzfehler, Störungen der Nahrungsresorption oder des Stoffwechsels untersucht werden. Das Geburtsgewicht wird registriert, aber auch die körperliche Konstitution der Eltern beachtet. Es wird genau nach der Ernährung des Kindes und nach seinen Eßgewohnheiten gefragt, nach Ruhezeiten, seinem Schlaf und seiner Aktivität, nach seinen Beziehungen zu Mutter, Vater, Geschwistern und anderen Personen seiner Umwelt.

Der Arzt muß sich auch dafür interessieren, was die Magerkeit des Kindes für die Mutter bedeutet. Wenn ein sorgfältiges Forschen nach den Ursachen, organischen oder psychischen, unergiebig ist, muß der Arzt in der Position des Abwartens und Beobachtens verharren, aber er sollte sich versichern, daß die Eltern diese Situation verstehen. Während er die Weiterentwicklung beobachtet, kann er anregen, gewisse Maßnahmen zu treffen, wie z. B. das Kind vor und nach den

Mahlzeiten ausruhen zu lassen oder es abends früher zu Bett zu legen, was zu einer Gewichtszunahme führen kann. Es ist wichtig, der Mutter mitzuteilen, ihr Kind sei offensichtlich aktiv und könne auf Grund sorgfältiger Untersuchungen nicht an einer ernsten Krankheit leiden. Und es ist wichtig, die Mutter bei unbegründeten Befürchtungen, ihre Pflege sei ungenügend, zu beruhigen.

> *Marianne B.* hatte mit 2$^{1}/_{2}$ Jahren ein Gewicht von 10 kg und hatte seit dem Alter von einem Jahr nur 0,5 kg zugenommen. Die Mutter gab an, daß die Schwierigkeiten seit einer Attacke von Krupp bestanden. Aber bei der genauen Befragung ergab sich, daß der Gewichtsstillstand einsetzte, als ein jüngeres Geschwisterchen (zu Hause) geboren wurde und Marianne anfing, das Essen zu verweigern. Obwohl sie das neue Geschwisterchen »sehr gern zu haben schien und es herzlich küßte«, war Marianne offensichtlich beunruhigt, als das neue Kind kam. Sie fragte ihre Mutter häufig und unnötigerweise nach ihrem Topf und kam immer wieder zur Mutter ins Bett. Dies war ein deutliches Anzeichen dafür, daß sie Zuwendung und Bestätigung von seiten ihrer Mutter brauchte, die selbst eine Frau mit vielen Ängsten war. Acht Monate nach Beginn einer »kleinen« Psychotherapie der Mutter ging es dem Kind bedeutend besser; es nahm regelmäßig zu und war nun 1,5 kg schwerer und 5 cm größer.

Das Schulkind

Das ältere Kind wird zur ärztlichen Untersuchung gebracht, weil seine Mutter findet, es bestehe nur »aus Haut und Knochen«, weil es nicht soviel an Gewicht zunimmt, wie man es erwartet, oder weil es bei einer schulärztlichen Untersuchung als »untergewichtig« bezeichnet wurde.

Der Arzt zieht zunächst ernsthafte organische Ursachen in Betracht: rezidivierende oder chronische Infekte, Diabetes und Hyperthyreose, Malabsorption, Asthma, kongenitale Herzfehler usw. Er unternimmt zusätzliche Untersuchungen bei entsprechender Indikation, aber nicht wahllos. Der Arzt fragt nach dem Appetit des Kindes und nach der Nahrung, die es zu sich nimmt. Er fragt, ob das Kind aktiv ist oder rasch ermüdet, er fragt nach dem Schlaf – ob es rasch einschläft, gut schläft und erfrischt aufwacht. Er macht sich ein Bild darüber, wie das Kind mit seinen Eltern, seinen Geschwistern, seinen Schulkameraden und seinen Lehrern auskommt. Wenn Angaben erhältlich sind, werden frühere Gewichte notiert; die Gewichtstabelle kann eventuell zeigen, daß die Gewichtszunahme des Kindes innerhalb der Norm liegt.

Wenn organische Störungen und schwere Diätfehler ausgeschlossen sind, handelt es sich meistens um das Problem des Appetits. Ein Kind, das vielseitige Interessen hat, wird eventuell finden, die Stunden, die man zum Essen am Tisch verbringt, seien unnütz verschwendete Zeit. Es kann auch die Mahlzeiten hassen, weil es die nörgelnden Mahnungen seiner Mutter haßt, die sich Sorgen macht um die »richtige Ernährung«, oder die unglücklich ist über die »Unfolgsamkeit« des Kindes. Wenn das Kind nur eine Mahlzeit pro Tag in der unbeschwerten Gesellschaft von anderen Kindern einnehmen kann, statt in der Atmosphäre der Erwachsenen, die jeden Bissen überwachen, tritt oft eine sichtbare Besserung ein. Im allgemeinen hat jedes Kind einige Speisen gern, und wenn die Mutter das Menü auf diesen Speisen aufbaut, wird sie erleben, daß das Kind mehr ißt. Heutzutage sind Ärzte der Ansicht, gebackener Fisch und Chips seien von hohem Nährwert; die Geringschätzung gewisser Speisen durch die Eltern und sogar durch Ärzte hat ihren Ursprung mehr in Vorurteilen als in der Diätetik. Wenn sich die Mutter der Ansicht des Arztes, daß das Kind nicht krank ist, anschließen kann, lösen sich die Schwierigkeiten meist von selbst.

Der Jugendliche

Mit Adoleszenz bezeichnet man die psychischen und sozialen Veränderungen, die im Zeitraum zwischen Kindheit und Erwachsenenalter vor sich gehen. Pubertät ist die Bezeichnung für die körperlichen Veränderungen während dieser Entwicklungsphase. Die Pubertät beginnt mit einem Wachstumsschub an Körpergröße und Gewicht, dann folgt die Ausbildung der sekundären Geschlechtsmerkmale. Bei den Mädchen folgt auf die Mammarche die Pubarche, dann die Menarche und schließlich die Axillarche. Bei Knaben lautet die Reihenfolge Testarche, Penarche, Pubarche, es schließen sich Stimmbruch, erste Samenergüsse und Bartentwicklung an. Pubertät und Adoleszenz beginnen heute früher als in früheren Zeiten; die Erklärungen für diese interessante und wichtige Verschiebung sind bis jetzt unvollständig. Aber der höhere allgemeine Lebens- und Ernährungsstandard sind wichtig. Knaben oder Mädchen können ein kindliches Aussehen in den frühen Stadien der Pubertät beibehalten, aber die Kinder werden in vieler Beziehung in zunehmend jüngerem Alter reif, als dies in Schulsystemen und im Gesetz Niederschlag gefunden hat. Man kann dem Kind und seinen Eltern oft durch eine verständnisvolle Beratung helfen, die auf dem Wissen um die Schwierigkeiten dieser Entwicklungsphase basiert.

Das Gewicht nimmt während der Pubertät sehr rasch zu; ein später Beginn der Pubertät hat zur Folge, daß das Gewicht des Kindes hinter dem Altersdurchschnitt zurückbleibt. Manche Kinder werden eher dicker zu Beginn und magerer gegen das Ende einer Periode raschen Wachstums; die Phase des »Pensionatsspecks« muß eventuell den Eltern des Kindes erklärt werden.

Der Arzt, der wegen eines mageren Jugendlichen konsultiert wird, soll die verschiedenen organischen Ursachen von ungewöhnlicher Magerkeit in Betracht ziehen. Schlaf und Appetit des Jugendlichen sind zu beachten. Eine Reihe von Jugendlichen hören während der Schule, hauptsächlich in Internaten auf, an Gewicht zuzunehmen, oder nehmen während der Schulzeit mehr ab, als sie in den Ferien wieder zunehmen. Müdigkeit und unzureichender Schlaf kann zum Teil schuld sein. Die fehlende Möglichkeit, zu entspannen und dem eigenen biologischen Rhythmus zu folgen, kann dazu beitragen.

Die Adoleszenz ist eine Periode von vermehrtem Nahrungsbedarf. Manche Jugendliche bedienen sich bei Tisch drei- oder viermal, ohne dick zu werden. Sie erregen Anstoß durch flegelhafte Tischmanieren oder provozieren Streitigkeiten im

Familienkreis als Ausdruck der üblichen Reaktionen auf die Regeln, die von den Eltern aufgestellt werden.

Der Jugendliche ist oft dankbar für die Hilfe bei seinen Anpassungsschwierigkeiten und seinen Problemen. Der Arzt kann versuchen, dem verwirrten und beunruhigten Jugendlichen (und seinen Eltern) die biologischen und sozialen Aspekte des Erwachsenwerdens zu erklären. Er kann den Heranwachsenden in ihren Konflikten mit der Autorität der Eltern, der Schule, der Religion und der Moral beistehen. Und er kann ihnen die Möglichkeit geben, über ihre Ängste zu sprechen. Dabei äußern sich oft eigenartige Ideen über die Ernährung und über Speisen, die sie »stärker« oder »schwächer« machen.

Jugendliche können vorsätzlich ihre Nahrungsaufnahme einschränken. Junge Mädchen tun dies aus Sorge um ihre Proportionen. Jugendliche beiderlei Geschlechts nehmen sich oft die Figur ihres Idols zum Vorbild, oder sie haben einfach Angst, man könnte sie als »dick« bezeichnen.

John P., ein junger Mann von 14 1/2 Jahren, war dick gewesen bis vor sechs Monaten. Zu dieser Zeit wurde es ihm wegen seiner Adipositas beschwerlich zu laufen, er wurde ausgelacht und beschloß, »schlank« zu werden. Er hielt während 12 Wochen Diät. Nach einigen Wochen verlor er fast gänzlich den Appetit und hatte nahezu aufgehört zu essen, aber er ging weiter zur Schule und war aktiv. Die Rollenverteilung in der Familie war ungewöhnlich, da John alle Besorgungen machte und auch an Stelle seiner Mutter kochte, während diese tagsüber auswärts arbeitete; aber er schien ein sensibler, normaler Bursche ohne ernsthafte emotionale Störungen zu sein. 10 Tage vor der ersten Konsultation hatte er wieder zu essen begonnen, als seine Mutter es ihm befohlen hatte. Bei der Untersuchung war er abgemagert. Während der nächsten acht Wochen nahm er 12 kg zu; er erreichte ein vernüftiges Gewicht, das er seit nunmehr vier Jahren beibehalten hat.

In den meisten Fällen von Magerkeit bei Jugendlichen ist dieser Zustand vorübergehend und ohne Bedeutung, aber gelegentlich ist er auch lange andauernd und ernst zu nehmen.

Anorexia nervosa (Pubertätsmagersucht)

Anorexia nervosa ist ein extremer Grad von Nahrungskarenz, der in der Regel nur beim weiblichen Geschlecht vorkommt. Die Kardinalsymptome sind Anorexie, Gewichtsabnahme und Amenorrhoe. Die Krankheit kann sich entwickeln nach einer freiwillig eingeführten Abmagerungskur. Eine Infektion oder eigentliches Verhungern können zum letalen Ausgang führen. Emotionaler Streß kann unmittelbar dem Beginn der Krankheit vorausgehen, aber es besteht häufig eine Anamnese von früheren Ernährungsschwierigkeiten und von neurotischen Symptomen. Man nimmt an, daß Anorexia nervosa in der Mehrzahl der Fälle eine im wesentlichen hysterische Erkrankung und weniger häufig eine schizophrene, depressive oder Zwangs-Krankheit ist. Die Abmagerung bei der Anorexia nervosa muß unterschieden werden von der Kachexie, die durch chronische Infektion oder Neoplasma bedingt ist. Das Vorhandensein der Pubes- und Axillarbehaarung und der normale Spiegel von follikel-stimulierendem Hormon unterscheidet die Anorexia nervosa von einer primären oder sekundären Störung des Hypophysenvorderlappens.

Bei der Behandlung der Pubertätsmagersucht muß der Ernährung und dem Stoffwechsel größte Aufmerksamkeit geschenkt werden. Sie braucht eine sorgfältige und vielseitige Pflege mit allen zur Verfügung stehenden Möglichkeiten. Auch ein Psychiater muß im Team mitarbeiten, denn eine umfassende Behandlung ergibt die besten Resultate.

Minderwuchs

Die gebräuchlichen Tabellen mit den Längenmaßen der verschiedenen Altersstufen zeigen im allgemeinen die Variationen an, ausgedrückt entweder in Perzentilen oder in Standard-Deviationen. Ein Längendefizit erfordert spezielle Abklärung, wenn das Kind unter der 3. Perzentile oder mehr als 2 Standard-Deviationen unter dem Sollwert ist (siehe S. 176). Anderseits kann die Abweichung ausgedrückt werden in Prozenten der Länge des Altersdurchschnitts; eine Abweichung von 10% vom Durchschnitt nach unten entspricht etwa 2 Standard-Deviationen und nähert sich der 3. Perzentile der Länge. Das Kind wird als »Zwerg« bezeichnet – ein Wort das Beunruhigung bewirkt – wenn es sich um 20% oder mehr unter der seinem Alter entsprechenden Sollänge befindet.

Zu achten ist auf die Körpergröße der Eltern, denn Kleinwüchsigkeit ist erblich. Ferner auf das Geburtsgewicht, denn viele untergewichtig geborene Kinder bleiben weiterhin im Wachstum zurück. Auch das Geschlecht spielt eine Rolle, Mädchen sind kleiner als Knaben außer in der Pubertät, wenn sie durch die frühere Entwicklung ihre männlichen Altersgenossen vorübergehend an Größe überragen. Kinder mit später Pubertät bleiben vorübergehend hinter den Gleichaltrigen zurück.

Auch rassische Charakteristika des Wachstums sollen beachtet werden. Es ist z.B. auffallend, daß Kinder der gleichen Rasse sich in verschiedenen Kulturen verschieden entwickeln. In den USA aufwachsende Kinder rein japanischer oder italienischer Herkunft werden größer als Kinder aus ihren Ursprungsländern. Die Unterschiede kann man durch andere Ernährung erklären.

Organische Ursachen

Der Arzt sucht nach chronischen Infekten, nach kongenitalen Vitien, nach Malabsorptionszuständen und chronischen Nierenleiden. Viele Kinder mit Mißbildungssyndromen und chromosomalen Fehlern sind kleinwüchsig. Kinder mit dem *Down-* und dem *Turner-*Syndrom sind besonders klein. Einige seltene Störungen des Knochenwachstums gehen mit Minderwuchs einher. Auffällige Proportionsverschiebungen zwischen Rumpf und Extremitäten sehen wir bei der Achondroplasie, Hypotonie und epiphysären Anschwellungen bei Rachitis. Die Hypothyreose und der hypophysäre Minderwuchs sind seltene, aber wichtige Formen von Wachstumsstörungen. Bei beiden Zustandsbildern ist die Skelettreifung – nachweisbar durch die Carporadiographie – verzögert, besonders bei der Hypothyreose. Eine langdauernde Behandlung mit Corticosteroiden ist die häufigste medikamentöse Ursache für eine Wachstumsstörung.

Bei einigen Kindern ist der Kleinwuchs bedingt durch ungeeignete Ernährung. Proteinmangel kann Minderwuchs verursachen, aber um dies zu bewirken, muß der Mangel erheblich sein. Das Kind, das wegen Proteinmangel klein bleibt, ist im allgemeinen auch mager; aber die Nahrung kann genügend Kohlehydrate enthalten, um ein normales Gewicht zu gewährleisten, wie z.B. bei den einseitig mit Zucker ernährten Säuglingen (»sugar babies«) in West-Indien. Armut ist oft verbunden mit Kleinwuchs. Dies kann allein durch die Ernährung bedingt sein, aber es ist wahrscheinlich bedingt durch verschiedene Begleiterscheinungen der Armut – Kleinwuchs der Mutter, niedriges Geburtsgewicht, schlechte Ernährung, enge Wohnverhältnisse, rezidivierende Infekte, ungenügender Schlaf, schlechte Haushaltsführung.

Psychische Ursachen

Verzögertes Wachstum kommt bei ständiger Mißhandlung durch die Eltern vor (*Elmer* und *Gregg* 1967) oder bei emotionaler Deprivation (*Mac-Carthy* und *Booth* 1970). Emotionale Faktoren können das Wachstum unterbinden. Das kommt, wie man schon lange weiß, in Kinderheimen vor, aber viel häufiger in offenbar ganz normalen Familien (*Apley* und a. 1970; *Davis* 1974).

In einer Gruppe von Patienten mit der Körpergröße unter dem 3. Perzentil konnten organische Krankheiten bei den allermeisten ausgeschlossen werden. Sie wurden beschrieben als »herzige Miniaturkinder« mit unauffälligen Körperproportionen. Der bei einigen von ihnen bestimmte Wachstumshormonspiegel lag nicht unter der Norm. Das Knochenalter war üblicherweise mäßig retardiert, andere Untersuchungen waren negativ. Zwei Beobachtungen nichtorganischer Natur waren für die wachstumsgehemmten Kinder charakteristisch. Erstens war das emotionale Klima der Familie gestört, wie in ähnlichen Fällen früher schon *Patton* und *Gardner* (1963) berichtet hatten. Außerdem wich die Einstellung der Eltern zur Ernährung des Kindes von der Norm ab, die Schätzung seines Nahrungsbedarfes war unrealistisch und unverläßlich. Zweitens war in vier unter fünf Fällen die Kost des Kindes ungenügend, obwohl im Haushalt genügend Essen zur Verfügung stand. Bei der Durchrechnung der Kalorien wurde in der Regel ein Defizit von einem Fünftel bis einem Drittel des durchschnittlichen Altersbedarfs gefunden. Die Mahlzeiten waren nicht nur unzureichend, sondern in ihrer Zusammensetzung abstrus, wobei das Kind fast ausschließlich von überaus süßen, kohlenhydratreichen, selbsterfundenen Zubereitungen lebte. Der Appetit des Kindes war launisch und gering. Es sei, so wurde gesagt, ein hastiger Esser, wählerisch, niemals hungrig, der Teller wurde niemals geleert und es würde auch nie nachverlangt. Es war, als ob ein »Appetostat« zu tief eingestellt wurde, vielleicht zur Zeit als man das Kind abstillte oder ihm die eigene Kostwahl überließ. Es wird angenommen, daß Kinder, die lange Zeit hindurch aufgrund ihres schlechten Appetits täglich einige hunderte Kalorien zu wenig erhalten, in ihrem Wachstum Schaden leiden. Die Behandlung mit einem Appetitstimulans (Cyproheptadin) hat nicht geholfen. Zulagen konzentrierter Nahrung dürften in einigen Fällen Erfolg gebracht haben (*Davis* u.a. 1977). Man hat beobachtet, daß sich nach plötzlicher Besserung der familiären Verhältnisse manchmal plötzlich und dramatisch ein guter Appetit einstellte, und diese Änderung kann ein Aufholwachstum nach sich ziehen. Wir dürfen auch annehmen, daß ähnliche therapeutische Wirkungen eintreten können, wenn es dem Arzt gelingt, Einstellungen der Familie zu ändern und auf diese Weise indirekt auch auf die Reaktionen des Kindes und seine Eßgewohnheiten Einfluß zu nehmen.

17. Adipositas

Macht es etwas aus, wenn ein Kind adipös ist? – Warum ist ein Kind adipös? – Ursachen der Adipositas; Einflüsse der Überernährung auf das Wachstum; Folgen der Adipositas – Emotionale Einflüsse – Soziale Faktoren, familiäre Charakteristika und Gewohnheiten – Prognose – Differentialdiagnose – Vorbeugung – Behandlung der Adipositas, Ziele und Resultate

Macht es etwas aus, wenn ein Kind adipös ist?

»Es besteht kein Zweifel, daß Menschen mit vergrößerten, verfetteten Organen nicht gesund sind, daß sie vorzeitig sterben, daß sie anfällig sind für Krankheiten wie Hypertonie, Diabetes, Cholezystitis und Arthritis; und daß viele von ihnen psychisch Krüppel sind« (*Kekwick* 1960). Viele adipöse Erwachsene sind adipöse Kinder gewesen, und bei einer solchen Anamnese ist die Adipositas des Erwachsenen im allgemeinen schlimmer und schwieriger zu beheben.

Der Arzt, dem Kinder vorgestellt werden, trägt die Verantwortung für die Vorbeugung von Fettsucht im Erwachsenenalter und ihre Begleitkrankheiten. Er hat aber auch unmittelbare Gründe, von der Fettsucht des Kindes Notiz zu nehmen. Als Symptom kann sie ein Hilferuf sein, der die Aufmerksamkeit des Arztes auf eine vorher unerkannte zugrundeliegende Störung lenkt, eine endokrine, emotionale oder soziale. An sich ist das Symptom für Kinder schädlich, da es ihrer Aktivität und ihrer Fröhlichkeit Grenzen setzt. Wenn die Analogie mit Ratten erlaubt ist, dann unterstreicht der Tierversuch, daß die Verantwortung des Arztes in der Tat eine große wäre (*Mac Keith* 1963). Eine in der ersten Lebenszeit verabreichte kalorienreiche Diät mit hohem Anteil an Kohlenhydraten, insbesondere Zucker, verkürzt ihr Leben (*Ross* 1960). Tiere mit dem besten Masterfolg wiesen im mittleren Lebensalter den höchsten Anteil an Krankheiten des Respirationstraktes, Gefäßkrankheiten und Tumoren auf (American Institute of Nutrition: Symposium 1959).

Wann ist ein Kind adipös?

Wenn das Gewicht eines Kindes mehr als 20% über seinem Altersdurchschnitt liegt, ist dies ungewöhnlich genug, um Beachtung zu verdienen. Man sagt dann, das Kind ist adipös. Andere Kriterien sind ein Körpergewicht über der 97. Perzentile oder mehr als 2 Standard-Deviationen über dem Sollgewicht. Ein besseres Maß ist der Vergleich des Gewichts mit Kindern derselben Körperlänge. Ein Kind kann z. B. ungewöhnlich schwer für sein Alter sein ohne fett zu sein. Hautmeßzirkeln geben ein richtigeres Maß für exzessiven subkutanen Fettansatz. Eine andere Definition für Adipositas lautet: »Ein Kind, das fetter ist als ihm gut tut« (*Meyer* 1966). Ein erfahrener Kinderarzt handelt richtig, wenn er das Kind nackt sieht (*Lloyd* u. *Wolff* 1976).

Die Ursachen der Adipositas

Johnson: (über einen sehr dicken, durch seine Korpulenz behinderten Mann): »Er ißt zu viel«.
Boswell: »Ich weiß nicht, Herr, Sie können beobachten, daß ein Mensch dick ist, obwohl er mäßig ißt, und ein anderer, der viel ißt, mager«.
Johnson: »Nein Herr, ungeachtet der Quantität, die ein Mensch ist – es ist klar, wenn er zu dick ist, so hat er mehr gegessen, als er sollte«.

Die Faktoren, die Nahrungsaufnahme, Stoffwechsel und Energieverbrauch kontrollieren, sind komplexer Art, unser Wissen darüber ist begrenzt. Die kindliche Adipositas geht nur selten auf eine Ursache zurück, die Zusammenhänge sind kompliziert. Physische, psychische und soziale Faktoren, Gewohnheiten so gut wie Gesundheitsstörungen sind von Fall zu Fall verschieden, große Bestandteile eines Puzzles, das der Arzt zusammenzusetzen hat, um ein vollständiges Bild zu erhalten. Die meisten Kinder in unserem Kulturkreis essen mehr als sie brauchen. Einige werden aus konstitutionellen Gründen adipös. Emotionalen und sozialen Einflüssen schenken wir hier besondere Aufmerksamkeit, weil sie recht verbreitet und wichtig sind und weil sie uns nach dem gegenwärtigen Stand des Wissens therapeutische Möglichkeiten eröffnen, die Kalorienaufnahme des adipösen Kindes unter seinen Energieverbrauch zu senken.

Epidemiologie

Adipositas ist, wie uns das Beispiel der 10%igen Häufigkeit bei Bostoner Schulkindern beweist, (*Johnson* u. Mitarb. 1956) eine Krankheit wohlhabender Länder. In den USA ist der Anteil bei den Kindern aus gehobenen sozialen Klassen (I und II) niedriger als in anderen Klassen. *Heming-Quaade* (1955) fand in Dänemark Adipositas am häufigsten vertreten bei Kindern übergewichtiger Mütter aus Schichten mit niedrigem Einkommen und Vätern mit großen Familien.

Genetische Faktoren

Bei Tieren ist genetisch determinierte Fettsucht bekannt bei Mäusen, Ratten, Shetland-Ponys und beim Mastvieh. Sind beide Eltern normalgewichtig, dann haben 10% ihrer 15jährigen Kinder Übergewicht. Ist ein Elternteil adipös, dann steigt die Zahl auf 40%, sind es beide, auf 80% (*Meyer* 1965). Bei diesem familiären Auftreten des Symptoms ist es nicht möglich, die genetischen Faktoren vom Einfluß der Eßgewohnheiten der Familie abzutrennen. Aber die hohe Korrelation zwischen den Körpergewichten eineiiger Zwillinge, selbst wenn sie getrennt aufgezogen werden, zeigte, daß genetische Faktoren eine beträchtliche Rolle spielen können (*Bakwin* 1973). Zum mindesten schaffen sie eine Disposition dazu, in dieser Weise auf andere Faktoren zu reagieren.

Metabolische Faktoren

Stoffwechselstörungen haben beim Menschen wahrscheinlich zur Entstehung einiger Adipositas-Fälle beigetragen, aber sie wurden bisher nicht klar nachgewiesen. Übergewichtige Erwachsene haben eine überdurchschnittliche Resistenz gegenüber der alimentär verursachten Ketose (*Kekwick* und *Pawan* 1957) und eine sehr niedrige Glucoseoxydation (*Pawan* 1959, 1961; *Gordon* u. Mitarb. 1962). Ein Enzymdefekt im Zusammenhang mit dem Alpha-Phosphoglycerat-Stoffwechsel wurde im Fettgewebe einiger adipöser Patienten nachgewiesen, fehlte aber bei zwei Fällen von hypothalamischer Fettsucht (*Galton* 1966). Diese Stoffwechselirregularitäten dürften sich dem Zustand der Überernährung sekundär anschließen, da dieser Auswirkungen hat auf den intermediären Stoffwechsel und auf die Nebennierenrindenfunktion (*Wolff* 1965).

Endokrine Faktoren

Es bedarf keiner weiteren wissenschaftlichen Begründung, daß innersekretorische Drüsen bei der Steuerung des Fettstoffwechsels eine Rolle spielen. Trotzdem kann nur sehr selten eine primäre endokrine Störung als Ursache einer juvenilen Fettsucht nachgewiesen werden (siehe auch bei Differentialdiagnose der Adipositas«).

Energieverbrauch

Die isolierende Wirkung der Adipositas dürfte den Kalorienverbrauch für die Körperwärme drosseln. Auch Inaktivität führt zu Gewichtszunahme wie z.B. längerdauernde Bettlägerigkeit, eine schwere spastische Zerebralparese und Muskeldystrophie beweisen. Die Inaktivität dicker Kinder mag der Fettsucht vorausgehen. Sie ist Ausdruck von allgemein passivem Verhalten und Bequemlichkeit.

Da die Nahrungsaufnahme bei manchen normalen Kindern doppelt so groß sein kann wie bei anderen, ohne daß sie dicker werden (*Widdowson* 1947), ist es klar, daß auch der Energieverbrauch bei gewissen Kindern fast doppelt so groß ist wie bei anderen. Die Differenz im Energieverbrauch kann nicht verursacht sein durch die Unterschiede im Grundumsatz, bei Arbeit oder bei offensichtlicher Anstrengung (wie beim Spiel). Die sichtbare körperliche Aktivität nimmt nur einen kleinen Teil der Kalorienzufuhr eines Menschen in Anspruch. Bei einem 10 km-Marsch werden nur 300 Kalorien verbraucht, rund ein Zehntel der täglichen Zufuhr. Kinder, die mehr essen, aber nicht dicker werden als ihre Kameraden, müssen eine größere Wärmeproduktion haben, wahrscheinlich die Folge kleinschlägiger und unmerklicher Muskelaktivität (*Rose* u. *Williams* 1961). Wenn andererseits gesunde junge Menschen absichtlich 1300 Kalorien im Tag über ihren Bedarf hinaus konsumieren, dann steigt ihr Gewicht 1–2 kg in den ersten 10 Tagen an, aber nicht weiter. Danach wird die überschüssige Nahrung für die Wärmebildung verschwendet (*Miller* u. *Mumford* 1964). Es ist möglich, daß das Kind, das zur Fettsucht neigt, nicht so leicht seine überschüssige Kalorienzufuhr in Wärme umsetzen kann. Sicher sind viele adipöse Kinder extrem träge, *Meyer* u. Mitarb. haben darüber berichtet. Selbst beim Tennisspiel machen sie viel weniger Bewegung.

Kalorienaufnahme

Nimmt ein junger Mensch 10 Jahre lang 1% über das Maß an Nahrung auf, dann müßte er sich als Erwachsener theoretisch mit einem Übergewicht von 12 kg abfinden. Mit Ausnahme eines kleinen Prozentsatzes schützen Ausgleichsmechanismen die vielen Kinder, die mehr Nahrung zu sich nehmen als sie brauchen, vor Fettsucht. Trotzdem bleibt es richtig, daß ein Kind auch bei weitgehendem Versagen der ausgleichenden Regulationen nicht übergewichtig werden kann, wenn es nicht mehr Kalorien zu sich nimmt, als es aufgrund seines Energieverbrauchs benötigt.

In den entwickelten Ländern wird im Alltagsleben Heißhunger kaum je gespürt werden. Die Nahrungsaufnahme wird dort durch den Appetit geregelt. Verschiedene Faktoren tragen zum Appetit bei. Die Gewohnheit, zu bestimmten Zeiten Mahlzeiten zu sich zu nehmen, bedingt, daß wir zu diesen Zeiten Essen erwarten. Ein leichtes Hungergefühl stellt sich wahrscheinlich ein, wenn der Blutzuckerspiegel zwischen arteriellem und venösem Blut eine bestimmte Differenz übersteigt. Schmackhaftes Essen ist erfreulich und wird leichter zu sich genommen. Sättigung tritt ein, wenn die übliche Menge verspeist wurde und wenn die Blutzuckerdifferenz zwischen arteriellem und venösem Blut abgebaut wurde. Dieser Vorgang braucht Zeit. Kinder, die langsam essen, haben bis zum Zeitpunkt des Eintritts der Sättigung weniger zu sich genommen als die Schnellesser. Man nimmt mehr Kalorien zu sich, wenn die Nahrung konzentriert ist. Fügt man den Speisen Zucker hinzu, dann vermehrt sich nicht der Umfang des Genossenen, wohl aber steigert sich der Kalorienkonsum mit jedem Bissen. Leider werden viele Kinder schon sehr früh darauf eingestellt, ihre Speisen mit Zucker versüßt zu sich zu nehmen, ihre Nahrung hat daher einen hohen Kaloriengehalt.

Hilde Bruch (1965, 1966) meint, daß adipöse Kinder und Jugendliche ihre körperlichen Bedürfnisse ganz allgemein nicht wahrnehmen können, sie essen als Reaktion auf alle Gefühle des Unbehagens. Ihr Mangel an innerem Unterscheidungsvermögen zwischen verschiedenen körperlichen Bedürfnissen wird in der Kindheit geweckt, da ihre Mütter für sie bestimmen, was sie benötigen. Aus dieser Sicht stammt übermäßiges Essen von einer Perzeptionsstörung, die an der gesteigerten Kalorienaufnahme die Schuld trägt.

Überernährung und Wachstum

Überernährung fördert die Speicherung von Depotfett, regt aber auch das Wachstum an. Dicke Kinder sind signifikant größer als der Altersdurchschnitt (*Wolff* 1955), ihr Skelettalter ist akzeleriert (*Mossberg* 1948). *Wolff* (1955) fand auch, daß die Pubertät bei adipösen Knaben ein Jahr früher eintrat.

Begleiterscheinungen der Adipositas

Plattfüße, X-Beine, verstärkte Lendenlordose und emotionale Störungen finden sich häufig. Übermäßige Fettsucht kann zum »Pickwickian fat boy syndrome« führen mit Hypoventilation, Herzfehler, Polyzythämie und Müdigkeit (*Howell* 1971).

Psychische Einflüsse

Emotionale Faktoren wirken vorwiegend durch ihren Einfluß auf die Nahrungsaufnahme; obwohl sie auch den Stoffwechsel und sicher auch den Energieverbrauch beeinflussen können.

Das adipöse Kind kann, wie jedes andere Kind, emotionale Schwierigkeiten haben. Diese brauchen in keiner Beziehung zur Adipositas zu stehen; sie können auch durch die Adipositas bedingt sein, aber bei manchen Kindern sind sie die Hauptursache der Adipositas. Ein zeitlicher Zusammenhang zwischen emotionalem Streß und Beginn der Adipositas läßt sich vermuten, ist aber kein Beweis dafür, daß der Streß kausal ist. Der Beginn einer starken Gewichtszunahme nach einer Operation oder einer Krankheit ist häufig, und dies kann verschiedene Gründe haben. Die Gewichtszunahme kann zum Beispiel damit zusammenhängen, daß die verstopfte Nase durchgängig geworden ist oder daß vereiterte Tonsillen, die käsige Massen ausschieden, entfernt wurden; sie kann auch bedingt sein durch erzwungene Inaktivität im Spital oder durch die in der Rekonvaleszenz aufgenommene Gewohnheit, mehr zu essen, oder schließlich dadurch, daß das Kind mehr gegessen hat, um sich zu trösten über die Trennung von zu Hause, und nun bei seiner Rückkehr mit dieser Gewohnheit fortfährt.

Es ist nicht ungewöhnlich, daß ein Teil der Nahrungsaufnahme eher emotionalen als körperlichen Bedürfnissen dient. Emotionale Spannung wirkt auf verschiedene Menschen ganz verschieden. Es wurde beschrieben, daß ein magerer Mann 6 kg abnahm, während seine Frau unter dem gleichen psychischen Streß 11 kg zunahm.

Die lächelnde, zurückhaltende Passivität des adipösen Kindes ist oft eine Maske, hinter der es seine Empfindlichkeit, sein Ressentiment, seinen Ehrgeiz und sein brennendes Verlangen nach Beachtung und Anerkennung verbirgt.

Das gehemmte, unreife, scheue, abhängige Kind kann zu viel essen, weil es übergefügig und »zu brav« ist. Das adipöse Kind, dessen Mutter lärmendes, kindisches Benehmen verbietet, kann eventuell seine Aggressivität äußern, indem es seine »Speisen verschlingt«.

Ein 11jähriges Mädchen, das gefragt wurde, was es unternehme, wenn es schikaniert worden ist, antwortete: »Ich renne in die Küche und stopfe meinen Mund voll Keks«.

Aber auch die Adipositas selbst ruft psychische Störungen beim Kind hervor. Es kann sich kränken über den Spitznamen »Fatty«, über seine inferiore Rolle beim Sport und über die Hänseleien oder Vorwürfe des Arztes, weil es wieder nicht Gewicht abgenommen hat. Seine Reaktion auf jede dieser Situationen kann sein, daß es nicht weniger, sondern mehr ißt.

Soziale Einflüsse

Die Ansichten der Mutter über Nahrung und Adipositas

Für viele Mütter ist ein dickes Kind gesund und ein sichtbarer und beruhigender Beweis für gute mütterliche Pflege. Weil Magerkeit und Krankheit gleichgesetzt werden und gutes Essen vor Erkrankungen schützen soll, kann eine gewissenhafte Mutter dem besonders ersehnten oder als zart geltenden Kind das Essen aufdrängen: z. B. dem einzigen Sohn, der oder dem frühgeborenen Kind.

Sheila S., 13jährig, wurde wegen ihrer Adipositas in die Sprechstunde gebracht. Ihre Mutter war eine dominierende und überängstliche Frau. Das älteste Kind war eine Frühgeburt gewesen, die nächsten beiden starben im frühen Säuglingsalter. Die Mutter hatte einige Jahre vorher stark zugenommen zur Zeit, als ihr Mann eine Operation durchmachte. Sheilas Adipositas schien begonnen zu haben, als ihre ältere Schwester heiratete. Sheila begann damals mehr zu essen, und wünschte immer, nahe bei ihrer Mutter zu sitzen. Die Mutter sagte, daß Sheila sehr sensibel sei und sie ihr gefühlsmäßig nicht nahekommen könne.

Überbehütung durch die Mutter, oft verbunden mit Adipositas beim Kind, ist ein Zustand, der aus ganz verschiedenen persönlichen Einstellungen resultieren kann (siehe Kap. 18): Ein Extrem ist die liebevolle Mutter, die zu warmherzig auf den biologischen Schutzinstinkt für ihren hilflosen Säugling ansprach; das andere die Mutter, die ihr Kind gefühlsmäßig nicht richtig akzeptieren konnte und als Kompensation übertriebenes Gewicht auf die körperlichen Aspekte der Bemutterung, inklusive Ernährung, legt. Gewisse Mütter scheinen unfähig zu sein, ihre liebevollen Gefühle anders als durch Anbieten von Essen auszudrücken.

Die Mutter, die wegen Unsicherheit oder Vernachlässigung ein pathologisches Bedürfnis hat, ihr Kind ständig an sich zu binden (das Syndrom der »persistierenden Nabelschnur«) kann versuchen, das Kind an ihrer Seite zu behalten, indem sie es mit Essen oder Süßigkeiten verwöhnt. (*Bruch* 1940).

Aufdrängen von Essen durch die Mutter kann aber nur dann zu Adipositas führen, wenn das Kind übermäßig gefügig ist oder aus einem anderen Grunde zur Fettsucht neigt.

Sitten und Gewohnheiten der Familie

Zucker im Tee und in den Speisen, Süßigkeiten als Belohnung für gutes Benehmen und ähnliche Sitten sind von Familie zu Familie verschieden, oft ohne andern Grund als den der Gewohnheit. In den meisten Familien, wo Eltern und Kinder adipös sind, ist es plausibler, familiäre Gewohnheiten beim Kochen und Essen für die Adipositas verantwortlich zu machen als genetische Faktoren. Das gute Essen, das angeboten wird, und das Beispiel der Eltern in bezug auf reichliches Essen und auf ihren Leibesumfang, bringt das Kind dazu, übermäßig und zwischen den Mahlzeiten zu essen. Für Eltern, die in Armut aufgewachsen sind, stellen mehrere große Mahlzeiten pro Tag und viele Süßigkeiten ein äußeres Zeichen dafür dar, daß die Armut überwunden ist.

Prognose

Wenn auch dicke Säuglinge gegen das Kleinkindalter zu häufig schlanker werden, behält ungefähr ein Fünftel von ihnen sein Übergewicht bis ins Schulalter hinein, wenn auch die Gründe, warum gerade sie sich nicht davon befreien können, nicht bekannt sind (*Wolff* u. *Lloyd* 1976). Bei 80% stark übergewichtigen Knaben und Mädchen soll sich die Fettsucht erst bei Eintritt in die Adoleszenz entwickelt haben (*Abraham* u. *Nordsieck* 1960). Fettsucht im Kindesalter hat eine schlechte Prognose (*Lloyd* u. a. 1961, *Borsesen* 1962), die Behandlung bringt nur einer Minderheit Erfolg, besonders wenn das dicke Kind auch schon ein dicker Säugling war (*Asher* 1966). Die Behandlungsaussichten sind besser in leichten Fällen und bei Kindern von guter Intelligenz.

Differentialdiagnose

»Einfache« Adipositas kann verläßlich ohne Labor- und Röntgenuntersuchungen bei jedem Kind diagnostiziert werden, dessen Körpergröße über dem Durchschnitt und dessen Gewicht mehr als 20% über dem Durchschnittswert von Kindern der gleichen Körpergröße und des gleichen Geschlechts liegt, vorausgesetzt das Kind hat keine Ödeme, bietet keine neurologischen Symptome, hat kein Papillenödem und keinen merklich erhöhten Blutdruck (*Wolff* 1966). (Beim Messen des Blutdrucks braucht man eine breite Manschette).

Ist das dicke Kind klein für sein Alter, dann kann es trotzdem eine »einfache« Adipositas haben, doch müssen andere Krankheitsbilder in Betracht gezogen werden:

Hypothyreose. Unter 200 Fällen von Hypothyreose, die *Wilkins* (1961) beschrieben hat, waren nur zwei adipös.

Das Kind hat ein rundes Gesicht, ist kleinwüchsig, in den Körperformen kleinkindhaft, das Knochenalter ist herabgesetzt. Im allgemeinen besteht eine orangenfarbene Tönung der Haut, aber nicht der Skleren. Spontane Bewegungen sind spärlich. Der Grundumsatz sagt nichts aus. Dafür bestimmt man TSH (schilddrüsenstimulierendes Hormon, *Hamilton* 1976), PBI (proteingebundenes Jod) und Serumcholesterin. Man kann auch eine Dysgenesie der Epiphysen finden.

Cushing-Syndrom mit Vollmondgesicht, Striae, Akne, Hirsutismus und Stammfettsucht. Es kann durch einen Hypophysen- oder Nebennierenrindentumor hervorgerufen sein.

Nebennierenrindenüberfunktion bei beiden Geschlechtern kann mit Fettsucht und gewöhnlich mit Minderwuchs einhergehen. Bei Knaben führt das adrenogenitale Syndrom (AGS) zu Peniswachstum, zur Ausbildung sekundärer Geschlechtsmerkmale, jedoch nicht zum Hodenwachstum, selten zur Feminisierung. Bei Mädchen tritt Virilismus auf. Die Ausscheidung der 17-Ketosteroide ist erhöht.

Konstitutionelle Pubertas praecox bei Mädchen ist im allgemeinen verbunden mit Adipositas und oft mit Schwachsinn, der die Behandlung der Adipositas erschwert.

Hypogonadismus ist nicht häufig, wird aber bei adipösen Knaben oft diagnostiziert, weil der Penis ganz vom Fett verschlungen wird wie der Dolch, der Eglon traf, als dieser in seinem Sommerhaus saß. Bei einigen dicken Knaben tritt die Pubertät verspätet ein, bei einigen sind die Hoden tatsächlich klein.

Prader-Willi-Syndrom. In der Anamnese hören wir von Kleinkind-Hypotonie und von einer Fettsucht, die seit dem zweiten, dritten Jahr besteht. Die Hoden sind nicht deszendiert, die geistige Entwicklung ist rückständig.

Laurence-Moon-Biedl-Syndrom. Es manifestiert sich als Fettsucht mit Polydaktylie, Retinitis pigmentosa und geistiger Behinderung.

Zeichen erhöhten intrakraniellen Drucks zusammen mit Adipositas lassen an die Möglichkeit eines Kraniopharyngeoms denken.

Vorbeugung

Die schlechten Resultate der Behandlung des stark übergewichtigen Kindes verpflichtet uns zur Vorbeugung und Frühbehandlung. In den Elternschulen und in den Mütterberatungsstellen sollten die Prinzipien und die Details der Ernährung und des Fütterns behandelt werden. Es wird noch immer nicht genügend verstanden, daß eine bestimmte Menge übersteigender Nahrungskonsum nicht nur kostspielig ist, sondern der Gesundheit abträglich, wahrscheinlich sogar schädlich sein kann. Die Bedeutung des Übergewichts bei Kindern wie bei Erwachsenen soll den Eltern klar gemacht werden.

Es mag richtig sein, daß man in den ersten zwei oder drei Monaten ein gesundes Kind nicht überfüttern kann, das gilt aber schon nicht mehr für Kinder nach dem dritten oder vierten Monat. Der Arzt muß das Gewicht von Kindern überwachen, die für längere Zeit Bettruhe einhalten müssen und muß jede Gelegenheit ergreifen, Fettsucht in ihren frühen Stadien zu behandeln. Es gibt Unterschiede zwischen dem Zustand der »statischen« und der noch »aktiven«, also sich entwickelnden Adipositas (*Beaudoin* u. a. 1952–53), deren Behandlung in diesem Stadium noch einfacher ist.

Im frühen Säuglingsalter sollte die ängstliche Mutter, die auf jeden Laut ihres Kindes damit reagiert, daß sie ihm eine Mahlzeit verabreicht, erkannt und beraten werden. Es ist meist unnötig, stärkehaltige Nahrung vor dem vierten Lebensmonat zu verabreichen. Sobald gemischte Kost verabreicht wird, genügen meist 600 g Milch pro Tag, und 900 g sollten nicht überschritten werden. Wird eine größere Nahrungsmenge gebraucht, dann soll der Nahrung Wasser zugesetzt werden. Selbst zubereitete Gemüse- und Früchtebreie sind empfehlenswert, sie haben einen niedrigeren Kaloriengehalt als Konserven. Auch sollte ausdrücklich der Versuch unternommen werden, das Kind ohne zusätzlichen Zucker aufzuziehen.

Eine rasche Gewichtszunahme oder ein hohes Körpergewicht nach dem dritten Monat soll ein Signal sein für eine aktive Intervention durch Arzt und Mutter.

In der späteren Kindheit sollten Kinder adipöser Eltern prophylaktisch speziell überwacht werden, ebenso solche, die während der ersten zwei Lebensjahre dick waren, sowie alle Kinder, die immobilisiert sind durch spastische Zerebrallähmungen, durch Myopathie oder Spina bifida. Die Eltern sollen auf die Vorteile des guten Beispiels in der Mäßigung beim Essen aufmerksam gemacht werden.

Die besten Erfolgsaussichten durch Vorbeugung oder Frühbehandlung bestehen dann, wenn eine Wachstumsrate über dem Durchschnitt (für Gewicht und Körpergröße) früh entdeckt wird. Wenn das Gewicht während der Kleinkind- und Schulzeit auf einer Wachstumskurve regelmäßig vermerkt wird und sich eine Abweichung nach oben einstellt, dann bedeutet das eine beginnende Adipositas.

Zwischen 8 und 14 Jahren nehmen fast alle Kinder – ob dick oder dünn – einen konstanten Betrag von 10% ihres Gewichts bei jedem Längenzuwachs von 5 cm zu. Übersteigt bei den regelmäßigen Kontrollen in der Schule die Gewichtszunahme die genannten 10%, dann hat der Schularzt Gelegenheit, eine Frühbehandlung vorzuschlagen.

Schulärzte könnten auch die Schulkioske anhalten, Äpfel, rohe Möhren und gedörrte Früchte statt Schokolade und andere Süßigkeiten zu verkaufen.

Die Behandlung der Adipositas

Will man ein dickes Kind durch starke Nahrungseinschränkung zu rascher Gewichtsabnahme bringen, dann stört man wahrscheinlich sein Längenwachstum.

Das Ziel der Behandlung adipöser Kinder muß daher sein, die Nahrungszufuhr auf ein Maß zu beschränken, bei dem das Gewicht gleichbleibt, während sich das Längenwachstum fortsetzt, bis sich das Gewicht normalisiert hat.

Zusätzlich wird das Kind angehalten, seine körperlichen Tätigkeiten besonders nach den Mahlzeiten zu aktivieren, um auf den Stoffwechsel einzuwirken wie auch den Energieverbrauch direkt zu steigern.

Bei der Behandlung der Adipositas nützen Bemühungen, die Einstellung von Eltern und Kind gegenüber Adipositas und Nahrung zu ändern, auf lange Sicht mehr, als wenn man dem Kind nur sagt, es müsse weniger essen. Detaillierte Diätvorschriften und Medikamente können den Arzt vom entscheidenden Aspekt der Behandlung ablenken. Für die Behandlung der Adipositas ist ein von außen diktiertes Regime weniger wirksam als eine von innen erfolgte Änderung der Einstellung.

Hat man beim Kind erreicht, daß es abnehmen will, dann wird es sich selbst mehr Bewegung als Kalorien verordnen.

Psychotherapie

Wenn bei einem adipösen Kind feststeht, daß keine organische Störung vorliegt, ist der erste Schritt nicht der, eine Diät zu verschreiben, sondern nach den verschiedenen Faktoren zu forschen, die erklären können, warum ein Kind mehr ißt, als es braucht. Diese Faktoren und die Meinungen der Familie über Ernährung verdienen die Aufmerksamkeit des Arztes. Manchmal lassen sich diese Faktoren beeinflussen, manchmal auch nicht. Aber was das Kind und was die Familie darüber denken und empfinden, muß Gegenstand der Behandlung und der Aussprache werden.

Wenn *die Familie* nicht versteht, warum Adipositas nicht wünschenswert ist, und deshalb auch nicht wünscht, daß sie behoben wird, ist eine Behandlung nutzlos. Die Familie sollte verstehen können, daß zu viel da ist, selbst von wertvoller, gut gekochter Nahrung und daß die ganze Familie die Eßgewohnheiten ändern sollte; sie sollte zum Schluß kommen, wenn das Essen einfacher wäre, würden sie weniger essen und dabei gesünder bleiben. Sie sollten eher lernen die Essensverweigerung des Kindes hinzunehmen als es wegen seiner Unfolgsamkeit und der Beleidigung der Köchin Sanktionen zuzuführen. Wenn sie ihr Kind belohnen, dann dürfte es nicht mit Süßigkeiten oder anderen kulinarischen Genüssen sein. Es ist besser, des Kindes Eßgelegenheiten zu stark einzuschränken als es wegen des Essens zu tadeln. Witze auf Kosten der beleibten Statur des Kindes sind zu vermeiden. Sie schädigen besonders das Selbstgefühl der jungen Menschen in der Adoleszenz.

Die Einstellung der *Mutter* ist, wie gesagt, besonders wichtig. Die liebende Hand, die ohne jedes Maß Nahrung gibt, muß überzeugt werden, daß es noch liebevoller ist, das Füttern zu beschränken und dem Kind anderes zu bieten, wenn es nach mehr verlangt. Die Mutter braucht Hilfe, um andere Ausdrucksmittel ihrer

Liebe oder ihrer Angst zu finden, als das Kind zu überfüttern. Man muß sie überzeugen, daß sie sich durch Einsparungen beim Essen anderes leisten kann. Das *Kind* wird vom Arzt beurteilt. Handelt es sich um ein relativ normales Kind in einer abnormen Umgebung oder um ein gestörtes Kind in einer normalen Umgebung? Oder tragen Umgebung und Persönlichkeit zugleich zur Fettsucht bei? Adipositas ist ein unspezifisches Symptom, das mit einer Vielfalt psychischer Störungen einhergehen kann. Hat das Kind psychische Schwierigkeiten, dann können sie entweder relativ unabhängig von der Fettsucht entstanden sein, sie können eine Ursache oder Folge der Adipositas oder sogar das Resultat einer Reduktionskost sein.

Malcolm L. war ein 10jähriger Knabe mit einer Fettsucht vom Typus eines *Prader-Willi*-Syndroms. Seine Mutter schränkte die Kost dramatisch ein. Überall wohin er kam, plünderte er die Speisekammer. Er war von Konstitution her sehr fett und sollte sich mit einer Reduktionskost abfinden, für deren Einhaltung seine Moralbegriffe nicht reichten.

In vielen Fettsuchtfällen bedeutet Essen eine Ersatzbefriedigung in Situationen, die das Kind untragbar findet (*Hamburger* 1951 und 1957) und in denen es nach Beachtung drängt.

Die Persönlichkeitsstruktur des adipösen Kindes muß erfaßt werden. Wenn das Kind das Zimmer verlassen hat, wird die Mutter gefragt: »Wie ist sein Charakter«? Das Kind hingegen wird in Abwesenheit der Mutter ermutigt, von seinem Alltag zu sprechen, seinen Einstellungen daheim und in der Schule. Es ist sich meist seiner Mängel sehr stark bewußt und gibt sich große Mühe, immer wieder die Bestätigung zu hören, daß es brav ist, daß es in der Schule fleißig mitarbeitet. Allzu oft aber gelingt es ihm nicht, die sich selbst gesteckten Ziele zu erreichen und sucht dann Trost im Essen. Selbst das »sehr brave Kind« kann einer verständnisvollen Person, die nicht zur Familien- oder zur Schulgemeinschaft gehört, anvertrauen, daß es zu Hause seinem Ärger nicht Ausdruck geben darf, daß ein jüngeres Geschwisterchen die ganze Aufmerksamkeit der Mutter in Anspruch nimmt und daß die Mutter zuviel Aufhebens um seine Gesundheit macht.

Wenn die Mutter selbst auch adipös ist, kann sie vielleicht sagen, es mache dem Kind nichts aus, dick zu sein. Es kommt aber nur selten vor, daß ein Knabe wirklich stolz darauf ist, unter seinen Kameraden der Dicke zu sein. Wenn der Arzt mit ihm allein spricht, wird er den unterdrückten Ärger spüren, den der Knabe empfindet, wenn er der »Dicke« genannt wird, und dieser Ärger kann entfacht werden zu einem heißen Wunsch, schlank zu werden. Der Knabe kann enthüllen, daß er zu Hause nur gelobt wird, wenn er brav ißt, oder daß er so viel ißt, um stark zu werden. Wenn man ihn allein vornimmt und mit ihm spricht wie mit einem Erwachsenen, der etwas weniger Lebenserfahrung hat, wird man ihm am besten helfen, sich selbst verantwortlich zu fühlen für das, was er ißt.

Eine andauernde Zusammenarbeit zwischen Eltern, Kind und Arzt kann schwierig sein, wenn z.B. ein Elternteil adipös ist. Aber sie ist unerläßlich und in frühen Stadien müssen Aussprache, Aufklärung und Zuspruch in ziemlich kurzen Intervallen wiederholt werden. Wenn sich der Allgemeinmediziner oder der Kinderarzt die Zeit dazu nehmen, werden sie erleben, daß emotionale Probleme im Zusammenhang mit der Adipositas in vielen Fällen erleichtert werden können.

Manchmal wird es allerdings klar, daß das Kind (oder seine Umgebung) derart gestört ist, daß eine diagnostische Beurteilung durch den Kinderpsychiater empfohlen werden muß. Dieser Fachmann wird auch heranzuziehen sein, wenn die Ursachen der Adipositas im Dunkeln liegen, wenn der Zustand besonders schwer ist oder wenn das Kind jede Hilfe zurückweist und auf die Behandlung nicht anspricht. Die Behandlung des Psychiaters ist nicht wie die des Hausarztes direkt auf die Adipositas ausgerichtet. Sie will die psychischen Probleme lösen, die Abhängigkeit des Kindes verringern sowie Verantwortungsgefühl und kreative Aktivität steigern (*Hersov* 1966).

Leibesübungen

Mehr körperliche Tätigkeit ist ein wertvoller Teil der Behandlung. Gehen, Radfahren oder Schwimmen eine Stunde im Tag oder darüber sind wirksamer als gelegentliche und kürzere Spitzenleistungen.

Diätetische Maßnahmen

Im *Kleinkindalter* wird die Nahrungszufuhr reduziert (siehe unter Vorbeugung S. 199).

In der *späteren Kindheit* helfen komplizierte Diät-Menüs nicht lange. Je kürzer und einfacher die Vorschriften, um so weniger Mißerfolge wird das Kind zu tragen haben. Fehlschläge wie auch verbale Warnungen provozieren ein Gefühl von Schuld und können das Kind veranlassen, bei Näschereien Trost zu suchen. Die Anweisungen sollten schriftlich gegeben werden, sie sind besonders für das Kind auf einem Kärtchen festzuhalten, das es mit nach Hause nehmen kann. Die erste Vorschrift lautet: »Keine Näschereien und keine Süßigkeiten«. »Keine Süßigkeiten, keine Schokolade«, läßt sich oft leichter einhalten, als »weniger Süßigkeiten«. Kaugummi kann ein brauchbarer Ersatz sein. Die zweite Vorschrift ist, daß das Kind die Menge von Brot und Kartoffeln reduziert, wenn ihm auch nicht zugemutet wird, ganz auf sie zu verzichten. Die individuelle Führung des einzelnen Kindes leitet sich davon ab, was das Kind tatsächlich zu sich nimmt.

Angaben über Erlaubtes sollen Verbotsregeln zum Teil ergänzen, z. B. »Leichtes Fleisch und Gemüse soviel du magst«, kann den Ausgleich bilden gegenüber: »Keine zweiten Portionen und keinen Zucker». Eine Diät mit rund 1200 Kalorien im Tag davon 60 g Eiweiß, wird wahrscheinlich richtig sein. Das Kriterium ist, ob die Gewichtszunahme aufhört.

Die übrigen Familienmitglieder können die Behandlung unterstützen, indem auch sie die Butter auf ihrem Brot und den Zucker in ihrem Tee reduzieren. Einfachere Mahlzeiten und der Verzicht auf Saucen werden den Appetit verringern.

Es soll dem Kind erlaubt werden, den Tisch zu verlassen, nachdem es seine Portion gegessen hat. Strenge diätetische Maßnahmen werden erst getroffen, sobald Kind und Eltern den starken Wunsch haben, schlanker zu werden. »Der Entzug der kleinen Belohnungen und Genüsse, die man im Leben erhält, scheint mehr zu sein, als man ertragen kann«. Wenn die Mutter die Einschränkungen mit dem Kind teilt und wenn sie ihm wiederholt die Gründe dafür erklärt, dann begreift es auch, daß es sich nicht um Strafen handelt. Müdigkeit, Depression und starkes Verlangen nach Nahrung kommen zu Beginn einer strengen Diät vor, doch man kann dem Kind erklären, daß sie mit der Zeit abnehmen werden. Der Arzt sieht seinen Patienten anfangs mehrmals in den ersten Wochen, um die Erklärungen zu wiederholen und um ihn zum Durchhalten zu bewegen.

Medikamente (z. B. Fenfluramin) sollten lieber nicht gegeben werden. Ihre Wirkung nimmt nach einem Monat ab, sie sind mit der Folgerung belastet, daß die Kur von außen kommt und bei einigen kommt das Risiko hinzu, daß sie süchtig machen können. Sie entbinden den Arzt und die Familie nicht von der Verantwortung, sich um zugrundeliegende Gegebenheiten zu kümmern. Man kann sie eventuell nach einem Monat des Zuspruchs und diätetischer Maßnahmen geben, weil sie Depressionen verringern. Man gibt sie monateweise intermittierend.

Ziele und Resultate

Wir ziehen es vor, das Gewicht gleichbleibend zu halten, so daß das Kind mit dem Längenwachstum relativ schlanker wird. Die Gewichtsabnahme in der Kindheit und in der Pubertät stört das Wachstum. Ist das Kind sehr stark fettsüchtig (z.B. 30% über dem für die Körperlänge zuständigen Sollgewicht), dann ist es unser Ziel, das Gewicht durch körperliche Übungen und strenge Diät so weit zu reduzieren, daß es nach drei oder sechs Monaten nur noch 20% über dem Sollgewicht liegt.

Die Ergebnisse der Fettsuchtbehandlung bei Kindern sind häufig, aber nicht immer enttäuschend. Eine komplexe Therapie, die das Problem dadurch anpackt, daß sie die Mitarbeit des Patienten und seiner Familie gewinnt, die körperlichen Tätigkeiten anregt, die Nahrungszufuhr drosselt und wiederholt Zuspruch gewährt, gibt bessere Chancen.

Ein Anfangserfolg ist leichter zu erreichen, als eine Besserung auf lange Sicht. Der verantwortungsbewußte Arzt muß sicherstellen, daß über längere Zeit hin Kind und Mutter sich in regelmäßigen Abständen vorstellen, um mit ihm über die Fortschritte zu sprechen und Ratschläge zu erhalten. Man kann nicht im voraus wissen, welche Kinder letztlich Erfolg haben werden, aber einige haben ihn, und die Anstrengungen des Arztes waren der Mühe wert. Wenn er die Behandlung im Frühstadium übernimmt, wird er häufiger zu einem guten Resultat kommen.

18. Akute körperliche Krankheit und ihre Auswirkungen auf Eltern und Kind

Die Einstellung der Eltern gegenüber der akuten Krankheit ihres Kindes – Verhalten des Kindes – Die Reaktion des Kindes auf Schmerz und ärztliche Eingriffe – Trennung des Kindes von seiner Mutter

Wenn sich der Erwachsene darauf besinnt, wie sehr Müdigkeit, Hunger, Schmerz und Kopfweh seine eigene Stimmung beeinflussen, kann er verstehen, daß dem Kind dasselbe passiert und es seiner Mutter und seiner Umgebung vollkommen verändert vorkommen kann, wenn es krank ist. Was mehr zu denken gibt, ist, daß die Eltern den Beginn einer bleibenden Veränderung im Verhalten des Kindes oft auf die Zeit seines Krankseins zurückführen. Bei der Heimkehr aus dem Krankenhaus kann ein Kind unter fünf Jahren Schlafstörungen, erneutes Einnässen und andere regressive Verhaltensweisen zeigen; und obwohl diese Erscheinungen im allgemeinen nicht lange Zeit bestehen bleiben, können sie auch in der Folge einer zu Hause durchgemachten Erkrankung auftreten. Viel weniger häufig steht der Beginn von Störungen, wie rezidivierende Abdominalbeschwerden, Asthma oder Schielen in zeitlichem Zusammenhang mit einer akuten Krankheit mit oder ohne Krankenhausaufenthalt.

Die Haltung der Eltern gegenüber der akuten Erkrankung ihres Kindes

Krankheit ist ein Ereignis, an dem die ganze Familie teilnimmt. Zuerst soll das Verhalten der Eltern besprochen werden, denn wenn ein Kind krank ist, ist die ganze Familie beunruhigt. Außerdem ist es manchmal nötig, die Einstellung der ganzen Familie gegenüber dem kranken Kind zu ändern, um eine schnellere Erholung oder überhaupt eine vollkommene Wiederherstellung der gesamten Persönlichkeit des Kindes zu ermöglichen.

Pyelonephritis ist das typische Beispiel einer Krankheit, die bei einem Kind ausbrechen kann, weil die Eltern versäumten, ärztlichen Rat und eine entsprechende Behandlung für die Harnwegsinfekte ihres Kindes zu suchen. Sie kann rezidivieren und zu einer chronischen Nierenschädigung führen, weil die Eltern die prophylaktische Nitrofurantoin-Behandlung zu früh abgebrochen haben, vielleicht weil der Arzt die Dringlichkeit einer langfristigen Therapie nicht genügend hervorgehoben hatte.

Eine Mutter sagte von ihrem fünfjährigen ältesten Kind: »Er ist viel netter, wenn er krank ist«. Was sie damit ausdrücken wollte, war, daß in diesen Zeiten ihre Beziehung zueinander verändert war; das Kind hatte nicht mehr das Bedürfnis, die Aufmerksamkeit auf sich zu lenken, und die Mutter konnte toleranter sein und sich wohler fühlen, weil sie sich als »Herrin der Situation« vorkam.

Wenn ein Kind akut krank ist, kann die Mutter Hilfe nötig haben, damit sie nicht zu sehr Angst hat und infolgedessen zusammen mit ihrem Kind leidet. Muß das Kind ins Krankenhaus aufgenommen werden, wird das Vertrauen der Mutter in ihre Fähigkeiten, das Kind bei Gesundheit und Krankheit richtig zu pflegen, für immer gestärkt, wenn sie mit dem Kind im Krankenhaus aufgenommen wird und sich an seiner Pflege beteiligt.

Es lohnt sich auch, herauszufinden, ob die Eltern eines akut kranken Kindes eine spezifische Befürchtung haben, an die der Arzt vielleicht nicht gedacht hat.

> Ein 18 Monate altes Kind, das früher nicht reisekrank gewesen war, begleitete seine Eltern während einiger Tage auf einer Autotour. Es erbrach wiederholt und mußte wegen Exsikkose ins Spital aufgenommen werden. Der Arzt machte eine Lumbalpunktion und schloß eine Meningitis aus. Der Liquor war klar und enthielt 1 Zelle pro mm³. Am nächsten Tag sagte der Vater: »Erst als ich hörte, der Liquor sei normal, war ich beruhigt«. Er hatte einen Freund, der ein zweijähriges Kind an einer Meningitis verloren hatte.

Bei asthmatischen oder epileptischen Kindern kommt es nicht selten vor, daß die Eltern bei jedem Anfall Angst haben, das Kind werde sterben. Diese Befürchtung wird selten geäußert – vielleicht weil die Eltern es zu schrecklich finden, das in Worte zu fassen, vielleicht auch aus Angst, man werde sie deshalb auslachen – aber man sollte den Eltern eine Chance geben, sich darüber auszusprechen. Dies ist ein Beispiel für Ängste, die bei Eltern häufig vorkommen, ohne daß man es vermutet, und mit welchen man sich innerhalb der klinischen Routine befassen sollte. Denn für viele Eltern bedeutet Husten eine Bronchitis oder eine Tuberkulose, geschwollene Halsdrüsen bedeuten Leukämie, Bauchschmerzen eine Appendizitis und Kopfweh mit Fieber ist für sie eine Poliomyelitis.

In anderen Fällen betreffen die Ängste der Eltern die Zukunft. Eine Krankheit oder ein Unfall, die den Kopf betreffen, könnten dazu führen, daß das Kind einen bleibenden Zerebralschaden davonträgt, eine Erkrankung des Herzens könnte bedeuten, daß das Herz des Kindes immer »schwach« sein wird und jeden Augenblick stillstehen könnte, rheumatisches Fieber könnte zur Invalidität des Kindes führen.

Es läßt sich beobachten, daß manche unbegründete Ängste der Eltern auch ihrem Verantwortungssinn und ihrem Schuldgefühl für die Krankheit des Kindes entspringen. Wenn man sich einen Augenblick Zeit nimmt, um der Mutter zu sagen, wie gut sie für das Kind gesorgt hat, und wenn man sie wissen läßt, daß überhaupt niemand und am wenigsten sie selbst schuld ist an der Krankheit, dann hat man die kurze Zeit gut verwendet.

Die Mutter muß wissen, was bei der Pflege eines akut kranken Kindes wichtig und was unwichtig ist. Es ist wahrscheinlich wichtig, daß ein krankes Kind Wasser trinken soll, und wahrscheinlich unwichtig, und nicht wünschenswert, das Kind zum Essen zu zwingen, wenn es keinen Appetit hat, oder auf tägliche Defäkation zu dringen. Auch das Bestehen auf unnötiger Bettruhe ist ungeschickt.

Ein Pädiater wurde gebeten, mit einem achtjährigen Knaben zu »sprechen«, der eine Kinderschwester gestoßen hatte. Der Knabe war fünf Wochen vorher wegen rheumatischen Fiebers ins Krankenhaus aufgenommen worden; es war nicht schlimm und der Knabe hatte schon gute Fortschritte gemacht. Der Pädiater setzte sich allein ans Bett des Knaben und fragte ihn, was geschehen sei. Der Knabe sagte: »Die Schwester sagte mir, ich dürfe nicht aufsitzen, und wenn ich mich nicht hinlege, werde sie mir einen von diesen anlegen«. Er zeigte auf einen Gürtel zum Anbinden, wie er hier und da bei Säuglingen und Kleinkindern verwendet wird. Die Schwester war übereifrig gewesen, aber der Pädiater selbst hatte einen Fehler gemacht, weil er die früher notwendige Einschränkung der Aktivität des Knaben nicht aufgehoben hatte.

Das Verhalten des Kindes bei akuter Krankheit

Manche Kinder ziehen sich in sich selbst zurück, wenn sie krank sind; sie liegen da und kehren der Familie und der Welt den Rücken zu. Andere Kinder werden anspruchsvoll und verlangen, daß man sich den ganzen Tag um sie kümmert. Beide Reaktionstypen kommen bei normalen Kindern vor, aber die Eltern werden durch die erste Art der Reaktion besonders alarmiert und überschätzen dann die Schwere der Krankheit.

Eine akute Krankheit kann weitere psychische Symptome hervorrufen, wie Delirien bei hohem Fieber, Depression bei Gelbsucht, Halluzinationen bei Hypoglykämie; und eine Depression kann auch vorkommen nach einer Grippe.

Manche Kinder sind während einer Krankheit darum aufgeregt, weil sie nicht aufstehen, nicht selbst essen und nicht auf ihr gewohntes WC gehen dürfen. Sie versuchen vielleicht, es trotzdem zu tun, oder sie stehen die ganze Zeit in ihrem Bett. Andere Kinder regredieren zu kindlicherem Verhalten oder sie reagieren auf die Krankheit (speziell bei einer langdauernden Krankheit) durch ein Verhalten, das offensichtlich ihnen selbst und der Umwelt beweisen soll, daß sie nicht krank sind. Kinder, die während einer Krankheit regrediert haben, scheinen manchmal in der Rekonvaleszenz Mühe zu haben, ihren früheren Entwicklungsstand wieder zu erreichen. Die Angst vor Lernschwierigkeiten nach längerer Abwesenheit kann dazu führen, daß Kinder in der Rekonvaleszenz Symptome entwickeln, die ihren Wiedereintritt in die Schule verzögern. Offensichtliches und längerdauerndes hypochondrisches Verhalten kommt bei Kindern häufig dann vor, wenn die Krankheit eine Trennung von der Mutter nach sich gezogen hat. Wenn die Mutter nicht da ist, um sich um ihr körperliches Wohl zu kümmern, übernehmen die Kinder diese Verantwortung und wechseln z. B. pünktlich ihre Strümpfe und Schuhe, ganz im Gegensatz zu ihren sonstigen Gewohnheiten.

Ob das Kind zu Hause oder im Krankenhaus krank ist oder ob es offensichtlich ängstlich ist oder nicht – es lohnt sich, ihm zu sagen, daß es ihm besser geht, daß die Krankheit keine Strafe sei, und daß seine Mutter und seine Familie es weiterhin gern haben. Dies ist besonders wichtig bei Kindern unter fünf Jahren. Es mag weit hergeholt erscheinen zu behaupten, daß diese Versicherungen notwendig seien, aber sie ergeben sich aus unseren Kenntnissen des kindlichen Erlebens und der kindlichen Denkweise.

So ist die Angst vor dem Sterben bei kranken Kindern viel häufiger, als Ärzte und Eltern wissen. Sie kann vom Erlebnis der Krankheit selbst herkommen (von der Dyspnoe bei Asthma), von einer zufälligen Bemerkung, die das Kind erlauscht hat oder von einer zugrundeliegenden allgemeinen Ängstlichkeit.

Die Reaktion des Kindes auf Schmerz und ärztliche Eingriffe

Die Reaktion der Kinder auf Schmerz ist verschieden. Ein Säugling mit einer Invagination scheint mit erstauntem und wütendem Ausdruck auf die Schmerzattakken zu reagieren; ein älteres Kind kann den Schmerz akzeptieren oder ihm sogar eine besondere Bedeutung beimessen, z. B. als Strafe die es verdient hat.

Das »tapfere Kind« ist vielleicht dasjenige, das weniger Phantasien über Schmerzen und ihre Ursachen hat. Eingriffe, die dem Arzt und der Pflegerin selbstverständlich, aber dem Kind fremd sind, ängstigen es; sie müssen dem Kind erklärt werden, bevor sie ausgeführt werden. Wenn die Eingriffe schmerzhaft sind, ist es notwendig, sich zu überlegen, ob man auf sie verzichten soll oder was man tun kann, um Schmerz und Beunruhigung auf ein Minimum zu beschränken.

Wenn eine Injektion oder eine Venenpunktion gemacht wird, sollte der Arzt nicht sagen: »Dies tut Dir nicht weh« oder einfach Tapferkeit verlangen. Er sollte erklären, warum und wie stark es weh tun wird; er soll sagen: »Es macht nichts, wenn Du schreien mußt.« Ein Kind, das sich nie beklagt über eine Venenpunktion, kann diese als beabsichtigte Strafe empfinden oder kann Gefühle unterdrücken, die besser zum Ausdruck kämen, damit sie nicht zu körperlichen oder psychischen Symptomen führen. Die Erklärung wird am besten unmittelbar vor dem Eingriff gegeben, so daß das Kind nicht Zeit hat, Angst aufkommen zu lassen. Die Instrumente, die gebraucht werden, sollten möglichst diskret außerhalb des Gesichtskreises des Kindes aufbewahrt sein, bis sie gebraucht werden.

Wenn das Kind ins Krankenhaus aufgenommen wird, komplizieren noch weitere Faktoren die Situation. Die Krankheit kann schmerzhaft oder beängstigend sein; und gerade zu dieser Zeit, in der das Kind die Mutter so dringend braucht, muß es eventuell den Halt und den Trost, den sie ihm bietet, vermissen. Das Kind kann beunruhigt werden durch den Anblick von Instrumenten oder durch die Aussicht auf eine Operation oder einer Anästhesie. Wenn es von einer Abteilung auf eine andere verlegt wird, speziell bei Nacht (wie für eine Operation) ist es wahrscheinlich, daß dies Angst hervorruft; solche Verlegungen sollten nicht leichtfertig gemacht werden und nie, ohne daß dem Kind eine Erklärung dafür gegeben wird. Wenn sich die Betreuer die Mühe nehmen, das Kind möglichst gut kennenzulernen, werden die Erklärungen leichter und wirksamer sein.

Bei einer ärztlichen Visite erklärte der Arzt einem 12jährigen Mädchen mit einem Abszeß am Bein sorgfältig, daß der Abszeß drainiert werde, daß es aber nicht schmerzen werde, da sie ein Anästhetikum bekomme. Einer der Kollegen bemerkte nachher, daß das Mädchen weinte und ging zu ihr zurück. Sie vertraute ihm an, daß ihr Vater an einer Anästhesie gestorben war.

Eine aus medizinischen Gründen notwendige Ruhigstellung während der ersten drei Lebensjahre kann Störungen zur Folge haben, die erst nach Monaten oder gar Jahren erkennbar werden (*Friedman* u. *Sibinga* 1975). Die Ruhigstellung kann eine kurzdauernde sein (z. B. das Festbinden von Kindern bei intravenösen Infusionen) oder eine längerdauernde (z. B. eine Schiene oder ein Gipsverband an einem Bein). Die schädlichen Auswirkungen zeigen sich im Verhalten, in der Sprachentwicklung und in der sozialen Anpassung. Die häufigsten Störungen waren: Artikulationsschwierigkeiten, Enuresis, Geschwistereifersucht, Eß- und Schlafstörungen.

Viele der so häufigen Aufregungen bei Kindern, die nach einem Krankenhausaufenthalt nach Hause kommen, könnten vermieden werden, wenn man ihnen während des Krankenhausaufenthaltes und nachher wieder zu Hause zur Seite steht, indem man sie auffordert, sich über ihre Ängste auszusprechen und ihnen die richtigen Informationen und Erklärungen gibt. Es genügt nicht, daß man hofft, die Eltern hätten dies schon getan, bevor das Kind ins Krankenhaus kam.

Trennung des Kindes von der Mutter

Das kranke Kind muß eventuell sein Heim verlassen, um ins Krankenhaus zu gehen. Dies führt oft zu einer zeitweiligen Trennung von der Mutter, und die Probleme dieser Trennung müssen kurz besprochen werden.

Über die Bindung zwischen Kind und Mutter gibt es nun mehr Klarheit, ebenso über die Folgen ihrer Trennung. Die Stärke und die Art der Beziehungen ab der Geburt scheint auf die Qualität aller künftigen Beziehungen zu anderen Menschen Einfluß zu nehmen. Eine längerdauernde Trennung kann verhängnisvolle Auswirkungen für die motorische, geistige und emotionale Entwicklung des Kindes haben. Das Kind kann instinktiv seiner Mutter schon in den ersten Stunden nach der Geburt mit den Augen folgen und sich auf ihre Äußerungen einstellen. Mit dieser automatischen Blickeinstellung belohnt es sie, stellt eine wechselseitige Beziehung her und weckt ihr Interesse. Es gibt überzeugende Beweise, daß diese frühe Beziehung auf Aspekte des mütterlichen Verhaltens Einfluß nimmt, das seinerseits wahrscheinlich eine große Bedeutung für die kontinuierliche Entwicklung des Kindes besitzt. (*Klaus* u. *Kennell* 1976). Die Arbeit mit Neugeborenen und ihren Müttern bedient sich neuer, formender, geradezu revolutionierender Betreuungsmethoden nicht nur gegenüber gesunden, sondern auch frühgeborenen, kranken oder mit Mißbildungen behafteten Kindern.

Der Säugling unter sechs Monaten zeigt bei Trennung keine offensichtlichen Anzeichen einer Störung wie Kinder zwischen sechs Monaten und fünf Jahren, die von ihrer Mutter separiert werden; aber selbst wenn das Kind nicht geschädigt würde (was noch zu beweisen wäre), profitiert die Mutter sicher, wenn sie mit dem Kind ins Krankenhaus geht, und davon profitiert das Kind direkt und indirekt.

Zwischen dem Alter von etwa sieben Monaten und fünf Jahren hat das Kind zur Mutter (oder zu einer Mutterersatzperson) eine ganz spezifische Beziehung (Monotropie). Das Kind, das von seiner Mutter getrennt wird – z.B. wegen einer Krankenhausaufnahme – zeigt drei Hauptphasen gestörten Benehmens. Zuerst schreit und tobt es: In diesem Stadium des *Protests* ist ein wichtiges Element die Wut auf die Mutter. Nach ein paar Tagen geht es über zu einem stillen verzweifelten Kummer, zum Stadium der *Abwendung* (von Kindern in diesem Stadium sagt man oft, daß sie sich an die Trennung gewöhnt haben). Nach dieser Phase kommt das Kind ins Stadium der *Ablösung* seiner spezifischen Bindung an die Mutter. In diesem Stadium ist das Kind fähig, leichte, freundliche, aber oberflächliche Beziehungen aufzunehmen mit irgendjemanden, der vorbeikommt. Diese drei Stadien der kindlichen Reaktion auf die Trennung – Protest, Abwendung, Ablösung – entsprechen den als normal empfundenen Reaktionen Erwachsener, die nach einem schmerzlichen Verlust in Trauer verfallen.

Es bedarf einer gewissen Anstrengung, daß man als Erwachsener nachfühlen kann, was es für ein etwa 18 Monate bis 2 Jahre altes Kind bedeutet, wenn es den ständigen Kontakt mit seiner Mutter missen muß. Der Säugling »folge« seiner Mutter mit den Augen und Ohren; das Kleinkind kommt ca. alle 10 Minuten aus dem Garten herein, sieht, daß die Mutter da ist, und geht glücklich wieder zu seinem Spiel zurück. Wenn ein Kind zwischen sechs Monaten und fünf Jahren ins Krankenhaus eingewiesen wird, kommt es in eine Welt von Fremden in fremdartigen Kleidern, die anders sprechen, ihm andere Nahrung geben in Räumen, in denen sogar die Zimmerdecke weiter entfernt ist, als zu Hause. Es ist möglich, daß man einem drei- bis vierjährigen Kind die Situation erklären kann, aber bei jüngeren Kindern sind Erklärungen völlig unmöglich. Für ein Kind dieses Alters ist die Anwesenheit der Mutter eine biologische Notwendigkeit und die besten Erklärungen und die beste Pflege können die Mutter nicht ersetzen. Es gibt kleine Kinder, die im Krankenhaus schließlich heiter und fröhlich sind, aber man kann den Effekt des Krankenhausaufenthaltes wahrscheinlich besser beurteilen am Zustand des Kindes, wenn es wieder nach Hause kommt, als am Verhalten im Krankenhaus. Die meisten jüngeren Kinder zeigen nach einem Krankenhausaufenthalt Verhaltensstörungen (z.B. übermäßige Anhänglichkeit, nächtliche Angstträume, Einnässen), die oft monatelang bestehen bleiben. Manche Kinder, die in den ersten Lebensjahren lange Zeit im Krankenhaus waren, bleiben dauernd verändert, hauptsächlich in Richtung einer Verminderung ihrer Reserve an Selbstvertrauen.

Es ist gewiß menschlich und trägt wahrscheinlich zur Gesundheit bei, wenn alles getan wird, um das Band zwischen dem Kind und seiner Mutter zu erhalten. Wenn man eine Mutter mit ihrem zweijährigen Kind ins Krankenhaus aufnimmt, damit sie sich an dessen Pflege beteiligt, kann dies bedeuten, daß sie ein Vierjähriges zu Hause allein lassen muß; aber das ältere Kind wird in familiärer Umgebung bleiben, zusammen mit Menschen, die es kennt, und es hat keine Krankheit, die die Anwesenheit der Mutter besonders notwendig macht. Das Krankenhauspersonal braucht Geschick und Takt, um der mitaufgenommenen Mutter zu helfen, sich nützlich zu machen und sich wohl zu fühlen (*Meadow* 1969).

Es ist wichtig, die drei Stadien von Protest, Abwendung und Ablösung zu erkennen, um einzuschätzen, was eine Trennung für das Kind bedeutet. Der Arzt kann den wütenden Protest akzeptieren, und kann der Mutter helfen, ihn zu akzeptieren, wenn das Kind ihn ihr gegenüber bei ihrem Besuch zum Ausdruck bringt. Nachher, im Stadium des Sich-Abwendens, werden sich Ärzte und Pflegerinnen eher freuen, als sich ärgern, wenn das Kind bei Erwähnung der Mutter in Tränen ausbricht. Dies ist ein »therapeutisches Weinen«, das zeigt, daß das Band zwischen Mutter und Kind bestehen bleibt.

Wenn die Mutter das Kind nach Hause holt, werden rücksichtsvolle Ärzte und Schwestern nicht selbstzufrieden lächeln, wenn sich das Kind von der Mutter abwendet, und an die Pflegerin anklammert. Diese Reaktionen zeigen, daß das Kind immer noch böse ist auf die Mutter, oder, wenn es längere Zeit im Krankenhaus war, daß die natürliche Beziehung zwischen Mutter und Kind nicht so gepflegt wurde, wie es hätte sein sollen. Wenn Kinder während einer lange dauernden Krankheit im Spital sein müssen, versuchen wir, wenn immer möglich, sie für zunehmend längere Perioden von $1/2$ Tag über ein Wochenende bis zu mehreren Tagen nach Hause zu beurlauben, bevor sie definitiv entlassen werden. Dies wird getan, um den Kontakt mit dem Elternhaus zu erhalten, und um die Störungen, die manchmal nach der Krankenhausentlassung auftreten, möglichst zu verkleinern. Nach einem langen Aufenthalt im Krankenhaus kann ein Kind, dessen Mutter die meiste Zeit nicht bei ihm war, es übelnehmen, daß man es nach Hause schickt, und deutliche Freude zeigen, wenn es wieder ins Krankenhaus kommt; die Besuche zu Hause während des Spitalaufenthaltes stellen eine natürliche Orientierung wieder her, und es ist dann wieder lieber zu Hause als im Krankenhaus.

Wenn ein Kind aus dem Krankenhaus entlassen wird, sollten Vater und Mutter darauf aufmerksam gemacht werden, daß das Kind wahrscheinlich eine Zeitlang anspruchsvoller ist und sich mehr an die Mutter anklammert. Es kann ihnen erklärt werden, daß diese Reaktionen natürlich und nicht durch Verwöhnung im Krankenhaus bedingt sind, sondern damit im Zusammenhang stehen, daß es ihre Liebe und ihre ständige Anwesenheit vermißt hat. Kurz, daß das Kind nicht durch die Pflegerinnen »verwöhnt« und erzieherisch verdorben wurde; sondern daß es während einiger Monate besonders aufmerksamer und geduldiger Betreuung und sichtbarer Liebesbeweise bedarf, um das wieder gutzumachen, was es vermißt hat, um ihm wieder ein Gefühl von Sicherheit und Geborgenheit zu geben.

19. Behinderungen

Auswirkungen auf das Kind und seine Familie

Die durch ein Gebrechen verursachte Behinderung hängt von der Persönlichkeit ab. – Einstellung und Verhalten der Eltern – Krisen – Wann soll ein behinderter Mensch von der Familie getrennt werden? – Die Bedürfnisse des Behinderten.

»Niemand kann entstellt genannt werden, nur der Rücksichtslose«
Shakespeare

Bei einem dreitägigen Kurs für Jugendliche mit zerebralen Bewegungsstörungen sagte einer der Spastiker mißtrauisch zu einem Arzt: »Sind sie wirklich ein Arzt? Alle Ärzte, die ich kennengelernt habe, waren dick und brummig.« Der »Spastiker« war richtiggehend aggressiv, aber man fragt sich, ob ihm bisher auch entsprechend Hilfe angeboten wurde, um genügend Frustrationstoleranz aufzubringen.

Das was ein Mensch vielleicht einmal erreichen kann, hängt zum Teil von der Schwere seines Gebrechens oder seiner Gebrechen ab und zum Teil von seinem inneren Drang, mit ihnen fertig zu werden. Unter dem Wort »Behinderung« versteht man eine Störung, die Entwicklung, Erziehung und Lebensführung in Mitleidenschaft zieht. Ein Mensch kann ein Leiden haben, ohne behindert zu sein. *Fawocett* war blind und wurde Generalpostmeister. *Earl Carlson* litt an einer schweren Athetose und wurde Arzt und Lehrbeauftragter. Wir alle haben uns zu hüten, übereilte Schlüsse zu ziehen, die einem Kind schaden können. Sehen wir ein neugeborenes Kind mit einem *Down*-Syndrom, dann können wir ebenso sagen, es kann einen I.Q. von 70 haben wie auch einen von 50 oder darunter. Wenn Eltern über ein sehr junges Kind sagen: Wir möchten wissen, was einmal aus ihm werden wird«, dann soll die Antwort des Kinderarztes lauten: »Vielleicht wird er eine Sonderschule besuchen müssen, vielleicht auch nicht. Wir wissen nichts mit Sicherheit. Aber wir wissen, was Sie und ich jetzt tun können, um ihm seine beste Chance zu geben«.

In diesem Kapitel befassen wir uns mit den Auswirkungen der Behinderung auf die Eltern, das Kind und andere Familienmitglieder. Wir besprechen die Gefühle, die Eltern behinderter Kinder oft haben, und das Verhalten, das aus diesen Gefühlen resultiert. Kein Arzt kommt um eine Begegnung, auch mit behinderten Kindern und ihren Familien herum. Schon der zuerst konsultierte Arzt sollte sich zuständig fühlen, die Grundentwicklung zu beurteilen. Er sollte imstande sein zu sagen: »Motorik, Sehen, Hören, Sprache, Lernen, Aktivität, praktische Fähigkeiten und Sozialverhalten liegen bei diesem Kind im Altersdurchschnitt oder nicht«. Er wird jedes Kind, das auf einem oder auf mehreren Gebieten der Entwicklung einen Rückstand zeigt, in eine Untersuchungsstelle oder zu einem Arzt mit spezieller Erfahrung in der Entwicklungsbeurteilung schicken. Ebenso wird er jedes Kind dorthin überweisen, dessen Eltern noch beunruhigt sind, daß es teilbehindert sein könnte, z. B. im Hören, Sehen usw. Hat er einen Entwicklungsrückstand gefunden und auch die zugrunde liegende Störung festgestellt, dann wird er das Kind an eine Spezialabteilung überweisen, damit dort sofort mit einem Behandlungsprogramm begonnen werden kann, aber auch keine Teilstörung durch umfassende Untersuchung auf Spezialistenebene übersehen wird. Denn wenn ein Kind eine bleibende Störung hat, dann hat es sehr wahrscheinlich auch noch eine andere.

Im nächsten Kapitel werden einige größere Behinderungsformen besprochen. Denn die speziellen Erfordernisse einer ganz bestimmten Behinderung entbinden den Arzt nicht von der Verpflichtung, sich den Aufgaben zu stellen, die an alle Behinderten und ihre Familien herankommen. *Auch wenn er sich fachlich einwandfrei mit den vorliegenden Symptomen oder der Behinderung allein auseinandersetzt, wird er kaum allen Bedürfnissen entsprechen, die sich für das Kind und seine Familie ergeben.* Behinderte Kinder und ihre Familien brauchen eine fachkundige, umfassende und fortlaufende Betreuung von dem Augenblick an, in dem der Verdacht auf das Vorliegen einer Entwicklungsstörung geäußert wurde. Nur mit kompetenter Hilfe werden die Familie und das Kind imstande sein, mit den auf sie zukommenden Problemen fertig zu werden. Zu den Hilfen, die das Kind in besonderer Weise erfahren soll, gehört vor allem die Bereitschaft, etwas zu unternehmen, was ebenso wichtig ist wie die gute ärztliche Behandlung selbst. Wir stellen sie fest, wenn es die Betroffenen einige Mühe kostet, das zu kriegen, was sie wünschen, weil es ihnen nicht einfach in den Schoß fällt, sondern daß es einiger Anstrengungen bedarf, es zu erreichen.

Eventuelle Erfolge werden auch durch Milieufaktoren beeinflußt:

Wohnverhältnisse,
lokal verfügbare Facheinrichtungen,
Einstellung der Öffentlichkeit gegenüber der betreffenden Behinderung,
ein passender Arbeitsplatz und Einstellung der Arbeitgeber zum Behinderten.

Die Eltern

Die Einstellung der Eltern zu dem behinderten Kind

Es mag schwierig sein, sich in ein schwer athetotisches Kind einzufühlen. Es müßte leichter sein, sich in die Lage der Eltern zu versetzen. Sie verlangen kein Mitleid und es ist in der Tat gut, daß »bei Ärzten Mitleid weitgehend in Handlung sublimiert wird«. Ihre Hilfe besteht darin, daß sie zuhören, die Eltern aufklären und ihnen zeigen, was sie jeden Tag daheim tun können, um ihrem Kind zur bestmöglichen Entwicklung zu verhelfen. Der Arzt, der ihre Gefühle gut kennt, wird wahrscheinlich sie und ihre Reaktionen um so besser verstehen können. Einige dieser Gefühle haben wahrscheinlich genetische Wurzeln, andere stammen aus ihrer eigenen Erziehung und der Einstellung ihrer Umgebung zur Behinderung.

Schutz für den Hilflosen

Die Mutter wird aus ihrer natürlichen Einstellung ihrem Säugling Schutz gewähren. Das behinderte Kind ist oft (mehr oder weniger) länger hilflos als ein anderes Kind. Die Eltern schießen dabei manchmal übers Ziel.

Abwehr gegenüber der Abnormität

Das Gefühl der Abwehr gegenüber der Abnormität ist ebenso normal wie der Wunsch, den Hilflosen zu schützen. Die beiden geraten in Widerstreit. Eltern soll geholfen werden, zu begreifen, daß Abwehr eine normale biologische Reaktion darstellt.

Gefühl der eigenen Unzulänglichkeit, der Unfähigkeit, ein normales Kind zu haben (wenn es sich um ein kongenitales Gebrechen handelt)

Dieses Gefühl wird nicht immer bewußt empfunden, es ist aber eine tiefverwurzelte Reaktion. Die Belastung durch das Gefühl solcher Unzulänglichkeiten ist besonders schwer, wenn das erstgeborene Kind behindert ist. Die Eltern machen sich Vorwürfe wegen Zwischenfällen in der Schwangerschaft. Mutter und Vater eines behinderten Kindes sollten zur richtigen Zeit eine erbbiologische Beratung bekommen.

Unzulängliches Wissen über die Erziehung eines behinderten Kindes

Eltern, Großeltern und Nachbarn haben keine Erfahrung, wie sie ihr allgemeines Wissen über Kindererziehung auf ein behindertes Kind übertragen sollen. Aber die Situation ist leichter als sie einmal war. Eltern erhalten heute eine verständnisvollere und fachkundigere ärztliche Betreuung, auch stehen bessere Hilfsmöglichkeiten zur Verfügung. Es sollte nicht mehr vorkommen, daß Eltern von einem Arzt hören müssen: »Ich fürchte, das Kind ist blind; wenn es zwei Jahre alt ist, kann man es in ein Blindenheim geben, wo es einen speziellen Unterricht bekommt,« ohne daß die Eltern Ratschläge erhalten, wie sie dem Kind *jetzt*, bis zum Alter von zwei Jahren helfen können.

Trauer über den Verlust des Kindes, das sie sich in ihren Vorstellungen erhofft hatten

Zorn und Trauer sind die üblichen Reaktionen von Eltern, wenn sie erfahren, daß sie ein behindertes Kind haben. Sie sind so normal wie bei jedem schweren

Verlust. Vor der Geburt des Kindes und in den ersten Lebensmonaten, bevor noch die Behinderung erkannt ist, wächst in den Vorstellungen der Eltern ein Bild ihres Kindes und seiner Zukunft. Es würde ihnen Ansehen und Unsterblichkeit bringen. Dieses imaginäre Kind wird ihnen genommen, sie erhalten dafür ein behindertes. Wie bei schweren Verlusten folgt auf Zorn und Schmerz eine Phase der *Anpassung,* doch dies braucht Zeit. Zorniges Schreien ist in manchen Kulturen die übliche Ausdrucksform, wenn man einen schweren Verlust zu beklagen hat, aber nicht im angelsächsischen Kulturbereich. Es kann den Eltern helfen, wenn man sie fragt: »Haben sie Zorn empfunden?«

Schock

Die Mitteilung, das Kind wird sich nicht normal entwickeln, bedeutet einen schweren Schock. Er kann zur Unfähigkeit führen, das aufzunehmen, was erklärt wurde. Man muß es dann immer wieder aufs Neue wiederholen.

Schuldgefühle

Die meisten Menschen haben ein bestimmtes Maß »frei flottierender« Schuldgefühle, die sich ihnen in allem aufdrängen, was immer ihnen passiert, gleichgültig ob sie daran schuld sind.

Für Eltern, die gerade von der Behinderung ihres Kindes erfahren haben, kann die Erklärung eine Entlastung sein, daß Ablehnung, Zorn und Auflehnung nicht ungewöhnlich, unnatürlich oder moralisch schlecht sind.

Schamgefühle wegen der Reaktion der Umwelt und Angst vor Mitleid. Während das Kind ein Säugling ist, können den Eltern die gedankenlosen Kommentare der Nachbarn und Passanten erspart bleiben. Sie können später kommen, wenn die Behinderung weniger offensichtlich ist.

Es ist gesellschaftlich tragbar geworden, ein spastisches Kind zu haben und ein »blaues Baby« ist geradezu ein Statussymbol. Epilepsie wird allmählich zu einem Begriff, der der Öffentlichkeit weniger störend erscheint als früher. Wir dürfen auch hoffen, daß bald auch ein geistig behindertes Kind nicht mehr als Schande empfunden wird. Krankenschwestern und Ärzte können viel dazu beitragen, die Öffentlichkeit aufzuklären und Meinungen zu ändern.

Das Verhalten der Eltern gegenüber ihrem behinderten Kind

So wie die Gefühle der Eltern für ihr Kind wechseln, so wechselt auch ihr Verhalten gegenüber dem Kind und anderen Menschen mit Einschluß der Ärzte. Eltern können folgende Reaktionen zeigen:

a) *Warmherzige Bejahung* ohne unrealistische Erwartungen. Dies ist die häufigste Reaktion, sie entwickelt sich aber im allgemeinen langsamer als bei einem gesunden Kind. Ist die Behinderung schon bei der Geburt erkennbar, soll sich der

Arzt während der ersten Tage Zeit nehmen, die Eltern einige Male zu besuchen. Mit dem Wort »Over-protection« spricht man ein Urteil aus. Überstarkes Beschützen hat für die erste Lebenszeit seinen Sinn. Bevor wir es Over-protection nennen, müssen wir seine Notwendigkeit für *diese* bestimmte Mutter, sie zu geben und für *diesen* bestimmten Säugling, sie zu empfangen, einander gegenüberstellen. Ein Übermaß an Schutz nach den ersten paar Monaten wird allerdings die Antriebskräfte des Kindes einschränken. Greift es nach einem Spielzeug, dann ist es für das Kind besser, es muß einige Mühe aufwenden, es zu erreichen, als wir geben es ihm in die Hand.

b) *Ablehnung* stammt aus dem Gefühl der Verdrängung. Sie kann sich äußern im Wunsch nach Förderung des Kindes durch fachkundiges Personal in einem Spezialinstitut oder aber kompensatorisch als Überbehütung. Eingestandene Ablehnung zeigt sich als kühle, pflichtbewußte Behandlung oder als rasche Unterbringung in einem Heim.

c) *Depression* und Apathie nehmen ihren Ausgang von Gefühlen der Unzulänglichkeit, von der Trauer über den Verlust, von Schuld- oder Schamgefühlen.

d) *Verleugnung einer Behinderung,* speziell einer geistigen. Dies kann dazu führen, daß die Eltern eine Klinik nach der anderen aufsuchen, in der Hoffnung, einen Arzt zu finden, der ihnen zustimmt.

e) *Aggressives Verhalten* ist zum Teil dem Zorn wegen des Verlustes einer Hoffnung zuzuschreiben, zum Teil der Enttäuschung wegen der langsamen oder fehlenden Entwicklungsfortschritte. Es macht sich Luft in Vorwürfen gegen den Geburtshelfer, den Kinderarzt, den Therapeuten, die Lehrer oder das ganze Erziehungssystem. Es kann aber auch seinen Ausdruck finden in der hingebungsvollen Arbeit vieler Eltern in Selbsthilfeorganisationen für das behinderte Kind.

Warme Aufnahme ist glücklicherweise nicht selten, und bei dieser Haltung kann sogar ein schwer behindertes Kind ein aktives Glied einer Familiengemeinschaft sein. Aber wenn Eltern immer wieder betonen »er ist sehr aufgeweckt«, kann beim Arzt die Frage auftauchen, ob die Eltern nicht ihre Zweifel oder ihre unbewußte Abneigung überkompensieren. Man erwartet von den Eltern warme Gefühle mit der Begründung, daß dies natürlich sei. Widerwille und Ablehnung des Abnormen sind ebenfalls biologisch normal. Sie sollten Anlaß geben, den Eltern Hilfe zu bieten, nicht sie zu verurteilen.

Wenn ein psychologisch scharfblickender Arzt von einer Mutter sagt, sie verleugne die Behinderung ihres Kindes, oder sie lehne ihr Kind ab, so verfolgt er damit ein Ziel: Er definiert die Situation, um sich klar zu werden, wie er die Probleme lösen kann, die durch die mütterliche Haltung entstehen. Denn moralische Wertungen oder die Verurteilung der Mutter als unzulänglich, dumm oder herzlos, tragen nicht dazu bei, dem Kind zu helfen. Der Arzt braucht die Mutter als Verbündete, und schließlich ist sie die einzige Mutter, die das Kind hat. Zum Glück bleiben frühe Gefühle von Ablehnung nicht immer bestehen.

Die junge Mutter eines sechs Wochen alten mongoloiden Kindes kam voll Angst in eine Poliklinik und sagte: »In der Nacht hatte ich Angst, es habe aufgehört zu atmen«. Sie verlangte daß das Kind ins Spital aufgenommen und ständig dort in Pflege behalten werde. (In diesem Falle waren die häufigsten Ängste einer Erstgebärenden verstärkt, weil das Kind nicht der Norm entsprach.) In den Wochen, in denen Mutter und Kind zusammen im Spital waren, wuchs das Vertrauen der Mutter in ihre Fähigkeiten, und ihr Geschick im Umgang mit dem Kind wurde größer. Als sie nach Hause gingen, hatte sie gelernt, es mit Freude zu pflegen.

Die Wichtigkeit der frühen Hilfe für die Eltern

Die Bedürfnisse der Eltern sollten ohne Verzug erkannt und befriedigt werden und zwar sobald die Behinderung auftritt oder vermutet wird. Die gute Aufnahme des Kindes bei seinen Eltern ist zu dieser Zeit in Gefahr, und wenn die Familie ein Kind nicht akzeptiert, besteht wenig Hoffnung, daß das Kind je das Gefühl hat, es werde von der Gemeinschaft akzeptiert. Eine erworbene Behinderung nach ein paar Jahren normaler Entwicklung des Kindes ist oft leichter zu ertragen als eine Behinderung seit der Geburt oder den ersten Lebensmonaten. Eine später auftretende Behinderung kann die Entwicklung von normalen Eltern-Kind-Beziehungen nicht so leicht beeinträchtigen. Wenn eine Behinderung schon bei der Geburt sichtbar ist, wie bei einem Kind mit einer Meningomyelozele oder mit Mongolismus, muß sich der Arzt sehr ernsthaft überlegen, wie er den Eltern darüber Mitteilung machen soll.

Eltern, die mit Einfühlung unterrichtet wurden, akzeptieren meist die Tatsache, daß ihr neugeborenes Kind eine körperliche Behinderung hat. Eine geistige Behinderung kann von den Eltern viel schwerer angenommen werden, aber glücklicherweise manifestiert sie sich meist erst nach Ablauf des ersten Lebensjahres. Spezielle Probleme bringt die Geburt eines Kindes mit *Down*-Syndrom. Im ersten Lebensjahr werden sich das Verhalten des Kindes und seine Bedürfnisse nicht wesentlich von denen eines normalen Kindes unterscheiden. Die äußere Erscheinung des Kindes aber macht dem Arzt klar, daß sich das in wenigen Jahren erheblich ändern wird. Nach unserer Meinung sollen die Eltern innerhalb der ersten zwei bis drei Wochen nach der Geburt die Tatsache mitgeteilt erhalten. Um es aber den Eltern leichter zu machen, ein so großes Register schlimmer Neuigkeiten hinzunehmen, sollte die Mitteilung nicht auf einmal erfolgen, sondern stufenweise in Abständen von mehreren Tagen, am besten dann, wenn das Kind gerade von einem der Eltern gefüttert oder gepflegt wird. Die Eltern und speziell die Mutter, brauchen besondere Unterstützung und kompetente Antworten auf ihre vielen Fragen. Einer 46jährigen Mutter eines mongoloiden Kindes zu sagen: »Sie sollten in Ihrem Alter keine Kinder mehr haben«, ist nicht nur unfreundlich, sondern wird auch die Pflege des Kindes in Mitleidenschaft ziehen.

Wenn die Mutter ihr Kind in den ersten Lebenswochen nicht selbst pflegen kann, z.B. wenn das Kind nach der Entlassung der Mutter im Krankenhaus behalten wird, ist die Entwicklung einer tiefen Bindung zwischen Mutter und Kind weniger leicht. Wenn das Kind heimkommt, kann die Mutter Schwierigkeiten haben, es wirklich zu akzeptieren oder seine Eigenschaften kennen zu lernen. Selbst wenn eine gewisse Gefahr besteht, daß das Kind stirbt, ist es besser für die Mutter, es zu kennen und zu lieben, weil der Verlust wahrscheinlich weniger dauernde Störungen bei ihr verursacht, als wenn sie dies nicht getan hat.

Wenn Monate vergehen und das Kind keine Fortschritte macht, oder sich nicht entwickelt, wie es sollte, wird die Mutter Rat suchen. Sie hat das Recht darauf, vom Arzt richtig informiert zu werden und nicht einfach zu Unrecht beruhigt.

Der Arzt muß imstande sein, einen Entwicklungsrückstand zu erkennen und zu entscheiden, wann er Mutter und Kind in spezialärztliche Behandlung schicken muß. Er muß wissen, daß für die Mutter, wenn sie einmal die Möglichkeit einer ernsten Behinderung bei ihrem Kind ins Auge faßt, das Kind sich von einer Person in ein großes Fragezeichen verwandeln kann, und daß die emotionale Beziehung beeinträchtigt ist, bis diese Fragen entschieden sind.

Kritische Situationen für die Familie des behinderten Kindes

(Der folgende Auszug aus der Arbeit eines Sozialarbeiters *Townsend*, 1961, läßt sich anwenden bei der Betreuung aller behinderten Kinder, nicht nur derer mit einer Zerebrallähmung).

»Sozialarbeiter sind nach langer Beobachtung zum Schluß gekommen, daß die Familie eines zerebralgelähmten Kindes durch kritische Situationen hindurchgehen muß. Die schlimmsten Feinde stabiler Gefühlsbeziehungen innerhalb der Familie sind schlechte Behandlung in Krisen-Situationen, körperliche Übermüdung der Mutter und gesellschaftliche Isolierung.

Die kritischen Situationen sind:

1. *Die Zeit vor der Diagnose.* Wenn ein Kind eine normale Geburt hatte und in den ersten Lebensmonaten unauffällig zu sein scheint, kommt immer eine Periode (von Wochen oder Monaten) von Spannung, wenn die ersten Zweifel auftauchen.
2. *Diagnose.* Ob die Diagnose bei der Geburt oder etwas später gestellt wird, immer ist der Schock, daß das eigene Kind ein unheilbares Leiden mit körperlichen und vielleicht auch intellektuellen und emotionalen Manifestationen hat, schwer zu ertragen. Die schwerste Krise entwickelt sich im allgemeinen ein paar Wochen später, nachdem die Eltern die Tatsache erfahren haben und die erste Betäubung vorüber ist.
3. *Das Schulalter.* Irgendwann zwischen vier und sieben Jahren wird die Frage der Intelligenz auftauchen, und dies führt wieder zu einer Krise innerhalb der Familie, besonders wenn eine schwere körperliche Behinderung oder ein gleichzeitiger intellektueller Rückstand besteht.
4. *Adoleszenz.* Wenn das Kind zwischen 13 und 16 Jahre alt ist, wird in der Familie die Frage nach den Aussichten auf materielle und soziale Unabhängigkeit

auftauchen, oft gerade zu der Zeit, wo das Kind bewußt unter dem Wissen um seine Behinderung und sein »Anderssein als die anderen« zu leiden beginnt.
5. *Wenn die Eltern im mittleren Alter stehen.* Das Kind ist körperlich erwachsen geworden, aber immer noch unselbständig und bedeutet eine zunehmende körperliche und psychische Belastung für die Eltern. Dies führt vielleicht zu Überforderung der Geschwister und damit zu Spannung und Schmerz für den Zerebralgeschädigten, wenn er imstande ist, sich dieser Umstände bewußt zu werden.

Die Bedürfnisse der Eltern

Sobald eine Behinderung vermutet oder diagnostiziert wird, ist es dringend erforderlich, sofort die Bedürfnisse des Kindes und der Eltern festzustellen und unverzüglich mit der Hilfe zu beginnen. Es kann nötig sein, zu erklären, eine genaue Beurteilung und Prognose sei nicht möglich, aber man muß den Eltern beistehen, und sie *sofort* – aber natürlich auch später – anleiten in dem, was sie jetzt tun können, um dem Kind zu helfen.

Zu den Bedürfnissen der Eltern gehört, daß die Erklärungen in Worte gefaßt werden, daß die Eltern sie aufnehmen und verstehen können. Fast immer sollte der Arzt, der den Eltern sagen muß, daß ihr Kind ein schweres Gebrechen hat, die Information stufenweise, in mehreren Besprechungen mit den Eltern vornehmen. Nur wenn es in dieser stufenweisen Art geschieht, können die Eltern es richtig aufnehmen; sonst sind sie nur verwirrt und überschätzen entweder den Schweregrad oder verleugnen die Existenz des Problems. Zu sagen: »Ihr Kind ist nicht normal, geben sie es fort und bekommen Sie ein anderes« ist nicht nur grausam, sondern auch vollkommen wirkungslos; es ist fast unmöglich, ein Kind sofort in einem Heim unterzubringen, es ist meist nicht die günstigste Sofortmaßnahme, weder für die Mutter noch für das Kind, und es vermittelt der Mutter keinen Aufschluß über das Risiko bei weiteren Schwangerschaften.

Viele Familien verdienen Bewunderung für die hingebende Betreuung, durch die sie dem behinderten Kind helfen, das Beste aus seinen Möglichkeiten zu machen. Ein Passant bemerkte einmal zu einem vierjährigen Kind, das ein großes Baby trug »diese Last ist zu schwer für dich«, worauf das Kind antwortete: »Das ist keine Last, das ist mein Bruder«. Aber die Ärzte müssen dafür sorgen, daß die Eltern oder andere Familienglieder nicht unter der physischen oder der psychischen Belastung zusammenbrechen.

Der Vater eines behinderten Kindes kann sich eventuell darauf beschränken, der Mutter zuzuschauen; vielleicht muß man ihn zuerst ermuntern, seinen Teil auch beizutragen, aber sobald er einen kleinen Fortschritt sieht, wird sein Interesse auch erwachen und wachsen.

Eltern wünschen eine klare Antwort; viele Eltern können, nachdem einmal die Möglichkeit einer ernsten Störung aufgetaucht ist, an nichts anderes mehr denken, bis eine Entscheidung gefallen ist. Sie müssen das Gefühl haben, daß der Arzt das

Problem beherrscht und daß die Möglichkeiten und Bedürfnisse ihres Kindes so richtig wie möglich erkannt und behandelt werden. Aber der Arzt braucht Zeit, manchmal Jahre, um Auskunft zu geben. Er darf sich nicht zu ungerechtfertigten exakten Prognosen drängen lassen. Eltern drängen manchmal auf eine Antwort, indem sie sagen: »Wir wollen uns auf das Schlimmste gefaßt machen.« Der Arzt muß sich dagegen wehren, sich drängen und beeinflussen zu lassen und vorschnelle Vermutungen zu äußern. Die Eltern werden akzeptieren, daß nichts unterlassen wird, was von Nutzen sein könnte, wenn sie genau wissen, was sie für ihr Kind tun können.

Der Arzt muß akzeptieren, daß die Eltern eines behinderten Kindes Enttäuschung und Auflehnung gegen das Schicksal so gut wie Sorge und Liebe zum Ausdruck bringen können. Daß sie ihre Angst äußern, indem sie die Ärzte kritisieren. Daß sie ihn nicht mögen, weil er es war, der ihnen die böse Mitteilung gemacht hat und dafür verantwortlich gemacht wird, daß das Kind behindert ist. Wenn er ihnen erklärt, warum ihm die Mitteilung der Diagnose unumgänglich schien, dann werden sie besser begreifen, daß er auf ihrer Seite steht und werden seine Hilfe annehmen.

Die Eltern behinderter Kinder müssen beträchtliche physische und psychische Bürden tragen und haben viel weniger Lohn dafür zu erwarten. Hören sie den Arzt zu ihnen sagen »Niemand sonst hätte so gut für das Kind gesorgt wie Sie«, dann bedeutet das eine große Hilfe.

Die soziale Isolierung, die ein allgemeines Problem für Eltern behinderter Kinder darstellt, wird oft durch den Beitritt zu Elterngruppen wesentlich erträglicher gemacht. Eine Adressenliste solcher Vereinigungen finden Sie auf S. 267.

Das Kind

Auswirkungen der Behinderung auf das Kind

Der Haupteffekt der körperlichen oder geistigen Behinderung ist der, daß sie die Säuglingsperiode des betroffenen Kindes verlängert

Das Gebrechen kann die Entwicklung des Kindes direkt beeinflussen durch Beschränkung seiner Erfahrungen mit der Umwelt, durch Beeinträchtigung seiner Beziehungen mit anderen Menschen und durch Auswirkungen der Behandlung (die eventuell seine Trennung vom Elternhaus nötig macht).

Zusätzlich kann eine Behinderung das Kind indirekt beeinflussen – durch die Veränderung der Gefühle und des Verhaltens der Eltern und von anderen Menschen gegenüber dem behinderten Kind.

1. Beschränkung der Erfahrungen

Einem tauben Kind entgeht weitgehend die Quantität und die Qualität der Sprache und was sie mitteilt. Das blinde Kind sieht nichts; es scheint Schwierigkeiten zu haben zu verstehen, was »oben im Hause sein« bedeutet. Das Kind mit einer Zerebrallähmung, mit spinaler Paraplegie bei Meningomyelozele oder mit einer schweren Zyanose wegen eines kongenitalen Vitiums hat unzulängliche Möglichkeiten, die Umwelt zu erforschen. Es hat wenig Gelegenheit zu lernen, wie die Dinge schmecken und sich anfühlen; die Mutter eines zerebralgelähmten Kindes muß ihm ein Stück Kohle bringen, es hat keine Gelegenheit, sie aus dem Kohleneimer zu holen. Die Mutter muß fortwährend zu ihm hingehen, weil es nicht zu ihr springen kann.

Später mag das behinderte Kind wenig Gelegenheit haben, mit seinen Kameraden zusammen zu sein. Es muß, aus rein körperlichen Gründen, zu Hause bleiben; oder seine Schwierigkeiten können es veranlassen, zur Mutter zurückzukehren, die es vielleicht nicht ermuntern wird, größer zu werden und sich von ihr zu trennen. Wenn die Beweglichkeit eines Kindes begrenzt ist, ist es vielleicht unfähig, aggressiven Gefühlen Ausdruck zu verleihen, die es ganz natürlich zeitweise gegenüber seinen Kameraden und seiner Familie empfindet. Die Zeichnungen von stillen und freundlichen behinderten Kindern enthalten oft mehr Blut und Mord, als man für möglich halten würde. Es ist nicht überraschend, wie viele Eltern entdeckt haben, daß ein behindertes Kind sich über einen Sturz auf den Teppich freut.

Die emotionalen Erfahrungen, die man macht, wenn man eine gute Mutter hat, in einer Familie aufwächst, und die so wichtig sind für eine normale Charakterentwicklung, sind begrenzt oder gehen verloren durch eine frühe Plazierung in einem Heim.

2. Beeinträchtigung des Kontaktes mit anderen Menschen

Verbale Kommunikation gehört so sehr zum normalen Leben und zur Entwicklung, daß das Kind, das nicht verständlich sprechen kann, eine drückende Bürde trägt. Selbst wenn ein behindertes Kind sprechen lernt, bleibt sein Sprachschatz wahrscheinlich klein, und die Begrenztheit seiner Erfahrung kann verursachen, daß es mit anderen Kindern seines Alters wenig gemeinsam hat. Eine umfassende Untersuchung muß die Hörprobe durch einen erfahrenen Arzt miteinschließen. Die Gesten- und Zeichensprache sollte bei jedem Kind mit verzögerter Sprachentwicklung frühzeitig verwendet werden.

3. Die Auswirkungen der Behandlung

Die Behandlung kann zeitraubend sein, sie kann die Erziehung unterbrechen, sie kann in den ersten Lebensjahren wiederholte Krankenhausaufenthalte bedingen, und sie kann unbequem sein. Trotzdem zieht das Kind im allgemeinen aus der Therapie und der individuellen Aufmerksamkeit des Therapeuten großen Nutzen. Selbst wenn eine Behandlung wenig Effekt zu haben scheint, ist es gerechtfertigt, sie weiterzuführen, wenn dadurch ein kleiner Hoffnungsschimmer erhalten bleibt.

Sollte man ein behindertes Kind von der Familie trennen – und wann?

Sogar normale Kinder unter fünf Jahren zeigen meist Verhaltensstörungen, wenn sie von ihren Müttern getrennt werden. Behinderte Kinder sind im allgemeinen in ihrer emotionalen Entwicklung rückständig und eher noch abhängiger als normale Kinder. In den meisten Fällen ist es sowohl humaner als auch sachlich richtiger zu vermeiden, daß sie von zu Hause fort müssen, bis sie sechs oder sieben Jahre alt sind.

Die Frage, ob ein behindertes Kind von zu Hause fort in ein Internat gegeben werden soll, kann sehr schwierig sein. Die Entscheidungen, ob und wann dies geschehen soll, dürfen nicht schematisch getroffen werden. Wenn das Kind wenigstens in den ersten Lebensjahren zu Hause sein kann, wird es für sein ganzes Leben einen Vorteil haben, auch zur bleibenden Beruhigung der Familie. Nach unserer Ansicht sollte das Kind nicht fortgeschickt werden, ohne daß der Arzt folgendes feststellt:

a) Die Plazierung im Heim bringt dem Kind sofortige Vorteile in Bezug auf Behandlung, Erziehung und Unterricht, welche die Nachteile der Trennung von Mutter und Familie überwiegen

b) Andere Familienmitglieder haben beträchtliche Nachteile durch seine ständige Anwesenheit in der Familie.

Im Säuglingsalter besteht selten die Notwendigkeit, das Kind fortzugeben, wenn auch die Möglichkeit einer späteren Heimversorgung dem Arzt vorschwebt und er die Eltern auf eine gute Aufnahme dieser Idee vorbereitet. Wenn ein schwer behindertes Kleinkind, z.B. mit *Down*-Syndrom, untergebracht werden soll, dann niemals in einem Pflegeheim für geistig Behinderte. Seinen Bedürfnissen wird am besten in einem Kleinkinderheim, eventuell Internatssonderkindergarten entsprochen, wo es bis zum Alter von sechs oder sieben Jahren bleiben kann. Wenn die Eltern später immer noch der Meinung sind, daß sie eine vorgeschlagene Plazierung unmöglich annehmen können, wird man manchmal sehen, daß ihre Ansicht darüber sich ändert, wenn man sie überreden kann, das Kind einmal für 4–6 Wochen »Ferien« fortzugeben.

Kurze Perioden außerhäuslicher Pflege können Eltern eine erholsame Unterbrechung ihres Pflichtenalltags bringen, dem behinderten Kind aber die Gelegenheit, mit einer fremden Umwelt zurechtzukommen.

Einfluß des Behinderten Kindes auf seine Geschwister

Nicht selten wird der Arzt bei der Untersuchung eines Kindes mit einem schweren Gebrechen im Hintergrund der Familie ein adipöses Geschwister bemerken. Die anderen Kinder einer Familie mit einem schwer behinderten Kind sind zweifellos in Gefahr. Bei behinderten Kindern, die z.B. einen schweren Intelligenzdefekt haben, wurde erwiesen, daß bei 25% der Geschwister signifikante emotionale

Störungen bestanden. Wenn es auch wahr ist, daß die meisten der Geschwister nicht geschädigt sind – oder sogar davon profitieren – ist doch die Anzahl der Betroffenen beträchtlich; ihre Probleme verdienen die Aufmerksamkeit des Arztes in bezug auf Prophylaxe und Behandlung, genau wie die Probleme des Behinderten selbst.

Prophylaxe der emotionalen Störungen bei Geschwistern

Wenn ein neues Kind in die Familie kommt, muß sich das ältere Kind anpassen. Wenn das jüngere Kind normal ist, wird im allgemeinen die Anpassung befriedigend gelingen; die Situation ist schwieriger, wenn das neue Kind schwer behindert ist. Es wird lange Zeit kleinkindlich bleiben und einen großen Teil der Zeit der Mutter in Anspruch nehmen. Aber wenn man mit den Nöten der Eltern im Zusammenhang mit dem behinderten Kind richtig umgeht, und die speziellen Bedürfnisse der übrigen Kinder der Familie berücksichtigt, werden die Schwierigkeiten oft vermindert oder beseitigt.

Das behinderte Kind und seine Familie stellen ein dauerndes Problem dar. Obwohl es eventuell nötig sein wird, ein mongoloides, ein spastisches oder ein blindes Kind in einem Heim unterzubringen, wird dies nicht sofort zu geschehen haben, und das behinderte Kind ist bis zum Alter von sieben oder acht Jahren oft besser in seiner Familie aufgehoben. Wenn das Resultat der sofortigen Wegnahme eine Depression der Mutter ist, werden die anderen Kinder der Familie davon nicht profitieren; es ist eine weniger andauernde Störung für Kind und Eltern zu erwarten, wenn eine Plazierung erst nach einigen Jahren Aufenthalt zu Hause angeraten wird. Geschwister geraten in Verlegenheit wenn sie Schulkameraden oder Freunde nach Hause bringen möchten, wo sich ein schwer behindertes Kind befindet. Diesen Schwierigkeiten soll zu gegebener Zeit Rechnung getragen werden. Inzwischen wird der Arzt immer an die Bedürfnisse des gesunden und des behinderten Kindes denken.

Behandlung

Wenn das Verhalten eines Geschwisters vermuten läßt, daß Anpassungsschwierigkeiten bestehen, wird der Arzt zunächst versuchen, die Situation abzuklären, und für die nötigen Umstellungen sorgen. Manchmal können Änderungen in der Unterbringung und Pflege des betroffenen Kindes oder seiner Geschwister die Situation verbessern, z.B. durch den Besuch eines Sonderkindergartens. Eine kinderpsychiatrische Abklärung ist oft nützlich und soll zur richtigen Beurteilung der Situation führen, bevor man sich entschließt, ein behindertes Kind fortzugeben. Man sollte es nicht dazu kommen lassen, daß andere Glieder der Familie wegen eines behinderten Kindes ernsthaft leiden; aber man sollte auch verhindern, daß das behinderte Kind unnötigerweise eiligst fortgegeben wird, bevor man andere Mittel, der übrigen Familie zu helfen, in Betracht gezogen hat.

Die Bedürfnisse behinderter Kinder

Wir schließen dieses Kapitel mit einer kurzen Zusammenstellung der Hilfen ab, die von den öffentlichen Diensten eingerichtet werden müßten, um behinderten Kindern eine optimale Entwicklung ihrer Anlagen zu ermöglichen (*Sheridan* 1962).

1. Früherfassung

Sie hängt im wesentlichen ab von der Erkennung eines Entwicklungsrückstandes durch Screening-Methoden bei Vorsorgeuntersuchungen im Alter von z.B. 6 Wochen, 6 Monaten, 10 Monaten und auch regelmäßig danach. Das Screening erfordert 5–10 Minuten Zeit und sollte ebenso ein Teil der ärztlichen Untersuchung sein wie die Auskultation des Herzens.

2. Durchuntersuchung

Wenn eine Entwicklungsverzögerung feststeht, dann sollte das Kind von einem Kinderarzt auf die Ursache des Rückstandes hin untersucht werden. Da Einzelursachen seltener sind als mehrfache, muß eine sorgfältige Durchuntersuchung auf andere Schädigungen, ihre Ursachen und ihren Schweregrad erfolgen, sobald ein zur Behinderung führender körperlicher oder geistiger Fehler gefunden wurde.

3. Erstellung eines Entwicklungsprofils und eines Behandlungsplanes

Ausgehend von einem Entwicklungsprofil, das die Leistungen und Ausfälle des Kindes aufzeigt, wird ein Behandlungsplan für medizinische, pädagogische und soziale Maßnahmen vorbereitet. Seine Verwirklichung liegt in der Verantwortung eines Fachmanns, der die Verbindung mit den anderen für die Betreuung zuständigen Instanzen herstellt.

4. Frühbehandlung

Wird mit der Behandlung der Taubheit, des Schichtstars und wahrscheinlich auch der zerebralen Bewegungsstörung im ersten Lebensjahr begonnen, dann haben wir bessere Resultate zu erwarten. Da das Kind Behandlung für mehr als eine Behinderung braucht, muß eine Person, gewöhnlich der Kinderarzt, die Verantwortung für die Koordination der einzelnen Behandlungen übernehmen. Die Familie, die lokale Behörde und der zuständige Krankenhausarzt müssen einander jeweils informieren, damit die Rehabilitation gelingt.

5. Hilfe für die Familie

Wie herzlich auch immer das Kind in der Familie aufgenommen sein mag, seine Existenz bürdet der Familie außerordentliche körperliche und seelische Belastungen auf. Der Arzt muß für Ermutigung sorgen und die Sozialhilfen und Einrichtungen für die Familie mobilisieren.

6. Fortlaufende Hilfe

Da die Probleme nicht abreißen, muß man der Familie versichern, daß sie jederzeit mit Hilfe rechnen kann. Der für die Rehabilitation verantwortliche Arzt muß sich seinerseits vergewissern, daß das Kind und seine Familie auch die benötigte Hilfe erhalten.

7. Regelmäßige Kontrollen

Die Bedürfnisse des Kindes und seiner Familie wechseln von Zeit zu Zeit, daher sind regelmäßige Kontrollen nötig, um den Behandlungsplan zu revidieren.

8. Berufsausbildung und Unterbringung

Die Ausbildung geistig behinderter Kinder soll über das 16. Lebensjahr hinaus bis zum Alter von 20 oder 21 Jahren fortgesetzt werden. Das deshalb, weil sie langsamer sind im Lernen und weil die geistige Entwicklung bis etwa zum 20. Lebensjahr anhält. Mit 14 Jahren werden die beruflichen Voraussetzungen eines Behinderten getestet, und die Möglichkeiten für die Ausbildung in einem bestimmten Beruf nach Aussprache mit dem zuständigen Berufsberater und anderen Personen geplant. Vor der Schulentlassung sollte sich der Behinderte nochmals einer umfassenden ärztlichen Durchuntersuchung unterziehen. Es kann sein, daß er neue Augengläser braucht, daß er ein neues Medikament erhalten soll oder daß eine Operation zu seinen Nutzen fällig wird.

Er soll nun einer Institution für die umfassende Betreuung für Jugendliche und Erwachsene zugewiesen werden, ähnlich der ganzheitlichen Gesundheitserziehung und sozialen Fürsorge, der er vor der Schulentlassung anvertraut war. Obwohl es statutenmäßige Verpflichtungen für Sozialämter gibt, derartige Institutionen vorzusehen, sind sie abgesehen von Einrichtungen für geistig schwer behinderte Personen in manchen Gegenden noch dünn gesät.

Zentren für die Durchuntersuchung und Beratung von Behinderten

Da die chronischen Behinderungen zerebralen Ursprungs mit ganz bestimmten Zustandsbildern einhergehen, werden nun spezialisierte Ambulanzen für Kinder dieser Gruppe eingerichtet. Jede Behinderungsart ist relativ selten, und so bringt es auch Schwierigkeiten, Experte für ganz bestimmte Zustandsbilder zu werden. Asthma hat eine Morbidität von ca. 3%, während Zerebralparesen nur bei 1 oder 2 unter 1000 Kindern auftreten. Behinderungen zerebralen Ursprungs sind gewöhnlich multipler Art und schließen meist eine Störung auf geistigem Gebiet mit ein. Die Untersuchung ist daher nicht abgeschlossen, wenn eine oder zwei Behinderungsarten gefunden wurden. Sie sind meist die Folge von Störungen vor oder bei der Geburt und sind daher schon sehr früh nachweisbar. Eine schwache Reaktion auf Töne kann auf einen Hördefekt oder auf eine zerebrale Bewegungsstörung zurückgehen. Eine Verlangsamung der motorischen Entwicklung auf eine Kombination einer motorischen mit einer geistigen Störung oder auf eine Reifungsverzögerung. Die Aufnahme des Kindes durch die Eltern, die Familie und das Gemeinwesen ist immer ein Problem, sie zu aktivieren ist oft vonnöten.

Ein spezielles Wissen über Entwicklungspädiatrie, eine Vielzahl von Untersuchungsmethoden über Hilfen zur Beurteilung der heilpädagogischen Bedürfnisse und Möglichkeiten der Behandlung gestörter familiärer Beziehungen und der sozialen Probleme wird dringend gebraucht. Hat der Arzt aber Erfahrung in der Behandlung einer Form einer zerebralen Entwicklungsstörung, dann hilft sie ihm auch für den Umgang mit anderen. Das sind Gründe genug, um sich für den Aufbau von Zentren für die Behandlung chronisch behinderter Kinder einzusetzen. Dort lassen sich Erfahrungen mit der Durchuntersuchung gewinnen, die notwendigen medizinischen, heilpädagogischen und sozialen Hilfen einsetzen und Methoden zur Unterstützung von Familien mit behinderten Personen entwickeln. Für die Familie ist das Zentrum die Stelle, an die sie sich in allen Nöten wenden kann.

Alle Kinder mit einer offenkundigen oder vermuteten chronischen Behinderung zerebralen Ursprungs sollten für die medizinische Betreuung durch die eine Tür eines solchen Zentrums eintreten. Nachdem sie einer umfassenden Untersuchung unterzogen wurden und ein Behandlungsplan für alle Bedürfnisse erstellt ist, erstreckt sich die Tätigkeit dieses Zentrums auch noch auf Kinder, die bereits Schulen besuchen oder an Instanzen überwiesen wurden, mit Einrichtungen für spezielle Störungen. Und wenn auch die Untersuchung nicht zur Behandlung des Kindes und zu fortgesetzter Hilfe für die Familie geführt hat, so stellt der Umgang mit dieser Materie für den Arzt doch ein bißchen mehr dar als eine intellektuelle Übung.

20. Einige häufige Behinderungen

Das blinde und das sehschwache Kind – Das taube und das schwerhörige Kind – Das schwächliche Kind – Das diabetische Kind – Das schwachbegabte Kind – Das epileptische Kind – Das unangepaßte Kind – Das körperlich behinderte Kind – Das Kind mit einer Sprachstörung

Keine Klassifikation von Behinderungen ist ganz befriedigend. Obwohl die Liste des US-Erziehungsministeriums mit 11 Gebrechen, die besondere erzieherische Aufgaben stellen, nicht ganz logisch ist, hat sie gewisse Vorteile und sei hier angeführt:

1. Das blinde Kind
2. Das sehschwache Kind
3. Das taube Kind
4. Das schwerhörige Kind
5. Das schwächliche Kind
6. Das diabetische Kind
7. Das schwachbegabte Kind
8. Das epileptische Kind
9. Das unangepaßte Kind
10. Das körperlich behinderte Kind
11. Das Kind mit einer Sprachstörung

Bei jedem Kind stehen Körper und Psyche in einer wechselseitigen Beziehung; bei manchen Kindern sind psychische Ursachen verantwortlich für körperliche Krankheiten, bei anderen verursacht eine körperliche Krankheit Lern- oder Persönlichkeitsstörungen. Die Behinderung durch ein körperliches Gebrechen kann schwerer sein, wenn das Kind emotional gestört ist. Das asthmatische Kind fehlt in der Schule – die Aufgaben werden schwieriger und machen mehr Sorgen –, das Asthma wird häufiger. Selbst wenn das Gebrechen stationär ist, hängt die Art, wie sich das Kind entwickeln wird, nicht nur von der Persönlichkeit des Kindes ab. All dies wird auch beeinflußt durch seine Eltern, seine Lehrer und seine Ärzte. Die umfassende Betrachtungsweise läßt sich nicht nur auf die Gruppe der »psychosomatischen« Störungen, sondern bei der Behandlung aller Krankheiten anwenden.

Es ist ermutigend, daß einige der erwähnten Schädigungen durch Beratung und Planung vermieden werden können. Diese sollten nicht allein auf Mitleid, sondern auch auf wissenschaftlich begründeten Kenntnissen basieren. Das allgemeine Verhalten gegenüber einem behinderten Kind wurde im vorgehenden Kapitel behandelt; hier diskutieren wir die speziellen Probleme von einigen häufig vorkommenden Gebrechen.

1. und 2. Das blinde und das sehschwache Kind

Was ein blindes Kind erreicht, hängt weitgehend von seiner Persönlichkeit ab. Bei einem sehbehinderten Kind stehen die Entwicklungsmöglichkeiten in engerer Beziehung zu seiner Persönlichkeitsstruktur als zum Sehrest. Eine optimale Persönlichkeitsentwicklung hängt von einer kontinuierlichen warmen Beziehung zur Mutter während der ersten fünf Lebensjahre ab; wenn man ihnen von Anfang an hilft, können die meisten Mütter blinder Kinder diese Beziehung schaffen, und bei einer solchen Führung können blinde Kinder imstande sein, gewöhnliche Kindergärten zusammen mit sehenden Kindern zu besuchen (siehe »Wie helfen wir blinden Kindern? *Lancet* 1976, 2, 1147). Später werden sie in Schulen mit speziellen Einrichtungen gehen müssen. Blindeninternate nehmen bis jetzt keine Kinder unter fünf Jahren auf.

Ein seltenes, aber besonders schwieriges Problem ist das der Kinder, die in den ersten paar Lebensmonaten nicht sehen, aber keine sichtbare Abnormität an den Augen haben. Bis zum Alter von fünf Jahren können $^4/_5$ dieser Kinder sehen. Bei einigen ist die Intelligenz normal, andere aber haben einen Intelligenzdefekt. Der Arzt sollte die Mutter häufig sehen, während das Problem gelöst werden muß, weil ihre Angst und ihr Bedürfnis nach Hilfe groß sind.

Schielen kann verschiedene Ursachen haben. Lehrbücher weisen auf die Wichtigkeit emotionaler Faktoren hin, aber wir kennen keine Arbeiten über dieses Gebiet. Es ist wichtig, jedes schielende Kind über sechs Monate – auch wenn es sich um intermittierendes Schielen handelt – dem Ophthalmologen zu zeigen, sobald das Schielen beobachtet wird. Bei dieser Vorsichtsmaßnahme kann die traurig hohe Zahl von vermeidbaren Erblindungen eines Auges, die bei Kindern im Schulalter feststellbar ist, reduziert werden. Schieloperationen sind im allgemeinen gefolgt von Verhaltensstörungen, die Monate oder länger dauern können. Gespräche mit den Kindern und ihren Müttern darüber, was getan werden muß und wie sie darüber denken, Planung der Operation, Aufnahme von Mutter und Kind ins Krankenhaus, Vermeiden, daß beide Augen nach der Operation verbunden werden, sind nützliche Maßnahmen, um die Folgeerscheinungen auf ein Minimum zu reduzieren.

3. und 4. Das taube und das schwerhörige Kind

Taubheit und jeder daraus resultierende Sprachdefekt beeinträchtigen die Kommunikation; Taubheit kann deshalb nicht nur die Lernfähigkeit des Kindes hemmen und beeinträchtigen, sondern auch seine sozialen und infolgedessen auch seine emotionalen Beziehungen. Die frühe Erfassung und Behandlung von Taubheit kann psychische oder psychosomatische Krankheiten beim tauben oder schwerhörigen Kind vermeiden.

Ein partielle Schwerhörigkeit, meist für hohe Töne, wird leicht übersehen. Hohe Töne sind von größter Wichtigkeit beim Hören der Sprache und beim Sprechen, denn wenn sie nicht gehört werden, können die Konsonanten nicht erlernt werden. Schwerhörigkeit sollte früh erkannt werden, damit man dem Kind ohne Verzug helfen kann. Von jungen Kindern wird ein Hörapparat oft leichter akzeptiert als von älteren. Das Kind ist dadurch oft imstande, im zweiten Lebensjahr zu hören, wenn die Fertigkeit des Sprachverständnisses und des Sprechens am besten erlernt wird und das Üben am meisten Erfolg hat. Hat das Kind Hörschwierigkeiten, dann sollte schon vor dem ersten Lebensjahr ein Kontakt über die Mimik und Zeichensprache hergestellt werden.

Das Gehör des Säuglings sollte routinemäßig untersucht werden in der Sprechstunde des Kinderarztes oder in den Mütterberatungsstellen, und zwar eher schon im Alter von acht bis neun Monaten als mit einem Jahr oder später. Hör-Tests sind in diesem frühen Alter leichter, wo der Säugling nicht mit Mühe den Kopf nach dem Geräusch dreht, wenn er es hört; ein älteres Kind kann eventuell nicht durch Kopfdrehen reagieren, weil seine Aufmerksamkeit durch andere Dinge abgelenkt ist. Provisorische Hörprüfungen in diesem Alter sollten eine Rassel mit hohen Tönen oder das Rascheln mit Stoff oder Toilettenpapier in 30 cm Entfernung von jedem Ohr einschließen. Wenn ein Hörfehler vermutet wird, muß der Arzt entweder die Hörprüfung innerhalb von zwei oder drei Wochen wiederholen oder das Kind unverzüglich in eine Klinik schicken, die Erfahrung hat in der Untersuchung von Kindern. Bei allen Kindern, bei denen man einen Intelligenzdefekt vermutet, sollte das Gehör geprüft werden.

5. Das schwächliche Kind

Dies ist ein Sammelbegriff, der viele Störungen mit vielerlei Ursachen umfaßt. Eine kleine, sich verringernde Zahl von Kindern, die in der Normalschule nicht mitkommen, die aber nicht in die anderen Sonderschulkategorien passen (z.B. Fälle von therapieresistentem Asthma), werden in Schulen für schwächliche Kinder eingewiesen.

6. Das diabetische Kind

Der Beginn des Diabetes bei Kindern kann auf eine Infektionskrankheit oder eine Periode von emotionalem Streß folgen. Wenn der Diabetes schon besteht, können Situationen, die Angst oder Wut erzeugen, zum Auftreten von Ketonkörpern im Urin führen (und können sogar ein diabetisches Koma beschleunigen), und wenn der Patient sein psychisches Gleichgewicht wieder erlangt hat, können die Ketose und andere biochemische Veränderungen wieder verschwinden, ohne daß die Kost abgeändert oder zusätzlich Insulin gegeben wird. Solche Fehler werden am besten so gut wie möglich vermieden, und bei der Behandlung eines diabetischen Kindes bedürfen die Umgebungsfaktoren wie auch der Diabetes einer ständigen Kontrolle.

Kathrin L., ein Kind mit rezidivierendem Asthma, entwickelte mit sieben Jahren einen Diabetes mellitus. Ihre Mutter, eine Asthmatikerin und schwere Raucherin hatte in zweiter Ehe einen Mann geheiratet, der jünger war als sie. Sie gab viel Geld aus für spezielle Nahrung für Kathrin, hatte aber wenig Zärtlichkeit für sie und war nicht imstande, ihr die Insulininjektionen zu machen. Nach 12 Monaten erfolgloser Behandlung zu Hause kam Kathrin in eine Internatsschule. Am Abend bevor sie einmal wieder in die Schule zurückkehren mußte, hörte man sie beten, daß sie in der Nacht sterben möge, damit sie nicht wieder von Zuhause fort in das Internat gehen müsse. Dort brauchte sie ständig 76 Einheiten Insulin pro Tag, zu Hause nur 56 Einheiten.

(Diese Krankengeschichte illustriert, daß ein Kind, das nicht gut bemuttert wurde, länger abhängig bleibt in einem Alter, da die meisten Kinder unabhängig genug geworden sind, um von zu Hause fortzugehen, ohne daß sie unglücklich sind. Heimweh bei einem Schulkind heißt nicht so sehr, daß die häuslichen Verhältnisse besonders gut sind, sondern daß das Kind außergewöhnlich abhängig ist).

Für Eltern und Kind ist der Diabetes eine Krankheit mit wichtigen emotionalen Obertönen. Der Arzt sollte sich in seiner Phantasie selbst in die Lage des Kindes versetzen, dem man sagt, es werde für den Rest seines Lebens täglich einen Nadelstich bekommen und dürfe alle möglichen Leckerbissen, die andere Kinder genießen, nicht mehr essen. Nahrung, Bestätigung und Liebe werden so häufig einander gleichgestellt (»Hier hast du eine Süßigkeit, weil du so lieb warst«, »Iß auf, damit Mammi eine Freude hat«), daß diätetische Einschränkungen das seelische Gleichgewicht eines Kindes oder eines Jugendlichen sehr stark beeinträchtigen können. Wenn der Arzt das Kind wirklich kennt mit seiner gesamten Persönlichkeit und nicht nur »als Fall von Diabetes«, wird er ihm eher dazu verhelfen können, daß es sich selbst weiter helfen kann.

Anne W., ein 12jähriges Mädchen, wurde kurz nach Beginn seines Diabetes mellitus auf die Jugendlichen-Abteilung einer Kinderklinik zur Einstellung aufgenommen. Sie war äußerst schwierig; sie sprach nicht von ihrem Diabetes oder ihren Problemen und weigerte sich, etwas zu lernen über ihre Diät, ihre Urinuntersuchungen und ihre Injektionen. Eines Tages, als der Pädiater ein Foto von X., einem populären Starsänger, auf Annes Schrank bemerkte, schlug er vor, sie sollte ihm schreiben und von ihrer Krankheit und ihren Schwierigkeiten erzählen. Der Brief war innerhalb von 20 Minuten geschrieben und, mit einer Begleitnotiz versehen, an die BBC geschickt. Von diesem Tage an verhielt sich Anne kooperativ; sie lernte, ihren Urin zu untersuchen und sich die Injektionen zu machen, und der Diabetes war rasch eingestellt. Die BBC leitete den Brief weiter und freute sich, daß X. neben seinen anderen Qualitäten auch noch therapeutisch wirkte.

Für eine bewundernswert praktische und einfühlende Darstellung der Probleme mit kindlichen Diabetikern sei der Leser auf das Buch von *Chaig: Childhood Diabetes and its Management* (Butterworth 1977) verwiesen.

7. Das schwachbegabte Kind

In unserer Kultur haben die Menschen eine wohlwollende Einstellung gegenüber körperlich Kranken und Behinderten, nicht so sehr aber gegenüber geistig

Behinderten. Die Existenz eines intellektuell retardierten Kindes in einer Familie kann Schwierigkeiten bei anderen Familienmitgliedern hervorrufen, Schwierigkeiten, die sich manchmal im Somatischen ausdrücken. Die Mutter kann immer müde sein, ältere Geschwister können sich vernachlässigt fühlen und Verhaltensstörungen oder körperliche Symptome entwickeln.

Der Arzt sollte imstande sein, im frühen Alter schon eine Intelligenzschwäche zu erkennen, denn diese kann die zugrunde liegende Störung sein, wenn Eltern ihr Kind in die Sprechstunde bringen, um zu fragen, weshalb es spät sitzen und sprechen lernt, ob es eine zerebrale Bewegungsstörung hat oder ob es eine Sprachheilbehandlung braucht.

Die Art, wie die Eltern erfahren, daß ihr Kind geistig retardiert ist, ist entscheidend dafür, wie sie das Urteil aufnehmen und ob sie das Kind, so wie es ist, annehmen können. Die Rücksichtnahme des Arztes, der sich die Zeit nimmt, wenn möglich im Laufe von mehreren Gesprächen, die Eltern über den Zustand des Kindes aufzuklären, wird sehr geschätzt werden. Er mag damit beginnen zuzustimmen, daß die späte Entwicklung des Kindes beunruhigend ist. Er kann dann mit den Eltern über einige in Frage kommende Ursachen sprechen und dann erklären, daß er in Betracht gezogen habe, daß das Kind ein sich »spät entwickelndes« normales Kind sei oder eine sensorische, motorische oder emotionale Behinderung haben könnte. Er kann den Eltern dann zeigen, wie er zum Schluß gekommen ist, daß in diesem Fall der Grund in einem intellektuellen Rückstand liegt. Während er auf die Resultate der Urinuntersuchung, der Urin-Chromatographie und der Gehörprüfung wartet, wird er die Eltern auffordern zu überlegen, ob sie glauben, daß seine Schlußfolgerung in Einklang gebracht werden kann mit ihren Erfahrungen mit dem Kind. Er wird erklären, daß die Diagnose provisorisch ist und später revidiert werden kann und daß sich zeigen wird, ob weitere Untersuchungen oder eine Behandlung nötig werden.

Im speziellen Falle des bei der Geburt festgestellten Mongolismus[7] des Kindes, obwohl hier Meinungsverschiedenheiten bestehen, glauben wir, daß die Eltern es früh erfahren sollten, im allgemeinen innerhalb der ersten Wochen. Eine Frau macht im Wochenbett eine tiefgreifende Umstellung durch – anatomisch, endokrin und emotional – und kann darum zunächst eventuell unfähig sein, den Schock eines solchen Unglücks zu ertragen. Aber Eltern können sich mit Recht gekränkt fühlen, wenn sie später entdecken, daß ihr Arzt sie getäuscht hat; und es ist sicher besser, daß sie früh und durch einen einfühlenden Arzt informiert werden als später vielleicht abrupt durch jemanden, der weniger fähig ist, ihre Fragen zu beantworten.

---

[7] Der Ausdruck »Mongolismus« stammt von *Langdon-Downs* Beschreibung des Syndroms im Jahre 1882, bei seinem irrigen Versuch einer Klassifikation der Idioten nach Rassenmerkmalen. Es ist eine irreführende und diffamierende Bezeichnung, sie sollte aufgegeben werden. Mongoloid könnte verwendet werden, ist aber nicht viel besser. Trisomie 21 wurde vorgeschlagen, ist aber nicht ganz genau. Zur Zeit scheint uns eine nicht verpflichtende Bezeichnung wie *Langdon-Downs* Anomalie oder *Down*sche Krankheit besser.

8. Das epileptische Kind

Die neunjährige *Carol* kam in die Sprechstunde wegen Epilepsie, geistigem Entwicklungsrückstand und »schwierigem« Verhalten.
Bei medikamentöser Behandlung hatte sie gelegentlich einen großen Anfall, fast immer während der Nacht; trotzdem wurde den Eltern von der Rektorin aus Angst, ein Anfall könnte andere Schüler erschrecken, abgeraten, das Kind zur Schule zu schicken. Aus demselben Grunde hatte die Mutter Carol auch nicht erlaubt, Freundschaften anzuknüpfen. Kein Wunder, daß sie schwierig war. In Wirklichkeit erwies sich Carol als kooperativ, freundlich und gut durchschnittlich intelligent, sie brauchte nur die Gelegenheit, beweisen zu können, daß sie ein normales Leben führen konnte.

Solche Beispiele sind heutzutage selten geworden. Durch eine tolerantere Haltung und eine bessere Kenntnis der Fakten von seiten der Gesellschaft ist das Los des Epileptikers viel besser geworden, obwohl es noch weiter verbessert werden kann.

Bei der Behandlung des epileptischen Kindes kann der Arzt dem Kind und seinen Eltern helfen, sich mit Erfolg anzupassen, wenn er versteckte Ängste aufdeckt, die sich oft nicht in Worten, sondern in Einschränkungen äußern. Manche Eltern fürchten, die Diagnose Epilepsie bedeute eine lebenslängliche Verurteilung. In Wirklichkeit verlieren etwa ³/₄ aller epileptischen Kinder ihre Anfälle, bevor sie das Erwachsenenalter erreichen (die Prognose der kleinen Anfälle ist sogar noch besser). Die Eltern können auch Angst haben, weil sie von anderen epileptischen Kindern wissen, deren Anfälle unbeeinflußt schienen von der Behandlung. Aber bei den meisten Kindern können die Anfälle vollständig oder fast vollständig beseitigt werden, und mit der modernen (medizinischen und chirurgischen) Therapie werden die Aussichten immer noch besser. Die Eltern können auch Angst haben, die Intelligenz des Kindes werde Schaden leiden. Aber obwohl Intelligenzmangel bei Epileptikern häufiger ist als bei Nicht-Epileptikern, ist die Intelligenz in den meisten Fällen durchschnittlich und kann auch überdurchschnittlich sein. Die Eltern können befürchten, das Kind müsse in eine Anstalt oder in einem Heim versorgt werden; aber dies ist nur bei wenigen notwendig, und die meisten epileptischen Kinder gehen in gewöhnliche Schulen. Andere unbegründete Ängste, die ans Licht kommen könnten, sind, die Epilepsie werde verursacht durch eine venerische Krankheit der Eltern oder durch einen Abortversuch. Diese Ängste können meist durch den Arzt behoben werden. Er sollte auch versuchen, die Selbstbeschuldigungen und die Schuldgefühle zu zerstreuen, die dann entstehen, wenn bei einem Elternteil in der Verwandschaft Epilepsie vorkommt.

Die Behandlung des epileptischen Kindes besteht nicht nur in der Verschreibung einer Reihe von Medikamenten, obwohl es zweifellos wichtig ist, das geeignete Medikament (oder die geeignetste Kombination von Medikamenten) und die beste Dosierung für den einzelnen Patienten zu finden. Die Behandlung des Arztes sollte umfassend sein. Er versucht Anfälle zu verhüten oder unter Kontrolle zu bringen, aber er versucht auch, Hilfe zu mobilisieren für ein Kind, das in einer Familie oder einem Gesellschaftskreis lebt, wo es Schwierigkeiten begegnet, die anderen Kindern erspart bleiben. Verhaltensstörungen und psychosomatische Krankheiten (z.B. rezidivierendes Kopfweh) sind häufig bei epileptischen Kindern, aber wenigstens manche von diesen Erscheinungen sind nicht bedingt durch die Krankheit an sich, sondern durch falsche Erziehung und Behandlung. Sie können Begleiterscheinungen einer Phenobarbitalbehandlung sein (die bei einem Teil der Kinder unruhiges, ängstliches Verhalten oder Depression verursacht), oder mit oft unnötigen Einschränkungen von seiten der Eltern und Lehrer zusammenhängen. Manche Anfälle werden auch durch psychische Spannungen ausgelöst, die vermieden oder vermindert werden könnten. Anfälle, Verhaltensstörungen und psychosomatische Störungen kommen weniger häufig vor, wenn das Kind aktiv beschäftigt ist und wie ein gewöhnliches Kind behandelt wird. Wie bei einem anderen Kind kann es notwendig sein, bei Auftreten von Anpassungsschwierigkeiten eine kinderpsychiatrische Poliklinik aufzusuchen.

Zu Hause sollte das Auftreten eines epileptischen Anfalls nicht eine Panik auslösen. Eine solche Reaktion der Eltern beeinflußt die Einstellung des Kindes gegenüber seinem Leiden ungünstig. Man muß den Eltern ermöglichen, ihre Angst, das Kind könnte in einem Anfall sterben, auszusprechen. Das Kind darf nicht das Gefühl haben, es sei eine Schande für die Familie oder eine Mißgeburt. Es braucht eher mehr Liebe, offene Bestätigung und Geborgenheit, verbunden mit freundlicher Disziplin, als andere Kinder. Es kann wohl eine vermehrte Aufmerksamkeit zur Vermeidung von Unfällen notwendig sein, aber wenn sie übertrieben wird, kann sie ihr Ziel verfehlen. Wenn Eltern fragen, ob man dem Kind erlauben darf, auf der Straße Rad zu fahren, schwimmen zu gehen oder auf Bäume zu klettern, sollte der Arzt das Für und das Wider mit ihnen besprechen, so daß eine vernünftige und annehmbare Lösung gefunden werden kann. Alle Kinder mit Epilepsie sollten die Schule besuchen, wenn nicht dringende Gründe dagegen sprechen. Der Besuch einer Normalschule ist nicht angezeigt, wenn ein Intelligenzdefekt besteht oder wenn häufige Anfälle vorkommen (vielleicht auch nur temporär während einer Verschlimmerung). Der Lehrer und die Schüler sollen dafür gewonnen werden, einen gelegentlichen Anfall zu akzeptieren und aus dieser Erfahrung etwas zu lernen. Die Eltern der gesunden Mitschüler einer Normalklasse können sich dagegen wehren, daß ihre Kinder diesem Erlebnis ausgesetzt werden, aber sie lassen sich oft dazu gewinnen, dem unglücklichen epileptischen Kind doch wenigstens die Chance zu geben, den Besuch der normalen Schule zu versuchen. Wo die Normalschule nicht möglich ist, muß man, je nach den individuellen Bedürfnissen des Kindes, Unterricht zu Hause oder in einer Spezialschule oder Heimschule anraten.

Bei älteren Kindern sollte man an die spätere Beschäftigung denken. In diesem Alter sollten sie auf Berufe hingewiesen werden, bei denen ihre Anfallsneigung nicht gefährlich ist. Bei sorgfältiger Auswahl kann dem Patienten und seinem zukünftigen Arbeitgeber die Zusicherung gegeben werden, daß das Unfall-Risiko für Epileptiker und für Nicht-Epileptiker etwa gleich groß ist.

9. Das unangepaßte Kind

Das Kind, das schlecht angepaßt ist, kann Verhaltensstörungen, Erziehungsschwierigkeiten, körperliche Symptome oder eine Kombination aller drei Erscheinungen zeigen. Jedes sechste bis siebente Kind zeigt einen gewissen Grad von Unangepaßtheit der Persönlichkeit. Obwohl nur ein kleiner Teil von ihnen eine psychiatrische Behandlung braucht, ziehen doch sogar diejenigen mit unbedeutenden Störungen im allgemeinen Nutzen aus einer Beratung durch den interessierten und aufgeschlossenen Arzt. Bei weitaus den meisten gehen die Symptome bis ins Vorschulalter zurück, und die Häufigkeit dieser Störungen könnte verringert werden durch vernünftige Erziehung in diesem Alter. Eine frühe Behandlung erscheint höchst wünschenswert und hängt davon ab, ob Eltern, Mitarbeiter der Klinik und Hausärzte körperliche und andere Symptome emotionaler Schwierigkeiten frühzeitig erkennen und ihre Bedeutung richtig einschätzen.

10. Das körperlich behinderte Kind

In diesem Abschnitt fassen wir Kinder mit verschiedenen Störungen zusammen:

Meningomyelozele
Angeborene oder erworbene Herzkrankheiten
Muskeldystrophien
Amputationen
Andere Gebrechen

Jedes körperlich behinderte Kind braucht eine kompetente und verständnisvolle Beurteilung und eine langfristige Planung, um ihm zu helfen, das Beste aus seinem Leben zu machen.

Zerebrale Bewegungsstörung

Sie ist meist mit anderen Behinderungen kombiniert. Bei zerebralgelähmten Kindern beeinflussen Intellekt, Gefühle und soziale Lage einander stark, und eine umfassende Betrachtungsweise vom Moment der ersten Diagnose an macht für das Kind sehr viel für die Zukunft aus. Störungen der Eltern-Kind-Beziehung sind sehr viel wahrscheinlicher, wenn ein Kind von der frühesten Kindheit an behindert ist, als wenn es sich, wie bei einem Verkehrsunfall, vorher einige Zeit normal entwickelt hat. Die ersten Besprechungen können entscheidend sein. Eine Beurteilung der Fähigkeiten des zerebralgelähmten Kindes, seiner Behinderung und seiner therapeutischen Bedürfnisse auf motorischem und sensorischem Gebiet in bezug auf Sprache, Epilepsie, Intelligenz und Psyche sollte vorgenommen und ein langfristiger Plan aufgestellt werden in Zusammenarbeit mit Eltern, Krankenhaus und Behörden. Die Eltern müssen häufig Gelegenheit haben, Fragen zu stellen;

manchmal werden sie eher die Schwester als den Arzt fragen – sie sind vielleicht durch die ärztliche Auskunft in anderen Krankenhäusern enttäuscht worden, oder sie haben Angst vor dem, was ihnen der Arzt sagen könnte. Dauernde Unterstützung ist wichtig, und die Eltern haben es nötig, zu erleben, daß alles, was nur möglich ist, getan wird. Das behinderte Kind ist im allgemeinen sehr abhängig, und wenn es in die Klinik gehen muß, ist es wünschenswert, daß die Mutter mitkommt, wenn sie nicht sehr erschöpft und das Kind nicht zu schwer geschädigt ist, um sie überhaupt zu kennen. Das zerebralgelähmte Kind kann noch abhängiger sein als andere behinderte Kinder, weil es intellektuell retardiert ist und von seinen Eltern nicht vollständig akzeptiert wird.

Die Persönlichkeit des Kindes und sein Wollen sind sehr wichtige determinierende Faktoren für das, was erreichbar ist. Es sollte den Eltern erklärt werden, daß sich der Wille entwickelt aus dem Ringen um etwas und dem Vollbringen. Sie müssen ermuntert werden, dem Kind zu helfen, die Welt zu erfahren und innerhalb seiner Grenzen um etwas zu ringen und Erfolg zu haben.

Zerebralgelähmte Kinder haben auch wenn sie in ihrer Motorik nur geringgradig beeinträchtigt sind, oft erhebliche Lernschwierigkeiten, mit denen man im allgemeinen in Spezialklassen oder Spezialschulen am besten fertig wird.

Alle behinderten Kinder haben als Jugendliche besondere Anpassungsschwierigkeiten, wenn sie der Realität von Berufsmöglichkeiten, Heiratschancen und der Möglichkeit, Kinder zu haben, ins Auge schauen und damit fertig werden müssen. Wegen solcher emotionaler Schwierigkeiten kann es scheinen, als ob der Zustand des Kindes mit einer Zerebrallähmung in der Adoleszenz schlimmer werde, aber es kann geholfen werden, wenn man diesen Problemen die nötige Aufmerksamkeit zuwendet.

Herzkrankheiten

»Man hat nur ein Herz, und wenn ein Loch darin ist ...« Diese Bemerkung begleitet von einem Achselzucken resignierter Verzweiflung, machte eine Mutter, die vor kurzem erfahren hatte, daß ihr Sohn ein kongenitales Herzvitium (einen Ventrikelseptumdefekt) habe. Sie sprach dies nicht dem Arzt gegenüber aus, der geglaubt hatte, er habe die Läsion klar genug beschrieben, um Angst zu vermeiden, sondern hatte es einem nichtärztlichen Mitarbeiter anvertraut. Der Ausspruch ist typisch für die Ängste der Eltern, die so groß sein können, daß sie sich fürchten, weitere Fragen an den Arzt zu stellen, »aus Angst davor, was man ihnen sagen könnte«, wie einige Mütter berichteten.

Es wird heute allgemein anerkannt, daß die Diagnose einer organischen Herzkrankheit sich auf bestimmte Kriterien stützen muß und nicht nur auf einen Verdacht oder auf ein »Geräusch«. Dadurch wird unnötige Invalidität und manche Herzneurose vermieden. Auch wenn die Diagnose einer Herzkrankheit gestellt ist, gibt es gute und schlechte Methoden, die Situation zu erklären und die spätere Behandlung gegenüber den natürlicherweise ängstlichen Eltern und Kindern zu begründen. Wenn es gilt, das richtige Gleichgewicht zwischen unbekümmerter Vernachlässigung und peinlicher Überbehütung zu finden, so muß der Arzt sorgfältig darauf achten, wie er handelt und spricht gegenüber Eltern und Kindern, die seine Worte und Taten im Lichte ihres begrenzten Verständnisses und ihrer unbegrenzten Angst interpretieren.

Wenn ein Kind wegen einer Herzkrankheit im Spital liegt, ist Zurückhaltung in bezug auf Häufigkeit von Auskultation und anderen Untersuchungen wünschenswert. Wenn man das Herz mehrmals pro Tag untersucht, wird dies fast notwendigerweise Angst induzieren, und die Angst wird vervielfacht durch die Anzahl der Ärzte (oder Studenten), die daran teilnehmen. Die möglichen Vorteile für das Kind und für das medizinische Wissen müssen abgewogen werden gegen das Risiko, schädliche Angst und Herzneurosen zu erzeugen. Die beiläufige Bemerkung des Arztes: »Ich kann es nicht mehr hören« wurde von einem ängstlichen Kind falsch ausgelegt und auf das Herz anstatt auf das Geräusch bezogen. Die Aktivität des Kindes sollte nicht eingeschränkt werden ohne Erklärungen der Gründe dafür und ohne aufmunternde Bemerkungen in bezug auf die Zukunft.

Eltern und Kinder von sieben bis acht Jahren an müssen Gelegenheit haben, die Prognose einer Herzerkrankung, die selten so düster ist, wie sie sich vorstellen, zu diskutieren. Die Gründe für eine Prophylaxe mit Antibiotika während mehrerer Jahre, für langfristige Überwachung oder für Einschränkungen der Aktivität, sollten erklärt werden. Wenn die Indikation zu einer Herzoperation besprochen wird, können Eltern in ständiger Angst leben, bis die Operation vorüber ist. Ihre Erwartungsspannung kann noch verstärkt werden, wenn man sagt: »Er wird eine Operation durchmachen müssen;« aber sie wird erleichtert, wenn man sagt: »Er braucht jetzt keine Operation; aber wenn der richtige Moment da ist, werden wir alle bereit sein dafür.«

Die Eltern können verwirrt werden durch voneinander abweichende Meinungen verschiedener Ärzte. Beim Umgang mit einem herzkranken Kind sollten die Ärzte, die damit zu tun haben, versuchen, zu einer einheitlichen Stellungnahme zu kommen und diese vor den Eltern zu vertreten.

11. Das Kind mit einer Sprachstörung

Das Verhalten von Kindern mit einem schweren Sprachgebrechen ist oft gestört wegen ihrer Schwierigkeiten in der Kommunikation. Die häufigsten Ursachen von Sprachgebrechen sind Taubheit, Intelligenzdefekt und soziale Störung. Man muß sie ausdrücklich suchen und mit ihnen entsprechend umgehen. Ab einem Jahr oder auch schon früher müssen Mimik und Zeichensprache verwendet werden, um die Informationen aus anderen Kanälen zu ergänzen. Viele Kinder, die sprechen lernen, stolpern in der Sprache im zweiten und dritten Lebensjahr, wenn sie versuchen, ihre Gedanken auszudrücken.

Sie werden um so rascher aus dieser schwierigen Phase herauswachsen, wenn man sich mehr für den Inhalt als für die Art der Aussprache interessiert. Das Kind, das nach dem dritten Lebensjahr immer noch stammelt, muß genau untersucht werden in bezug auf körperliche und auf emotionale Aspekte.

Arzt und Patient

Die vorangegangenen Kapitel brachten klinische Beobachtungen aus dem Bereich der häufigsten körperlichen Störungen und Probleme, die das Kind zum Arzt führen. Wir haben dabei immer zu zeigen versucht, daß eine umfassende, d. h. eine psychosomatische Betrachtungsweise, welche die Persönlichkeit wie auch die Symptome berücksichtigt, am meisten Erfolg verspricht. Wenn der Arzt eine solche Betrachtungsweise erfolgreich anwenden und über die besten Möglichkeiten der Hilfe verfügen will, tut er gut daran, sich von Zeit zu Zeit Rechenschaft zu geben, wie er mit dem Patienten umgeht und wie er über den Patienten und seine Probleme denkt.

Wenn der Arzt mit dem einzelnen Patienten zusammenkommt, besteht seine Arbeit aus drei Phasen, die miteinander zusammenhängen: Er sammelt Daten über den Patienten; er bearbeitet diese Daten, stellt eine Diagnose und legt dann einen Behandlungsplan fest; er gewinnt den Patienten für diesen Plan und für die Kooperation. (Wir ziehen die Bezeichnung »management« dem Wort »treatment« vor, das manchmal allein für die Verwendung von Medikamenten, für Operationen und ähnliches mißverstanden wird). Die erste und die dritte Phase haben das spezielle Merkmal, daß die Beziehung zwischen Arzt und Patient (und dessen Familie) eine wichtige Rolle spielt – eine Rolle, der mehr Aufmerksamkeit gewidmet werden sollte, als dies bisher getan wurde. Alle drei Phasen profitieren von einer umfassenden Betrachtungsweise.

In diesem Sinne behandeln wir im letzten Teil des Buches die Aspekte des ärztlichen Zuganges zum kindlichen Patienten und seinen Problemen. Im Kapitel über »Die Konsultation« geben wir die Grundlagen, auf denen jeder Arzt selbst weiter aufbauen mag. Im nächsten Kapitel werden grundsätzliche Gesichtspunkte der »Diagnose« behandelt. »Beruhigung« ist ein Teil der Behandlung, es wird ihr hier aber ein spezielles Kapitel gewidmet, weil sie so, wie sie üblicherweise angewendet wird, zu oft versagt. Unter »Behandlung« im letzten Kapitel sprechen wir von der »Handlung«, die das Ergebnis der Diagnose ist. Diese verschiedenen Aspekte werden aus praktischen Gründen getrennt diskutiert, aber sie sind natürlich untrennbare Teile eines Prozesses. Jeder beeinflußt den anderen. Die Behandlung beginnt mit den ersten Worten, die während der ersten diagnostischen Konsultation gesprochen werden. Die Reaktion des Patienten auf die Therapie kann zur Abänderung oder zur völligen Umstellung der ursprünglichen Diagnose führen.

Zur Ausübung des ärztlichen Berufes gehören Kunst und Wissenschaft. Nicht eines allein, sondern beide zusammen sollten alles durchdringen, was der Arzt unternimmt. Kunst oder handwerkliches Können muß durch Wissenschaft, d.h. systematisches und formuliertes Wissen geleitet werden. Und »systematisches und formuliertes Wissen« muß mit allem handwerklichen Können, über das der Arzt verfügt, angewendet werden, wenn der Arzt seinem Patienten richtig helfen will.

21. Die Konsultation

Der Zugang zum Kind – Das Gespräch mit Eltern und Kind – Strukturierte und unstrukturierte Konsultationen – Nicht-verbale Verständigung – Die Anamnese: traumatische Einflüsse, Anzeichen und Ausdrucksformen emotionaler Störung – Klinische Untersuchung und Abklärung

Der Zugang zum Kind

Was der Arzt in der Konsultation erfährt, hängt weitgehend ab von seiner Bereitschaft und Fähigkeit, zu erkennen, zu folgern und Symptome verschiedener Aspekte – physischer, intellektueller, emotionaler und sozialer Art – zu integrieren. Die Aufnahme der Anamnese und die Untersuchung sind in einem gewissen Sinne psychosomatisch, weil dazu Aufmerksamkeit und Beachtung nicht nur für körperliche Reaktionen gehören, sondern auch für Gedanken und Gefühle (von Kind und Eltern), mit welchen diese verwoben sind.

Es ist die Annäherung an das ältere Kind, eher als die an den Säugling, die vom Arzt eine besondere Einstellung verlangt. Das Gelingen der Untersuchung eines Säuglings hängt von der Mutter ab. Ihre Worte und Ausdrücke und ihre Haltung vermitteln die Anamnese und ihre Wärme und ihre Arme sollten dem Arzt bei der Untersuchung des Kindes behilflich sein. Die Untersuchung konzentriert sich nicht nur auf den Säugling allein, sondern berücksichtigt auch die Einheit von Mutter und Kind. In der Tat kann das emotionale Klima der ganzen Familie oft am Barometer der körperlichen Reaktionen des Säuglings abgelesen werden.

Bei älteren Kindern geht die Ermittlung aller notwendigen Daten weniger einfach vonstatten, und zwar paradoxerweise darum, weil ältere Kinder durch ihre Worte und ihr Verhalten selbst dazu beitragen können, Informationen zu geben, die sonst nicht erhältlich sind. Aber wenn sie beitragen sollen, brauchen sie wiederum die Hilfe des Arztes in einer Art, die ihrem Verständnis speziell angepaßt ist.

Das Gespräch mit Eltern und Kind

Bevor irgendeine Untersuchung oder ein Gespräch begonnen wird, muß der Arzt, auch wenn er müde ist oder wenig Zeit hat, daran denken, daß Kind und Eltern, wie jeder andere Gast, sich zuerst wohlfühlen müssen. Die Stimme – und die Hände – des Arztes müssen freundlich und warm sein; es sollen keine Überraschungsangriffe vorkommen. Er sollte sich dafür verantwortlich fühlen, wenn das Kind während der Untersuchung in Tränen ausbricht. Das Kind wird sich leichter heimisch fühlen, wenn das Zimmer des Arztes gemütlich-häuslich eingerichtet ist und wenn Spielzeug erreichbar ist, das dem Alter und dem Geschlecht des Kindes entspricht. Wenn sich Mutter und Kind wohlfühlen, ist das, was der Arzt sagt, oft weniger wichtig, als wie er es sagt. Da das Kind im allgemeinen die gleiche Haltung wie die Mutter einnimmt, kann man die erste Annäherung durch sie versuchen, damit das Kind sieht, daß sie und der Arzt in einem gegenseitigen Vertrauensverhältnis stehen. Die Mutter wird viel bereitwilliger antworten, wenn man sie nicht als »Mutter«, sondern als »Frau Schmid« (oder wie sie heißen mag) anspricht und sie als intelligenten Menschen behandelt.

Der Arzt wird erfahren wollen, was die Mutter und was das Kind zu sagen haben. Der Arzt muß lernen, der Mutter verständlich zu machen, daß er es gern sieht, wenn das Kind seine Geschichten in seiner eigenen Art erzählt. Die Mutter kann dem Kind ins Wort fallen, weil sie es (oft wirklich) besser weiß, oder weil ihr ihre Version wichtig scheint; auch um Kritik zu vermeiden und zu zeigen, daß sie eine gute Mutter ist; oder weil sie überbehütend ist oder weil sie nie akzeptiert hat, daß das Kind eine eigenständige Persönlichkeit ist. Sie kann anstelle des Kindes antworten, weil sie das Gefühl hat, die Version des Kindes sei unrichtig, oder weil sie wünscht, es in ein möglichst günstiges Licht zu setzen. Sie kann es auch tun, um dem beschäftigten Arzt seine kostbare Zeit sparen zu helfen, oder weil sie erwartet, daß er ungeduldig wird gegenüber der Langsamkeit oder dem Schweigen des Kindes, speziell wenn es keinen plausiblen Grund dafür hat. Es wäre zwecklos abzustreiten, daß Kinder und Eltern die Geduld des beschäftigten Arztes auf eine harte Probe stellen können, aber der Arzt, der sich gestattet, gereizt oder wütend zu werden, macht seine eigene Aufgabe schwierig oder unmöglich.

Das Kind wird sich wohler fühlen, wenn es nicht mit einem allgemeinen Namen (wie »Freund«, »kleines Fräulein« usw.), sondern mit seinem richtigen Namen (oder mit seinem Einverständnis mit seinem Kosenamen) angesprochen wird. Der Arzt spricht mit (nicht zu) dem Kind. Nicht wie mit einem Erwachsenen, nicht wie zu einem Untergebenen, der gönnerhaft oder spaßig behandelt wird, sondern wie mit »einem Gleichgestellten, der zwar über weniger Erfahrung verfügt«, höflich und ernsthaft. Er wird es vermeiden, mit der Mutter vor dem Kind von ihrem »Kleinen« zu sprechen.

Oft verursacht die Verletzung durch eine solche Bemerkung nur, daß sich das Kind mehr in sich selbst zurückzieht, ohne sichtbare Reaktion zu zeigen.

Der Arzt denkt die ganze Zeit daran, daß das Kind Interessen hat, die zur Sprache kommen sollten, und (bewußte und unbewußte) Ängste, die berücksichtigt werden sollten. Zu Beginn der Untersuchung zu hören »es wird nicht gestochen«, kann einem furchtsamen Kind ermöglichen, sich zu entspannen (aber es darf nicht gesagt werden, wenn es nicht stimmt). Weil das Kind sich meistens vor der körperlichen Untersuchung fürchtet, ist es oft besser, diese zu Beginn der Konsultation durchzuführen. Aber möglicherweise schmerzhafte Untersuchungen, wie die Inspektion des Rachens, sollen, wenn sie notwendig sind, besser aufgeschoben werden, weil sie die Entwicklung einer freundlichen Atmosphäre, die bei der ersten Konsultation eine Hauptsache ist, eventuell verhindern können.

Die Kooperation des Kindes hängt oft davon ab, daß es in körperlichem Kontakt mit der Mutter bleibt. Der Säugling und das Kleinkind sind am vertrauensvollsten auf dem Schoß der Mutter, das ältere Kind auf den Knien der Mutter. Für einen Säugling kann das Geräusch eines Kusses beruhigend wirken. Beim Gespräch mit einem Kind sind »bitte« und »danke« wertvolle Hilfen. Wenn das Kind eine ungewollte komische Bemerkung macht, ist es besser, wenn der Arzt (und alle anderen Anwesenden) nicht darüber lachen. Das Kind ist vielleicht irgendwie gespannt und ängstlich und kann durch das Lachen erschreckt werden über das, was es wahrscheinlich als schlichten Beitrag zur Diskussion hat sagen wollen. Dies mit Lachen quittiert zu hören, kann verwirrend sein. Wenn es Clown spielt, um beachtet zu werden, wird der Arzt annehmen, was das Kind bietet, aber er muß nicht alles andere unterbrechen und auf Befehl lachen. Lange Pausen können beunruhigend sein. Einfache Bemerkungen über den Bus oder das Auto, mit welchem das Kind kam, oder eine leichthin geäußerte Bemerkung über einen neuen Zahn oder ein neues Kleidungsstück können helfen, daß sich das Kind wohl fühlt. Dann kann der Arzt den Kontakt herstellen, durch die Frage: »Darf ich bitte Deine Hand anschauen?«, die das Kind geben kann, weil es gewohnt ist, sie auszustrecken, um etwas kennenzulernen, und nicht das Gefühl hat, es müsse sie vor einem Fremden zurückhalten.

»Strukturierte« und »unstrukturierte« Konsultationen

Bei der Konsultation kann sich der Arzt informieren durch »strukturiertes« Vorgehen, indem er den Eltern und dem Kind eine Reihe von Fragen über bestimmte Themen stellt, um der Sache auf den Grund zu kommen. Eine andere Möglichkeit ist das »unstrukturierte« Gespräch, in dem Eltern und Kind, manchmal zum Sprechen angeregt, aber selten unterbrochen, über ihre Beschwerden und über andere Dinge reden. Bei dieser Art der Gesprächsführung kann der Arzt das Gefühl haben, er habe die Führung verloren, und vieles, was gesagt werde, sei unwichtig. Aber bei dieser Gelegenheit, auf ihre eigene Art einem offensichtlich interessierten Zuhörer erzählen zu können, werden das Kind und die Eltern mehr sagen und ihre Gefühle besser äußern können. Zum Beispiel, wenn ein Kind erzählt, daß es gern ein Fahrrad hätte, kann die Mutter beschützend einwenden: »Wenn du älter bist, Liebling.« Die meisten Ärzte kombinieren die beiden Methoden: Sie hören zu und beobachten, während der Patient spricht, und füllen die Lücken durch direkte Fragen. Das Kind oder die Eltern werden mehr über sich erzählen, wenn sie nicht das Gefühl haben, der Arzt sei in Eile. Es kann notwendig sein, Zeit für eine solche geruhsame Unterredung frei zu machen. Immer wenn ein Fall nicht einfach ist und oft sogar, wenn er einfach scheint, ist es wahrscheinlich auf lange Sicht eine Zeitersparnis.

Wenn der Patient ein größeres Kind ist, sagen wir über sechs Jahre alt, wird es oft ergiebiger sein, das Kind und die Mutter getrennt zu sehen, nachdem in der ersten gemeinsamen Besprechung eine gute Beziehung angeknüpft ist.

Eltern oder Kind können zum Arzt kommen mit der Erwartung, sobald sie ihre Klage geäußert hätten, werde eine Behandlung begonnen. Aber der Arzt will viel wissen, bevor er beschließt, was getan werden soll. Die Eltern und das Kind können vielleicht zunächst nicht begreifen, weshalb eine Reihe von Fragen gestellt wird, aber sobald sie sehen, daß der Arzt sich für ihr Problem interessiert, werden sie nicht ungeduldig werden.

Nicht-verbale Informations-Kanäle

Eltern und Kind vermitteln Informationen auf verschiedene Arten. Der Arzt würde es sich zu leicht machen, wenn er seine Aufmerksamkeit auf Informationen auf bewußter Ebene, die in Worte gefaßt werden, beschränken würde. Denn Worte lassen sich leicht aufzeichnen und deuten. Aber Betonung und Ausdruck, nicht-verbale Ausbrüche und Hemmungen vermitteln ebenfalls wertvolle Information. Dies bezieht sich hauptsächlich auf die Gefühlsbetonung dessen, was der Patient beschreibt, ob es sich um seine Schmerzen oder um seine Eltern handelt. Diese nicht-verbalen Informationen sollten nicht übersehen werden. Sie können beispielsweise sonst nicht erhältliche Hinweise auf die verborgenen Ängste der Eltern geben; die Eltern sind sich ihrer Ängste selten voll bewußt, und ihre Antworten auf eine allgemeine Befragung oder auf eine direkte Frage können infolgedessen unergiebig oder sogar irreführend sein. Der Arzt kann es nützlich finden, das Kind aus sich herauszulocken, indem er es beim Spiel beobachtet, z. B. mit einem Puppenhaus, in welchem sich ein Vater, eine Mutter und ein Puppenkind befinden; oder indem er ihm Bleistift (oder Farbstift) und Papier gibt und es auffordert, einen Baum, einen Menschen oder ein Bild zu zeichnen; oder indem er ihm den Anfang einer Geschichte erzählt, deren Ausgang es sich ausdenken soll. Nicht alle Kinder sind aus dem gleichen Stoff gemacht, und die Mittel und Wege, um ihr Vertrauen zu gewinnen, können nicht standardisiert werden. Aber der Arzt, der wohlüberlegt über seine eigenen Methoden nachdenkt und sie mit denen anderer Ärzte vergleicht, die gut mit Kindern umgehen können, wird seine Technik und deren Resultate verbessern können. Denn es besteht aller Grund hierfür, daß Kind und Arzt sich an einer Konsultation freuen können.

Die Anamnese

Bei der Aufnahme der Anamnese sucht der Arzt nach Dingen und Ereignissen, die Körper oder Psyche hätten verletzen können und so zur Krankheit des Patienten hätten beitragen können. Er wird daran denken, daß organische Anomalien als Scheuklappen dienen können, die die Erkennung einer psychosomatischen Störung verhindern und umgekehrt.

Als *Robert* mit acht Jahren zum vierten Mal im Krankenhaus war, stellte man fest, daß er eine Stuhl-Inkontinenz hatte, und er wurde vom Chirurgen, der ihn wegen einer fibrösen

Analstriktur behandelte, an den Kinderarzt überwiesen. Bei der Geburt hatte eine Analatresie bestanden, weswegen eine Kolostomie angelegt wurde. Mit zwei Jahren wurde der Anus geöffnet und die Kolostomie geschlossen. Mit acht Jahren wurde die Analstriktur zweimal täglich durch den Hausarzt gedehnt. Das Werk des Chirurgen war besser gewesen, als er gedacht hatte. Indem man sich für den Knaben ³/₄ Stunden Zeit nahm, gelang es, eine befriedigende Rektaluntersuchung durchzuführen. Diese zeigte, daß der Anus des Knaben genügend gut kontrahieren und entspannen konnte. Bei der Inspektion eines Kotballens fand man, daß er einen breiten Durchmesser hatte.

Robert litt an einem Analspasmus analog einem Vaginismus. Er hätte seine früheren Schwierigkeiten bewältigen können, aber die Ehe seiner Eltern war am Zerbrechen; er konnte damit nicht fertig werden und begann einzuschmutzen. Durch die Hilfe in der Bewältigung seiner emotionalen Schwierigkeiten wurde der Analspasmus weniger ausgeprägt, und es ging dem Kind besser. Als der junge Mann sich im Alter von 17 Jahren wieder vorstellte, hatte er schon seit einigen Jahren ohne Schwierigkeiten gearbeitet.

Eine vollständige psychiatrische Anamnese ist bei einer gewöhnlichen Konsultation nicht am Platz, aber eine routinemäßige Entwicklungsanamnese und die Anamnese der vorliegenden Beschwerden wird oft Punkte berühren, die psychologisch wichtig sind. Drei wertvolle Routine-Fragen sind: »Wie ißt er?«, »wie schläft er?«, und »wie geht es ihm in der Schule?« (mit den anderen Kindern, den Lehrern und den Aufgaben). (Fragen sollten nicht mehrdeutig sein: Unter Druck gesetzt darüber, ob er gern zur Schule gehe, antwortete ein Knabe: »Ja, ich gehe gern hin und ich komme gern heim. Es ist die Zeit dazwischen, die ich nicht gerne habe.«) Es ist wichtig, nicht nur nach den Fehlern, sondern auch nach den Erfolgen und Verdiensten des Kindes zu fragen. Die Antwort »Magst Du gerne Eis?« kann eine fröhliche und ermutigende Abwechslung sein in der langen Liste der Speisen, die er nicht ißt.

Die Fragen, die man einem Kind stellt, sollten leicht zu beantworten sein. »Ist es ein großer Schmerz, ein mittlerer Schmerz oder nur ein kleiner Schmerz?« ist leichter als »wie schlimm ist der Schmerz?«. Ähnlich »Sind deine Träume schöne Träume oder schreckliche Träume?« und »Machen sie Dir Angst oder machen sie Dir nichts aus?« Weil viele Kinder nicht leicht zugeben, ängstlich zu sein oder bestimmte Situationen zu fürchten, müssen die Fragen sorgfältig abgewogen werden. »Wovor fürchtest Du Dich?, wir haben alle vor manchen Dingen Angst. Hast Du Tiere gern oder hast Du Angst vor ihnen? Hast Du Angst vor dem Dunkel, vor Leuten, die sich gegenseitig anschreien oder bei dem Gedanken, es seien nachts Räuber in Deinem Zimmer?«.

Potentiell traumatische emotionale Einflüsse, die durch die Anamnesen
ans Licht kommen

Im Leben der Eltern

Der Einfluß der Mutter ist in den ersten, formenden Lebensjahren so wichtig, daß der Arzt, um das Kind zu kennen, auch die Mutter kennen muß.

In manchen Fällen ist es für ihn wichtig, zu wissen, ob die Mutter selbst eine befriedigende Kindheit gehabt hat und ob ihre Ehe gut ist. Aber er muß oft lange warten, bis er dies erfährt, eventuell bis zur zweiten oder dritten Konsultation. Er muß der Mutter ermöglichen, sich darüber auszusprechen, durch die Beantwortung einer Frage, wie etwa: »Wer kommt am besten mit dem Kind zurecht, Sie oder Ihr Gatte?« oder; »Welches sind die Dinge, die Sie und Ihr Mann nicht gleich ansehen, und wie werden Sie mit diesen Dingen fertig?« Es ist oft wichtig zu wissen, ob das Kind bei seiner Geburt erwünscht war oder ob es die Mutter vielleicht nach der Geburt während einiger Wochen überhaupt nicht sah (bei einer Frühgeburt z. B.). Der Arzt wird die guten Eigenschaften der Mutter beobachten, wie ihre Gefühlswärme und ihre Geduld, wie auch jene Eigenschaften, wie Gedrücktheit, Kälte, Überbehütung, Überängstlichkeit oder übergroße Ansprüche, die eventuell die Persönlichkeitsentwicklung des Kindes geschädigt haben können. Der Arzt merkt sich diese guten und schlechten Eigenschaften der Mutter, nicht um sie für letztere zu tadeln; er erinnert sich an sie als Teil des ganzen Bildes, weil sie helfen können, die Störungen des Kindes zu erklären, und weil es eventuell möglich ist, dem Kind auf dem Weg über die Mutter zu helfen.

Der Einfluß des Vaters ist im allgemeinen weniger direkt als der der Mutter, aber er ist wichtig, und wird immer wichtiger, wenn das Kind das Kleinkindalter hinter sich hat oder wenn ein Geschwisterchen unterwegs ist. Er kann ein freundliches Vorbild und ein Gefährte sein, er kann sich abseits halten oder er kann übertrieben hohe Anforderungen stellen oder das Kind unbillig mit seinem eigenen Ehrgeiz belasten.

In den Erfahrungen des Kindes

Potentielle Traumen für die kindliche Persönlichkeit sind Faktoren, wie ungenügende mütterliche Zuwendung während der ersten fünf Lebensjahre, entweder zu Hause oder wegen wiederholter oder langer Trennung von der Mutter während dieser Jahre.

Andere Faktoren sind schwere affektive Frustrierung z.B. ständige Einschränkung wegen Klagen von Nachbarn, die Geburt eines jüngeren Geschwisterchens, der Schulanfang, Unfälle, das Examen der 11jährigen beim Eintritt in die Mittel- oder Höhere Schule, Zerwürfnisse zwischen den Eltern, Trennung und Scheidung der Eltern. Bei vielen Kindern führen solche Ereignisse nicht zu Krankheitssymptomen, aber für manche sind diese Streßsituationen mehr, als sie ohne Schaden ertragen können, und sie entwickeln Störungen, die eine ärztliche Behandlung nötig machen.

Anzeichen emotionaler Störungen beim Kind

Bevor mit Sicherheit anzunehmen ist, daß ein Symptom einen psychischen Ursprung hat, muß der Arzt die möglichen organischen Ursachen ausschließen und po-

sitive Hinweise auf eine emotionale Störung finden; keines von beiden genügt allein; beides ist notwendig. Der emotionale Zustand des Kindes zeigt sich in seinen Persönlichkeitszügen und in verschiedenen Symptomen und Äußerungen einer emotionalen Störung. Es besteht keine konstante Beziehung zwischen spezifischen Persönlichkeitsveränderungen und spezifischen somatischen Symptomen, aber einige typische Verbindungen sind häufig. So ist Nässen oft mit Angst verbunden und das periodische Syndrom mit Übergewissenhaftigkeit.

1. Persönlichkeitszüge

Kinder mit psychisch determinierten körperlichen Symptomen können hochgradig gespannt, übergeschäftig, erregbar, ängstlich und furchtsam sein; aber wir müssen mit Nachdruck betonen, daß Kinder, die zunächst als ruhig, brav, ordentlich, gewissenhaft beschrieben werden, ebenfalls »psychosomatische« Symptome zeigen können. In der Tat kommt bei der genaueren Befragung oft heraus, daß sie übergewissenhaft, leicht verletzlich, scheu oder übertrieben ordentlich sind.

Die achtjährige *Marion* war die Tochter eines jungen Pfarrers, der mit ihr zur Konsultation kam. Sie hatte seit 18 Monaten unter rezidivierenden Bauchweh-Attacken gelitten. Sie wurde als außerordentlich liebes, sanftes Kind beschrieben, von guter allgemeiner Gesundheit, eine gute Schülerin. Ihr Vater beantwortete selbst die meisten Fragen, die an das Kind gerichtet wurden. Im Gespräch unter vier Augen wich er geschickt allen Fragen aus, die die häusliche Atmosphäre abklären sollten. Vermutlich fand er sie irrelevant, und obwohl die Mutter sehr stark im Hintergrund blieb, schien die Familie glücklich zu sein. Im Zwiegespräch mit Marion kam zum Ausdruck, daß sie sich ängstlich bemühte, durch ihr Benehmen und ihre Schulleistungen den Beifall ihres Vaters zu gewinnen.
Der Vater lehnte die Vermutung des Arztes, die Symptome hätten nicht eine organische, sondern wahrscheinlich eine psychische Ursache, heftig ab. Mit dem Ziel, ihn zu überzeugen, daß keine organische Störung vorliege, wurde Marion zur Beobachtung und röntgenologischen Untersuchung ins Spital aufgenommen. Als sie nach einigen Tagen entlassen wurde, gab der Vater seiner Beruhigung Ausdruck, daß keine organische Krankheit vorzuliegen schien, und er sagte, er sei zwar immer noch skeptisch, aber er wolle versuchen, das Kind nicht zu überfordern, und er wolle alle Vorkommnisse notieren, die jeweils innerhalb 48 Stunden einer Schmerzattacke vorausgegangen waren. Die Attacken wurden allmählich weniger häufig und weniger heftig. Sechs Monate nach der ersten Konsultation schrieb uns der Vater, seine Beobachtungen hätten ihn nun überzeugt, daß sich jede Attacke in der Folge einer emotionalen Streßsituation ereignet habe.

Eltern müssen an die Kinder Forderungen stellen. Daß einige Kinder aus Familien mit hohen Anforderungen rezidivierende Störungen aufweisen, ist kein Argument für eine generelle Erniedrigung der Anforderungen in der Kindererziehung. Es ist aber ein Grund für die Eltern, ihren Erziehungsplan zu modifizieren, je nachdem, wie das einzelne Kind auf ihre Anforderungen reagiert. Zum Beispiel kann es sein, daß man ein übergewissenhaftes Kind an lockeren Zügeln führen muß, daß man es seine eigene Schrittlänge wählen läßt und ihm die nötige Ermunterung spendet, bei der es gedeihen kann.

2. Ausdrucksformen emotionaler Störungen

Der Arzt sucht in der Anamnese und beim gegenwärtigen Zustandsbild des Kindes nach den üblichen Hinweisen auf emotionale Störungen. Häufige Symptome sind: Ernährungsschwierigkeiten im frühen Säuglingsalter; Nahrungsverweigerung, ungewöhnliche Reaktionen auf Enttäuschungen, Wutanfälle über das Trotzalter hinaus, übermäßiges Bedürfnis nach Aufmerksamkeit, übertriebene Anhänglichkeit an die Mutter. Und später: Zuviel Aufhebens wegen Art und Menge der Nahrung, unbegründete Ängste (vor Dunkelheit, Wasser, Tieren), Schlafstörungen (Einschlafschwierigkeiten, nächtliches Aufschrecken, Nachtwandeln), große Schüchternheit, Ungeselligkeit und Schulangst, Lernschwierigkeiten, Interesselosigkeit und Tagträumen, Schulschwänzen und Stehlen.

3. Spezifische Ängste

Wie bereits erwähnt, ist ein wichtiges Ziel bei der Aufnahme von Anamnesen, verborgene Ängste aufzudecken. Werden sie übersehen und nicht verarbeitet, so kann die Behandlung nicht erfolgreich sein. Dieser Gesichtspunkt wird in Kap. 24 ausführlich besprochen.

In der Genese psychosomatischer Störungen kann der relative Anteil von Umweltfaktoren und Persönlichkeitsfaktoren oft leicht beurteilt werden, wenn sich der Arzt die Frage stellt: *Handelt es sich eher um ein relativ normales Kind in einer abnormen Umgebung oder um ein abnormes Kind in einer normalen Umgebung?*

Klinische Untersuchung und Abklärung

Es ist selbstverständlich, daß eine gewissenhafte klinische Untersuchung für die Erkennung der Symptome einer Krankheit wichtig ist. Sie ist auch darum wichtig, weil ohne sie die Erklärungen des Arztes nicht bereitwillig aufgenommen werden.

Da das Kind sich fürchten kann vor dem, was bei der Untersuchung mit ihm geschieht, ist es oft besser, wenn die Untersuchung am Anfang einer Konsultation durchgeführt wird. Es ist aber besser, man geht langsam voran, und das Kind bleibt zutraulich, als man beeilt sich, und das Kind wird abweisend, ängstlich und unkooperativ. Schmerzhafte oder beunruhigende Prozeduren sollten im allgemeinen besser am Schluß der Konsultation durchgeführt werden.

Manche Kinder sträuben sich gegen das Ausziehen aus Angst, die Mutter werde sie dann beim Arzt bzw. im Krankenhaus zurücklassen. Deshalb sagt der Arzt, bevor sich das Kind ausziehen muß: »Ich möchte gern Deinen Bauch anschauen. Zieh Dich bitte aus; nachher, wenn ich den Bauch angeschaut habe, kannst Du Dich wieder anziehen und mit Deiner Mutter nach Hause gehen.«

Manchmal ist es nicht vorteilhaft, eine bestimmte Reihenfolge der Untersuchungen einzuhalten; es kann für das Kind viel beruhigender sein, sich teilweise wieder ankleiden zu dürfen, bevor Ohren und Hals untersucht werden. Bei jedem Handgriff wird der Arzt dem Kind erklären, was getan wird: »Und jetzt möchte ich bitte Deinen Rücken abhorchen.« Wenn eine Prozedur unangenehm und schmerzhaft ist, wird das Kind gewarnt, und es wird ihm erlaubt zu protestieren. Wenn Instrumente benützt werden, darf das Kind sie zuerst ansehen und damit hantieren. Wenn das Stethoskop und die Taschenlampe zuerst benützt werden, um den Teddybären zu untersuchen, wird das Kind weniger Angst vor Unerwartetem und Unbekanntem empfinden. Es ist im allgemeinen für das jüngere Kind einfacher, wenn nur Mutter und Arzt bei der Untersuchung beteiligt sind. Aber wenn dieses Dreigespann gut eingespielt ist, sollte die Intervention einer Kinderschwester oder einer anderen Hilfskraft wahrscheinlich keine Störung mehr hervorrufen.

Der Arzt muß sich manchmal überlegen, ob das zusätzliche Wissen, das eine weitere Untersuchung verschafft, das Unangenehme, den Schmerz oder die Angst rechtfertigen, die eventuell das Vertrauen des Kindes in den Arzt beeinträchtigen. Ein großer Pädiater, *Josef Brenneman* von Chicago, war der Ansicht, daß viele routinemäßige Rektal-Untersuchungen unnötig und unbegründet vorgenommen werden. Manche Kinder finden die Einführung eines Zungenspatels sehr unangenehm, man kann es geschickt und ungeschickt machen. Aber bei einem Kind, das nicht akut krank ist, und keine vergrößerten Drüsen hat, kann eine adäquate Inspektion des Rachens im allgemeinen ohne Spatel durchgeführt werden. Wenn ein Spatel eingeführt werden muß, sagt der Arzt zuerst, daß dies unangenehm sein wird, und er tut es rasch. Er kann sich nachher entschuldigen, daß er diese unangenehme Handlung vornehmen mußte, und kann dem Kind sagen, es sei sehr brav gewesen, um die Vorstellung, es handle sich um eine Strafe, zu zerstreuen.

Die Anamnese und die erste Untersuchung können zeigen, daß weitere Untersuchungen notwendig sind. Die Art und Weise, wie diese am besten durchgeführt werden, wird auf Seite 242 besprochen. Ohne bestimmte Indikationen, die der Arzt bedächtig und sorgfältig abwägen sollte, sind »Nadeln« und röntgenologische Untersuchungen zu vermeiden.

Wir haben einige Beispiele gegeben, wie man mit dem Kind als Person umgehen, ihm mit Respekt und Rücksicht begegnen soll. Wenn der Arzt im Zweifel ist, was er sagen oder tun soll, mag er sich dadurch leiten lassen, daß er sich vergegenwärtigt, welche Gefühle, Interessen und Fähigkeiten seine eigenen Kinder oder seine Nichten und Neffen hatten, als sie im gleichen Alter waren wie das Kind, das er untersucht. Während der ganzen Konsultation wird der Arzt das Kind, seine Eltern und die Eltern-Kind-Beziehung als Ganzes betrachten. Und der Arzt tut gut daran, nie zu vergessen, daß auch er während dieser ganzen Zeit vom Kind und seinen Eltern genauestens beobachtet wird.

22. Diagnose

Beobachtungen und Schlußfolgerungen – Die Diagnose ist nicht beschränkt auf das sichtbare Symptom – »Ausschließen organischer Krankheiten« – Der Umfang der Diagnose – Eine Diagnose ist oft provisorisch

Der Patient kommt mit seinen Beschwerden, seiner Krankengeschichte und seinen Symptomen. Der Arzt wählt aus seinen Beobachtungen und aus den Informationen, die er vom Kind, den Eltern, der Schule und aus anderen Quellen bekommt, die Punkte aus, die ihm wesentlich scheinen, und aus diesen zieht er seine Schlußfolgerungen. Seine Beobachtungen, deren Auswahl und seine Schlußfolgerungen werden von vielen Faktoren beeinflußt. Sie hängen von seinem Wissen und von seiner Erfahrung ab. Sie hängen auch ab von seinem Geschick, selbst zu beobachten und andere dazu zu gewinnen, von ihren Beobachtungen zu erzählen. Ein rascher Blick eines Erfahrenen kann manchmal fürs erste genügen, aber der zweite Blick nimmt oft sehr viel Zeit in Anspruch. Sie hängen von bewußtem Überlegen und der Intuition ab, das heißt einem unbewußten Prozeß von Beobachtung und Schlußfolgerung, der rascher, aber nicht immer so zuverlässig arbeitet. Sie hängen ab von Vorurteilen so gut wie von Weisheit. Die Weisheit des Arztes wird um so größer sein, je besser er seine eigenen Vorurteile kennt. Er wird wichtigere Daten erhalten und sie besser verwerten, wenn seine Betrachtungsweise gegenüber klinischen Problemen nicht eingeschränkt ist durch zu knappe Ausbildung, durch Voreingenommenheit oder durch Zeitmangel, und wenn er vorsätzlich versucht, umfassend zu denken.

Der Patient kommt zum Arzt, damit herausgefunden wird, was getan werden sollte. Als Richtlinie zu seinem Handeln stellt der Arzt auf Grund seiner Befunde und Schlußfolgerungen eine Diagnose, die eine vorläufige oder definitive sein kann, die aber immer wieder einer Revision unterzogen werden sollte.

Ausgangspunkt für den Arzt ist das Symptom, mit dem das Kind zu ihm kommt; er versucht, die Ursache des Symptoms zu ergründen, denn »wir jagen Schatten nach, wenn wir die Aufmerksamkeit auf Symptome beschränken, anstatt nach den Gegenständen selbst zu suchen, die diese Schatten werfen« (*Rome*, 1960).

Wenn der Arzt das Kind mit seinem Problem untersucht, beschränkt er seine Aufmerksamkeit nicht auf das vorliegende Symptom oder auf das Kind. Das vorliegende Symptom kann die Projektion einer tiefergehenden, wichtigeren organischen oder psychischen Krankheit sein, und der wirkliche Patient kann die Mutter oder der Vater sein. Wenn Anamnese und Untersuchung sich nicht auf ein Symptom beschränken, kann der Arzt noch weitere Störungen herausfinden; auch diese müssen beachtet werden, als Krankheit sui generis oder als weiterer Aspekt des Hauptproblems.

Die Diagnose ist die Art und Weise, wie der Arzt für die Zukunft des Kindes vorausplant. In ihrer einfachsten Form bedeutet Diagnose die Erkenntnis des Problems des Patienten und dessen Zuordnung zu einer bestimmten Gruppe oder Kategorie von Störungen, deren Ursache und Prognose bekannt sind. »Dies ist ein Fall von Lungentuberkulose« ist eine Abkürzung für »dies ist eine Person, die zu mir kam, weil sie sich krank fühlte und einen Husten hatte. Aus verschiedenen Gründen (bekannten oder unbekannten) wurde sie mit Tuberkelbazillen infiziert. Der Hauptsitz ihrer Gewebsreaktion ist die Lunge, und die Reaktion ist so beschaffen, daß sie ohne Behandlung progressiv und für den Patienten selbst und für andere gefährlich ist«. Fast automatisch zieht nun der Arzt die verschiedenen persönlichen und sozialen Maßnahmen in Betracht, inklusive Ruhe und Medikamente, die anderen Patienten dieser Kategorie geholfen haben und wahrscheinlich auch diesem Patienten zur Genesung verhelfen; er überlegt auch, wie er diese Mittel mobilisieren und den Patienten zur Kooperation gewinnen kann.

Im allgemeinen ist die Diagnose mehr eine Vermutung; eine vorläufige Zusammenfassung oder Aufzählung von Fakten über das Kind und seine Symptome mit einer oder mehreren Hypothesen über die Ätiologie. Ein Beispiel: »Dies ist ein 11jähriges Mädchen mit übermäßig ehrgeizigen Eltern. Es ist in einem guten Allgemeinzustand, hat aber rezidivierende Bauchschmerzen, die renalen Ursprungs sein könnten, aber wahrscheinlich durch Angst vor dem Resultat des Schulexamens bedingt sind. Es hat auch eine schwere Zahnkaries und einen Strabismus (mit Schielbrille behandelt), die mit dem Ursprung der Bauchschmerzen in Verbindung stehen können, oder auch nicht.«

Eine umfassende Diagnose zu stellen ist in vieler Beziehung nützlich. Sie hilft dem Arzt zu entscheiden, was zu tun ist, um dem Patienten das unmittelbare Leiden zu erleichtern, das körperliche wie auch das psychische. Sie kann ihm helfen, die Ursachen zu beseitigen, damit die Störungen in Zukunft nicht wieder auftreten. Sie hilft ihm, auch spätere andere Störungen, ob sie nun zum Hauptproblem gehören oder nicht, zu behandeln. Sie hilft ihm, Situationen zu erkennen, die zum Auftreten einer Störung führen könnten, und ermöglicht ihm auf diese Weise, primäre Prophylaxe zu treiben, d. h. zu verhindern, daß sich Krankheiten entwickeln. Die Diagnose ist auch wertvoll zur Verständigung mit Ärzten und anderen Fachleuten, die sich um den betreffenden Patienten bemühen. Und schließlich erleichtert sie, jene Verallgemeinerungen zu formulieren, die für das wissenschaftliche Denken und Arbeiten unerläßlich sind.

Als Wissenschaftler muß der Arzt mit Abstraktionen, Verallgemeinerungen und isolierten Phänomenen umgehen, aber als Kliniker hat er es mit Menschen zu tun; er weiß, wie *Trousseau* sagte: »Il n'y a pas de maladies, seulement des malades« – es gibt keine Krankheiten, sondern nur kranke Menschen. Der Arzt in der Praxis muß das Kind kennen, das die Störung hat (und er muß auch die Eltern kennen). Dies ist wichtig aus zwei Gründen: Erstens, damit er den Ursprung und die besondere Verlaufsform der Krankheit versteht; und zweitens, weil er aktive Mitarbeit braucht für seinen Behandlungsplan, der sich nicht nur mit dem Symptom befaßt, sondern auch mit der zugrundeliegenden Störung und mit dem Patienten als Mensch, der unter Menschen lebt.

Es gilt als Grundsatz, die erste Pflicht des Arztes sei, »eine organische Krankheit auszuschließen«. Dies ist nur in beschränktem Maße richtig. Es ist unmöglich, jede organische Krankheit auszuschließen. Wenn man zum Ausschluß jeder anatomischen Veränderung eine totale histologische Untersuchung vornähme, würde kein Patient mehr übrigbleiben zur Untersuchung auf funktionelle Störungen. Die unmittelbare Pflicht des Arztes ist es, sich zu versichern, daß keine ernste Störung übersehen und keine wirksame Behandlung unterlassen wird, und dieser Aufgabe muß sich der Arzt immer bewußt sein. Wenn er in den ersten Stadien der Konsultation keine offensichtliche (primär organische oder primär psychische) Störung gefunden hat und keine sofortige Behandlung indiziert ist, fährt er fort in einer systematischen Abklärung, um nach weniger offensichtlich organischen oder psychischen Störungen zu suchen. Er fahndet zuerst nach einer organischen Störung, nicht weil sie realer ist, sondern weil sie zum Tode führen kann und weil eine organische Störung oft leichter behandelt werden kann als eine psychische. Nachdem er die »organische Fährte« weit genug verfolgt hat, begibt er sich auf die Suche nach psychischen Faktoren, um zu sehen, ob diese andere Betrachtungsweise Hinweise auf Störungen ergibt, die weiter abgeklärt oder behandelt werden müssen. Zu jeder Zeit können sich eingehendere Abklärungen auf organischem oder psychischem Sektor notwendig erweisen.

Der Umfang der Diagnose

Wenn die Diagnose ein adäquater Führer für das ärztliche Handeln sein soll, muß die Beurteilung des Patienten umfassend sein. Der Arzt muß anatomische und physiologische Störungen und solche des Denkens und Fühlens in Betracht ziehen. Er muß das Kind kennen, nicht als Kollektion von Organen, sondern als Persönlichkeit, die in der Vergangenheit wurzelt und ihre Hoffnungen auf die Zukunft richtet, die anderen Menschen begegnet und mit ihnen Kontakt aufnimmt, wenn sie lebt, lernt und spielt.

Jedes Symptom kann durch eine Vielfalt von Ursachen bedingt sein. »Ein Symptom, eine Ursache« ist ein gefährlicher Irrtum, besonders wenn er zur Schlußfolgerung führt »ein Symptom, eine Behandlung«.

Für jede Störung gibt es unmittelbare Ursachen – welche die körperlichen Reaktionen auslösen – und es gibt tiefer liegende Ursachen, u.a. die Konstitution des Menschen, die ihn veranlaßt, in dieser bestimmten Form zu reagieren. Oft ist eine Krankheit das Resultat einer Reizsummierung. Ein asthmatisches Kind bekommt nicht jedesmal einen Anfall, wenn es einen geröteten Rachen hat, sondern dann, wenn es zur Zeit der Infektion zugleich müde oder ängstlich war.

Die Diagnose ist oft provisorisch

Wenn es möglich ist, eine sofortige und leidlich exakte Diagnose zu stellen, aus der definitive Behandlungsrichtlinien hervorgehen, ist die Aufgabe des Arztes gradlinig. In vielen Fällen ist dies nicht möglich. Manche Ärzte haben das Gefühl, sie sollten in der ersten Konsultation eine vollständige und endgültige Diagnose stellen, und sind beunruhigt, wenn dies nicht möglich ist. Und doch sind alle Diagnosen im wesentlichen provisorisch. Die medizinische Praxis ist die Kunst, aus unvollständigen Befunden Schlüsse zu ziehen. Der Arzt muß gewisse Schlüsse ziehen, damit er entscheiden kann, was zu tun ist – selbst wenn dies den Entschluß bedeutet, nichts zu tun. Seine Diagnose muß häufig eine Vermutungsdiagnose sein; aber das braucht den Arzt nicht davon abzuhalten, einen klaren Plan zu haben, was zu tun ist, weshalb es zu tun ist und nach welcher Zeitspanne er die Situation neu überprüfen will.

Die Diagnosestellung wird auch gegeneinander abwägen, wie weit organische *und* emotionale, unmittelbare und tieferliegende Komponenten für jedes Symptom verantwortlich sind und auch welche Störungen, organische oder emotionale, sekundär auf die primäre Krankheit aufgepfropft sind. Die umfassende Diagnose ist praktisch, weil sich aus ihr mehrschichtige Möglichkeiten einer wechselseitig sich verstärkenden Behandlung ergeben können.

Der Arzt beginnt im allgemeinen die Behandlung (sofern sie nötig ist) selbst dann, wenn die Diagnose provisorisch ist. Er wird einer Person, die einen entzündeten Hals hat, Penicillin geben, mit der Annahme, es handle sich um eine Streptokokken-Infektion, ohne daß er abwartet, ob im Rachenabstrich Streptokokken gefunden werden; in einem solchen Fall ist die Behandlung auch ein Prüfstein für die Hypothese der provisorischen Diagnose und wird diese bestätigen oder widerlegen. Soweit sich neue Befunde ergeben, aus den Resultaten der Untersuchungen und der Behandlung, aus den ärztlichen Beobachtungen und aus dem, was der Patient bei weiteren Besuchen erzählt, vergleicht der Arzt diese mit den früheren Daten, erwägt alles von neuem, korrigiert, wenn nötig, seine Vorstellungen über die möglichen ursächlichen Faktoren und über die günstigen und ungünstigen Reaktionen des Patienten und modifiziert entsprechend seinen Behandlungsplan. Es ist wichtig einzusehen, daß die Konsultation an sich, ganz abgesehen von der Behandlung, die angewendet wird, den Patienten und eventuell den Verlauf der Krankheit beeinflussen. Diagnostische Maßnahmen haben von sich aus bereits therapeutischen Wert, und je wichtiger die psychische Komponente der Krankheit ist, desto größer ist ihre Wirkung (im Guten und im Schlechten). Die Aufnahme der Anamnese und die Behandlung laufen daher lange Strecken gleichzeitig und gleichsinnig.

23. Beruhigung

Beruhigung, gut und schlecht – »Es fehlt ihm nichts« – »Machen Sie sich keine Sorgen« – »Es ist alles in Ordnung« – Das Klima der Beruhigung – Die Ziele der Beruhigung – Aufdeckung der spezifischen Angst – Freiflottierende Angst – Verschlimmerung der Symptome durch Assoziationen – Die Untersuchung und die zusätzlichen Abklärungen – Schlußfolgerungen

»... und der Patient wurde beruhigt« – aber ließ er sich wirklich beruhigen? Beruhigen heißt »Wieder Vertrauen geben«. Der Arzt traut sich in der Regel zu, dies zu können, und pflegt dem Patienten die Schuld zu geben, wenn die Beruhigung nicht wirksam ist. Wir hielten es für angezeigt, diesem Thema ein Kapitel zu widmen, um über dieses alltägliche Werkzeug des Arztes zu sprechen, denn Beruhigung, die nicht beruhigt, kann die Ängste des Patienten vergrößern und sein Vertrauen in seinen Arzt und in alle Ärzte untergraben.

Der Patient oder die Eltern suchen den Arzt nicht auf, wenn sie nicht irgendwelche Ängste haben. Selbst eine medizinische Routineuntersuchung weckt fast bei jedermann Angst. Die übliche ärztliche Beratung umfaßt viele Bestandteile, Beruhigung ist einer der wenigen, die wesentlich und unerläßlich sind. Obwohl Beruhigung etwas relativ Oberflächliches ist, hat sie einen sehr wichtigen Platz bei der Abklärung und Behandlung. In einfachen Fällen wird sie alles leisten, was notwendig ist; in komplizierten Fällen kann sie ein Test sein. Aber der Prozeß der Beruhigung umfaßt weit mehr als die Verschreibung eines Medikamentes. Um ihre Aufgabe zu erfüllen, muß die Beruhigung gehandhabt werden mit einem klaren und exakten Wissen darüber, was sie ist.

Drei Phrasen, die nicht beruhigen

»Es fehlt ihm nichts«

Wenn ein Arzt von einem Patienten mit einem Symptom, aber ohne Anzeichen einer organischen Krankheit, sagt »Es fehlt ihm nichts«, ist dies unrichtig, und dies sollte ihm ebenso klar sein, wie es denjenigen ist, die es von ihm hören. Ein somatisches Leiden psychischen Ursprungs ist ebenso wirklich und kann ebenso schmerzhaft sein wie eines auf organischer Basis. Selbst wenn die Angst einer Mutter um ihr Kind daher kommt, daß sie die normalen Varianten nicht kennt, ist etwas nicht in Ordnung, wenn auch nur, daß sie sich Sorgen macht.

> Ein zwei Monate alter Säugling wurde auf eine Intensivstation aufgenommen, weil er »ständig« schrie. Nach drei Visiten wurde er wegen Verdacht auf Dysurie auf eine chi-

rurgische Station verlegt. Der Chirurg ließ ihn einem Kinderarzt vorstellen, der die Mutter fragte, was passiert sei. »Die Ärzte sagen, es fehlt ihm nichts.« Ich kam heim, erzählte es meinem Mann und er meinte, wenn das Kind schreit, dann fehlt ihm etwas. Wir stritten hin und her und das Kind hat daraufhin noch mehr geschrien.

Aber es gibt oft andere gute Gründe, weshalb es Eltern schwierig finden, die Feststellung anzunehmen, es fehle dem Kind nichts, und Ärzte, für die Krankheiten alltägliche Angelegenheiten sind, müssen sich ständig daran erinnern, wie alarmierend die Krankheit eines Kindes und der damit verbundene Besuch beim Arzt für die Eltern sein können.

Die Feststellung des Arztes, »Es fehlt ihm nichts«, will aussagen, es liegt keine organische oder andere wichtige Störung vor. In Wirklichkeit ist die Bedeutung dieser Aussage oft die, andere Störungen seien nicht von Bedeutung, und weil keine organische Störung vorliegt, sei das Kind nicht »wirklich« krank.

Der Arzt tut gut daran zu überlegen, welche Tragweite es für die Mutter hat, zu hören, das Kind sei körperlich gesund. Denn für die Mutter ist das Kind mit Bauchweh, Fieber usw. krank. Und sie muß annehmen, der Arzt habe das, was sie ihm erzählt hat, nicht verstanden oder ihr nicht geglaubt, oder er denke, sie mache einen unnötigen Lärm um eine unbedeutende Störung. Andererseits zieht sie den Schluß, für eine Störung emotionalen Ursprungs müsse sie (im Gegensatz zu einer organischen Störung, an der »niemand schuld« ist) in irgendeiner Weise schuldig sein und dafür kritisiert werden. Dies mag der Grund sein, weshalb Schwestern und Ärzte oft sehr zögern, eine psychosomatische Erklärung der Symptome bei Mitgliedern ihrer eigenen Familie zu akzeptieren. Bei einer eingehenden Beratung kann der Arzt im allgemeinen den Eltern verständlich machen, daß emotionale Spannungen normalerweise mit körperlichen Phänomenen einhergehen genauso wie mit Veränderungen der Gefühle und des Verhaltens, daß wir alle gelegentlich emotionale Spannungen haben und daß Kinder sichtbarer reagieren als Erwachsene. Er muß zum Ausdruck bringen, daß emotionale Schwierigkeiten nicht unwichtig oder verächtlich sind und daß weder das Kind noch die Eltern dafür zu kritisieren sind.

»Machen Sie sich keine Sorgen!«

Es ist ein Zerrbild der Beruhigung, wenn man sagt »Machen Sie sich keine Sorgen«. Der Arzt, der dies sagt, vergeudet seine Zeit. Wenn ein Arzt sagt »Machen Sie sich keine Sorgen«, will er vielleicht damit sagen: »Ich weiß, daß ihr Kind keine tödlich verlaufende oder schwere Krankheit hat, und ich mache mir deshalb keine Sorgen.« Wenn dies so ist, dann muß er ihr seine Meinung darlegen und erklären, denn eine Mutter *sollte* sich Sorgen machen, wenn es ihrem Kind nicht gut zu gehen scheint – sonst wäre sie eine unnatürliche Mutter.

»Machen Sie sich keine Sorgen« wirkt nicht. Es wäre erstaunlich, wenn es helfen würde. Ein Grund, der vom Arzt oft übersehen wird, ist das Naturgesetz des Horror vacui. Der Arzt muß erklärt haben, das Kind habe keine chronische Appendizitis; aber er hat vielleicht nicht erklärt, weshalb das Kind Schmerzattacken hatte. Die Sorgen der Mutter können vorübergehend beseitigt sein; aber wenn die Schmerzen wieder auftreten, wird sie entweder denken, der Arzt habe sich geirrt und es liege eine Appendizitis oder eine andere Krankheit vor. Die Eltern müssen nicht nur verstehen können, wodurch ein Symptom nicht bedingt ist, sondern auch, wodurch es bedingt ist. Die einfache Feststellung, daß rezidivierende Bauchschmerzen bei vielen Kindern bei Spannungen in der Schule oder zu Hause vorkommen, zusammen mit einer Beschreibung wie »die innere Unruhe« körperliche Symptome verursachen kann und wie Reaktionsweisen, die bei allen Kindern vorkommen, bei einigen ausgeprägter sein können, wird im allgemeinen akzeptiert und füllt das Vakuum aus. Sie wird der Mutter auch Gewißheit geben, daß sie nicht schuld ist und bei der Pflege des Kindes eine verantwortungsvolle und nützliche Rolle spielt. Schon dies allein kann durch Milderung ihrer Angst die Symptome des Kindes bessern. Der Arzt kann der Mutter diese Erklärung des Symptoms vorschlagen, indem er beschreibt, welcher Typus von Kindern im allgemeinen solche Schmerzzustände hat, und die Mutter auffordern, sich zu überlegen, ob diese Erklärung wohl für ihr Kind zutrifft.

»Es ist alles in Ordnung«

Wenn der Arzt sich entschlossen hat, nie mehr zu sagen, »Machen Sie sich keine Sorgen«, so sollte er sich als nächstes vornehmen, sich über den Sinn der Aussage Gedanken zu machen: »Es ist alles in Ordnung«. Sagt er zu sich selbst: »Es ist in Ordnung«? Hilft es etwas, wenn das Kind immer noch Schmerzen hat und die Mutter sich immer noch fragt, was es sein könnte und was geschehen wird, ohne weitere Erklärungen zu sagen: »Es ist alles in Ordnung«?

»Es fehlt ihm nichts«, »Machen Sie sich keine Sorgen« und »Es ist alles in Ordnung« sind meist billige Phrasen und sollten zum Wohle des Arztes und des Patienten besser vermieden werden.

Das Klima der Beruhigung

Gefühl und Vernunft

Um ein möglichst günstiges Klima für die Beruhigung zu schaffen, muß der Arzt daran denken, daß er sich um Menschen bemüht, die beunruhigt sind, nicht nur an der Oberfläche, wo vernünftiges Denken wirksam ist, sondern auch in tieferen Schichten, wo Vernunft allein nicht genügt.

Ein erwachsener Asthmatiker sagte: »Kühles Denken durchdringt eine psychosomatische Krankheit nicht.« Der Arzt, der sein Gespräch auf rein intellektueller Ebene führt und von Patienten und Eltern erwartet, daß sie sich immer vernünftig verhalten, wird entdecken, wenn er sich die Mühe dazu nimmt, daß sie es nicht tun. Er kann dann versucht sein, das Verhalten der Eltern als unangepaßt oder unkooperativ zu beschreiben und sie für die Schwierigkeiten ihres Kindes verantwortlich zu machen. Aber heutzutage wird die enge Beziehung zwischen Emotion und Vernunft allgemein anerkannt. Der Aphorismus »Wenn sich ein Mensch irrational verhält, so hat er dafür irrationale Gründe« will sagen, daß scheinbar grundloses Verhalten auch seine Gründe hat, und zwar meist emotionale Gründe. Es ist eine Mahnung, nach Ursachen des Verhaltens unter der Oberfläche zu suchen. Die Person, die im Begriff ist, sich auf einen Stuhl zu setzen, und plötzlich aufspringt, kann sich auf eine Nadel gesetzt haben. Aber sie kann sich auch erinnert haben, daß sie telephonieren muß, oder daß dies der Stuhl ist, auf dem ihr Vater starb. Verhalten, das dem Gefühl entspricht, ist nicht unlogisch, und bei der Erklärung eines bestimmten Verhaltens sollte der Arzt die emotionalen Faktoren nicht übergehen. Um die Gefühle zu berücksichtigen, kann es notwendig werden, tiefer als gewöhnlich einzudringen, um den Patienten kennen und verstehen zu lernen.

> Zwei Kinder im Alter von 10 und 12 Jahren sagten zu ihrer Mutter, nachdem sie sich von ihrem Mann hatte scheiden lassen: »Du hast uns gesagt, was geschehen wird, aber Du hast uns nie gesagt, wie wir es empfinden werden.«

Der Arzt muß die Gefühle des Kindes und der Mutter kennen, weil diese über ungewöhnliches Verhalten Aufschluß geben können und weil Erklärungen und Vorschläge nicht angenommen werden, wenn sie zu starken Gefühlen im Gegensatz stehen.

Jeder Arzt kennt jene Mütter, die sagen, man habe ihnen nie etwas erklärt. Es muß zugegeben werden, daß dies manchmal wahr ist. In anderen Fällen wurde eine Erklärung gegeben, aber weil sie nicht richtig zu sein schien, oder weil sie nicht in Einklang zu bringen war mit ihrem Empfinden, nahm die Mutter sie nicht auf. Wenn der Arzt verstehen soll, wie das Kind oder die Eltern über etwas denken oder empfinden, muß er sich in sie einfühlen. Der Arzt, der mit seinen Patienten weint, mag zu weit gehen, aber wenn er Erfolg haben soll bei der Beruhigung, Beratung und Führung seiner Patienten, müssen sie fühlen, daß er sie versteht. Auf dieser Basis sind nicht so sehr die Worte wirksam als vielmehr die Art, wie sie ausgesprochen werden. Die Eltern werden aus dem Benehmen, den Bewegungen, der Aufmerksamkeit und Höflichkeit des Arztes erfahren, daß er kompetent, interessiert und verständnisvoll ist. Manche Ärzte können dies besser als andere. Wir alle können unsere Technik verbessern, wenn wir uns die Mühe nehmen, darüber nachzudenken.

Die Grundlagen für Erklärungen

Wenn seine Erklärungen angenommen werden sollen, muß der Arzt eine körperliche Untersuchung durchführen, auch wenn die Anamnese deutlich für eine »funktionelle« Störung spricht. Er sollte im allgemeinen den Eindruck von Allwissenheit vermeiden, dies ist ehrlicher und auf lange Sicht sicherer. Es kann notwendig sein zu erklären, die gefährlichen Möglichkeiten konnten ausgeschlossen werden. Nachdem er diesen wichtigen Punkt klargestellt hat, kann er fortfahren und sagen, die Ursache der Störung sei zwar noch nicht sicher festgestellt, er wisse aber genau, was zu tun sei, und der Mutter falle dabei eine wichtige Rolle zu. Wenn eine Mutter nach der Ursache fragt, spricht sie nicht eine medizinische Sprache – eine ihrer unausgesprochenen Fragen ist die, ob sie an der Krankheit schuld ist, ob sie es hätte besser machen können. Wenn sich der Arzt daran erinnert, daß dies eine häufige Angst ist, wird er sagen: »Wie gut ist das Kind gepflegt« oder: »Niemand könnte mehr für das Kind tun, als Sie es tun.« Eine ermunternde Bemerkung kann jahrelang wie ein Schatz aufbewahrt werden und eine Atmosphäre des Vertrauens schaffen, die dem Kind und seinen Betreuern weiterhilft.

Gelegentlich kann die Mutter oder das Kind besser indirekte Informationen akzeptieren, d.h. Dinge, die sie beiläufig hören, die aber nicht direkt zu ihnen gesagt werden. Es kann nützlich sein, der Schwester in Hörweite der Eltern etwas zu erklären oder der Mutter in Gegenwart des Kindes. Die Deutung einer Situation durch den Arzt wird eventuell eher akzeptiert, wenn sie in unpersönlicher Weise erfolgt: »Eine Mutter hatte ein vierjähriges Kind mit ...«

Es gibt auch Gelegenheiten, wo eine apodiktische Aussage gerechtfertigt und notwendig ist.

Ein Konsiliarius kam mit dem Hausarzt zu einer Familie, deren fünfjähriges Kind einen Hautausschlag hatte. Drei Jahre vorher hatten die Eltern ihren älteren achtjährigen Sohn in die Poliklinik gebracht. Dort hatte derselbe Spezialist das Kind untersucht und ins Spital aufgenommen und hatte den Eltern sagen müssen, das Kind habe eine Leukämie. Es ist später daran gestorben.

Diesmal läutete der Hausarzt und die Türe wurde geöffnet. In der Halle waren Vater und Mutter des Kindes. Als sie den Konsiliarius sahen, fielen ihre Gesichter ein. Nach einigen Sekunden, die eine Ewigkeit schienen, sagte der Vater zum Konsiliarius: »Entschuldigen Sie bitte, es war für uns ein Schreck, Sie zu sehen.« Nachdem der Knabe untersucht worden war, fragten die Eltern: »Ist es eine Leukämie?« Die Antwort war »nein«. Die Eltern drangen weiter ein und fragten: »Sind Sie ganz sicher«, und der Arzt sagte: »Es ist nie möglich, ganz sicher zu sein, aber keiner von uns denkt an die auch nur halbwegs begründete Wahrscheinlichkeit, daß eine Leukämie vorliegt.« Der Knabe erholte sich rasch. Drei Wochen später sagte die Mutter zum Hausarzt: »Der Spezialist war zu ehrlich. Er hätte uns ganz klar sagen sollen, daß es keine Leukämie ist, ohne uns mit so viel wissenschaftlicher Vorsicht zu belasten.« Dies war ein guter Rat; eine Erklärung muß ehrlich sein, aber sie muß auch den Zuhörern und den momentanen Umständen angepaßt sein.

Die Ziele der Beruhigung

Beruhigen heißt, einem Menschen wieder Vertrauen geben. Es ist das Ziel des Arztes, dem Kind und seiner Familie zu helfen, wieder Vertrauen zu schöpfen.

1. Vertrauen des Kindes zu sich selbst. Bei vielen psychosomatischen Störungen zeigt die Anamnese ein Kind, das nach Bestätigung durch die Erwachsenen ringt, das übergewissenhaft ist, das aufblüht bei Ermunterung, das mehr Unterstützung braucht als die meisten Kinder seines Alters, dessen Selbstvertrauen zu gering ist.

2. Das Vertrauen der Familie zu sich selbst. Es ist das Ziel des Arztes, der Familie Selbstvertrauen und erzieherische Sicherheit zu geben und keineswegs dem Kind einen Blankoscheck zu geben, der alle bankrott macht.
3. Das Vertrauen der Familie zum Arzt und zur Heilkunde, durch das Mitgefühl und das Interesse, das der Arzt aufbringt, so gut wie durch seine Gewissenhaftigkeit und seine Kenntnisse.

Um diese Ziele zu erreichen, muß der Arzt bedenken, daß Patienten oder Eltern, denen es an Vertrauen fehlt, auch mehr Ängste haben als andere. Dies sollte er nicht übersehen oder beiseite schieben; er sollte versuchen, mit diesen Ängsten umzugehen und sie wenn möglich zu beseitigen. Es kann die Angst vor einer ganz bestimmten Situation oder Gefahr sein und sich herleiten von einem bestimmten Symptom oder Ereignis. Andererseits kann die Angst Teil einer unbestimmten Ängstlichkeit sein, die sich zur Zeit auf ein bestimmtes Ereignis konzentriert. In diesem Falle werden vernünftige Erklärungen die Angst nicht dauernd beseitigen; diese wird sich höchstens auf etwas anderes richten.

Es gibt viele Ursachen und Grade von Angst. Angst kann die angemessene Reaktion auf eine Gefahrensituation sein. Aber sogar dabei scheinen die einen übermäßig stark zu reagieren (und andere ungenügend). Viele Ängste sind unangemessen und unnötig, und dann ist es ein wichtiger Teil der Aufgabe des Arztes, die Dinge ins richtige Licht zu setzen. Angst kann bedingt sein durch Unkenntnis des Normalen. Eine Primipara kann sehr deprimiert sein und glauben, sie versage bei ihrem Kind, wenn sie nicht weiß, daß die Milch erst am vierten Tag »einschießt«. Unkenntnis der normalen Variationsbreite, seien es Gewichtsnormen oder X-Beine, ist eine häufige Quelle von unnötigen Sorgen.

Um die Ängste richtig einschätzen zu können, muß der Arzt seine Beobachtungsgabe üben und mehr darüber wissen, was in den Menschen vorgeht. Er wird lernen, welche Ängste häufig sind, und wird wissen, welchen Ängsten der individuelle Patient am meisten unterworfen ist.

Entdeckung der »spezifischen Angst«

Es ist ein Grundsatz der Theorie und Praxis der Beruhigung, daß Furcht oder Angst eines Menschen wenn möglich entdeckt oder »enthüllt« werden sollte.

Eine Witwe brachte ihren siebenjährigen Sohn zur ärztlichen Beratung, weil er rezidivierende Bauchschmerzen hatte. Nachdem die Anamnese aufgenommen und der Knabe untersucht worden war, wurde ihr erklärt, daß dieses Symptom bei Kindern häufig sei und daß es nicht auf irgendeine organische Krankheit hinweise. Es wurde ihr weiterhin erklärt, weshalb es nicht durch Appendizitis oder durch Darmtuberkulose bedingt sein könne. Der Knabe wurde während zwei oder drei Monaten immer wieder zur Kontrolle bestellt, und die Mutter berichtete, daß es ein wenig besser gehe. Viel zu spät erst begann sich der Arzt zu fragen, ob irgendeine Angst im Zusammenhang mit der Krankheit des

Vaters vorliege. Wirklich war der Vater an einer Krankheit gestorben, die mit Bauchschmerzen begonnen und sich als Dickdarmkarzinom erwiesen hatte, als man ein Röntgenbild mit Bariumeinlauf aufnahm. Die Mutter gab zu, daß sie fürchtete, der Knabe habe dieselbe Krankheit. Es wurde deshalb für richtig befunden, auch beim Knaben eine Kontrastaufnahme zu machen; das negative Resultat wurde der Mutter berichtet und erklärt, und der Knabe hatte von da an keine Bauchschmerzen mehr.

Aus dieser Krankengeschichte ergeben sich verschiedene wertvolle Hinweise. Zunächst die Notwendigkeit, die »spezifische Angst« des Patienten (und der Mutter), die ja so oft unausgesprochen vorhanden ist, zu erkennen. Dies *kann* ermittelt werden, wenn der Arzt nach dem Grund der Konsultation fragt; aber man darf nicht immer das, was zuerst als Grund vorgebracht wird, als den wirklichen ansehen. Wenn man wegen eines körperlichen Symptoms zum Arzt geht, wird das akzeptiert, aber viele Menschen würden den Spott von anderen fürchten, wenn sie allein wegen Angstgefühlen den Arzt aufsuchen.

Und natürlich können viele Patienten nicht begreifen, daß ihr körperliches Symptom durch Angst bedingt ist.

Ein 18jähriger junger Mann kam wegen Kopfschmerzen ins Spital. Es wurde keine sichtbare Ursache gefunden, aber er gab zu, Angst zu haben wegen seiner Masturbation. Man erklärte ihm, daß Masturbation bei jungen Männern fast regelmäßig vorkommt und daß sie an sich nicht krank macht. Er sagte, daß er sich sehr erleichtert fühle, und ging weg. Der Portier an der Krankenhauspforte fragte den Arzt: »Was haben Sie nur gemacht mit diesem jungen Mann mit den Kopfschmerzen? Vor einer halben Stunde schlich er hier herein, und beim Hinausgehen nahm er drei Stufen auf einmal.«

Die Beschwerden dieses Patienten, seine Kopfschmerzen, waren sein Ruf nach Hilfe. Er hatte wohl nicht gewußt, daß dem Kopfweh ein psychologisches Problem zugrundelag, das er zu lösen versuchte. Im allgemeinen greift der Patient aus seinen verschiedenen Beschwerden eine heraus, die ihm wichtig scheint, oder von der er annimmt, daß der Arzt dagegen eine Abhilfe kennt. Der Arzt hat festzustellen, ob das körperliche Symptom selbst wichtig ist, oder ob es ein Hinweis ist, daß wahrscheinlich ein emotionelles Problem vorliegt, das seine Aufmerksamkeit verdient. Im oben beschriebenen Fall könnte man weitergehen und fragen, ob die Angst wegen der Masturbation das Grundproblem des jungen Mannes war, oder ob sie ein Ausdruck einer allgemeinen Ängstlichkeit war. Die Diagnose ist manchmal der allmählichen Entfernung der einzelnen Häute einer Zwiebel vergleichbar: Unter jeder diagnostischen Lösung kann ein anderes Problem versteckt sein. Der Arzt muß entscheiden, ob – und wie weit – eine tiefergehende Exploration notwendig ist.

Einige alltägliche Beispiele

Es gibt eine Anzahl von spezifischen Ängsten, die erfahrungsgemäß in gewissen Situationen häufig sind, und man kann Zeit sparen, wenn man nach ihnen Ausschau hält. Es ist aber vorzuziehen, zu Beginn des Gesprächs nicht direkte Fragen zu stellen, sondern diese für das Ende der Konsultation oder für eine spätere Gelegenheit aufzusparen, wenn Anamnese und körperliche Untersuchung gezeigt haben daß man als Arzt gründlich gearbeitet hat.

Bei einem Kind oder einem jungen Erwachsenen mit Fieber und Kopfschmerzen kann eine spezifische Angst vor einem Hirntumor oder vor Meningitis bestehen. Bei Bauchschmerzen liegt oft Angst vor Appendizitis vor. Der Arzt tut gut, sich daran zu gewöhnen, z. B. zu sagen »Das ist *keine* Blinddarmentzündung« für den Fall, daß die Mutter dies befürchtete; manchmal wird man beobachten, daß sie sich aufrichtet, wie wenn ihr eine schwere Bürde abgenommen würde, oder sie kann sogar sagen: »Gott sei Dank! Das war es, wovor ich Angst hatte.« Andere häufige Ängste sind, daß Husten Lungentuberkulose, Blässe oder Anämie Leukämie bedeuten könnten (und der Vorschlag einer Blutuntersuchung scheint die Angst zu bestätigen, denn »warum sollte sie denn sonst vorgenommen werden?«

Mütter von asthmatischen Kindern können Angst haben, daß das Kind im Anfall sterben könnte, daß wiederholte Anfälle bleibende Schäden an Lungen und Herz verursachen könnten oder daß das Kind bis ins Erwachsenenalter an Asthma leiden werde. Es wäre unrichtig und unrealistisch, der Mutter zu sagen, das Kind werde bestimmt aus dem Asthma »herauswachsen«. Es wäre auch voreilig, denn der Arzt kann dann eventuell erfahren, daß ein Onkel seit der Kindheit Asthmatiker ist. Aber er kann sagen, daß die meisten Kinder das Asthma mit der Zeit verlieren und daß er keinen Grund sieht, weshalb es bei diesem Kind anders sein sollte und daß es jetzt Behandlungsmethoden gebe, die früher nicht zur Verfügung standen.

Die spezifische Angst hat manchmal einen ungewöhnlichen Inhalt, der sogar für den erfahrenen Arzt unerwartet kommt.

> Ein siebenjähriges Mädchen wurde zur Untersuchung gebracht, weil es seit mehreren Jahren Asthma hatte. Während der Konsultation wurde ihm Gelegenheit geboten, zu sagen, was es sich über sein Asthma für Gedanken mache. Es sagte: »Es macht mich traurig, daß ich nie Kinder haben werde.«

Vermutlich war für das Kind diese Angst eine logische Folgerung aus unverstandenen Dingen, von denen es hatte sprechen gehört.

Die verbalen Erklärungen bei der Konsultation können unterstützt werden durch die Niederschrift einiger Notizen für die Eltern, die sie zu Hause lesen können. Oder man wird den Hausarzt bitten, mit den Eltern nochmals alles zu besprechen, es ihnen zu erklären oder zu bestätigen, was der konsultierte Facharzt gesagt hat.

Die oben angeführten Bemerkungen gelten hauptsächlich dann, wenn keine ernste Störung gefunden wird. Sie sind aber auch von Bedeutung bei der Erklärung einer Diagnose, wenn das Kind schwer krank ist, da auch in solchen Fällen Eltern und Kind oft unnötige, vermeidbare Ängste haben. Wenn der Arzt den Eltern eine ernste Mitteilung zu machen hat, muß er sich genügend Zeit dazu nehmen, um sicher zu sein, daß die Eltern sie wirklich erfaßt haben und daß er die Situation nicht schlimmer oder harmloser dargestellt hat, als sie ist.

Angst, die induziert ist durch gewisse Ausdrücke oder Vorstellungen

Der Arzt tut gut daran zu denken, welche Tragweite gewisse ominöse Wörter für Laien haben können.

Bei der zweiten Kontroll-Konsultation bei einem Säugling mit einem venösen Hämangiom der Brustwand brachte die Mutter auch den Vater mit. Dieser brachte aggressiv zum Ausdruck, daß er und seine Frau unzufrieden seien und daß das Kind operiert werden müsse. Er hatte in Wirklichkeit große Angst, weil ein Arzt die Läsion als »Tumor« beschrieben hatte.

Wir haben weiter oben im Zusammenhang mit der Pylorusstenose vorgeschlagen, daß es besser wäre, den dritten Punkt der diagnostischen Trias immer als palpalen Pylorus-*Wulst* zu bezeichnen, hingegen das Wort »Tumor« nie zu erwähnen, weil es falsch verstanden werden könnte.

Ein unbedeutendes Schädeltrauma oder eine Ohnmacht können Angst erzeugen, weil der Kopf als Sitz der Intelligenz und der geistigen Gesundheit betrachtet wird; der Arzt sollte dafür sorgen, daß jede Angst der Eltern vor bleibendem Intelligenzdefekt oder vor Geisteskrankheit zerstreut wird.

Wenn etwas am Herzen des Kindes einen pathologischen Befund aufweist, auch wenn nur ein harmloses Geräusch besteht, kann den Angehörigen die Möglichkeit eines frühen oder plötzlichen Todes sehr real erscheinen. Der Arzt sollte daran denken, ihnen zu sagen, daß keine Gefahr eines plötzlichen Herzstillstandes besteht.

Angst vor dem Tod

Eine Angst, die bei manchen Kindern sehr real ist, ist die Angst zu sterben. Diese wird vor dem Arzt oft verborgen und manchmal auch vor den Eltern. Wir haben beobachtet, daß Gliederschmerzen gelegentlich mit dieser Angst verbunden sind. Es ist etwas, das vom Kind direkt erfragt werden kann, nachdem einmal eine gute Beziehung zwischen Kind und Arzt hergestellt ist und das Kind sich deshalb nicht mehr fürchtet, eine solche Angst einzugestehen. Kinder wissen etwas vom Sterben, aber sie denken im allgemeinen nicht daran, daß es auch sie angeht. Kinder werden eher durch Todesgedanken beunruhigt, wenn die Erwachsenen durch ihren Tonfall, ihre Anspielungen oder durch betretene Vermeidung des Themas merken lassen, daß sie selbst vor dem Tode Angst haben.

Selwyn C., ein farbiger 11jähriger Knabe, wurde zur Untersuchung gebracht, weil er ruhelos war, nie still saß und »hysterische« Anfälle von heftigem Schreien zeigte. Als man die Anamnese der frühesten Anfänge seiner Zustände aufnahm, wurde klar, daß sie aus einer Zeit her datierten, als ein Kind im Nachbarhaus tot aufgefunden wurde. Selwyns Mutter eilte damals zu Hilfe und ließ ihn allein. Die Symptome ließen rasch nach, als man ihm dazu verholfen hatte, über diese Episode zu sprechen.

Anthony B., ein 4½jähriger Knabe, wurde zur Untersuchung gebracht mit einer ca. zweijährigen Anamnese von »nächtlichem Aufwachen und Schreien wegen Schmerzen in den Beinen, ca. viermal in der Woche«. Bei der ersten Konsultation fragte sich der Arzt, ob es sich wohl um Pavor nocturnus oder um eine Epilepsie handeln könnte. Bei der zweiten Konsultation kam ein ganzer Knäuel von Ängsten – vor Hunden, vor dem Dunkel usw. – zum Vorschein. Fast ohne nachzudenken, aber vielleicht aus der Vermutung, daß letztlich Angst vor dem Tode vorliegen könnte, fragte der Arzt den Knaben, ob er Angst habe, zu sterben. Der Knabe preßte seine Lippen zusammen und nickte mit dem Kopf. Seine Mutter wurde ersucht, den Knaben heimzunehmen und mit ihm über Tod und Sterben zu sprechen. Nach zwei Wochen zeigte er sich wieder und hatte in der Zwischenzeit nur zwei leichte Attacken gehabt. Es kam folgendes heraus: Als er 2 1/2 Jahre alt war, starb ein Nachbar, der sehr nett zu ihm gewesen war. Die Eltern hatten geglaubt, dies vor dem Knaben verheimlichen zu müssen.

Manche Kinder können Angst haben, in einem Asthmaanfall zu sterben; und diese Angst kann den Asthmaanfall wiederum verschlimmern. Wenn die Mutter von derselben Angst besessen ist, wird die Angst, die den Anfall begleitet, noch vergrößert, natürlich mit schädlichen Folgen für das Kind. Eltern sind oft in gleicher Weise alarmiert durch epileptische Anfälle.

Das Aussprechen der Angst

Die Krankengeschichte von Selwyn beschreibt eine rasche Normalisierung des Verhaltens im Zusammenhang mit Angst vor dem Tode, und die von Anthony beschreibt eine Besserung bei einem länger dauernden somatischen Symptom. In beiden Fällen erleichtert ein offenes Gespräch das Kind und gibt ihm wieder Mut. Auch Mütter finden meistens Erleichterung, wenn sie ihre Ängste aussprechen können. Wegschieben und Zurückhalten von Problemen disponiert zu emotionalen Störungen, indem die Schwierigkeiten aus dem Bewußtsein gedrängt werden, aber ohne gelöst oder zerstreut zu sein. Solche ungelösten emotionalen Spannungen können dann in Neurosen oder psychosomatischen Störungen zum Ausdruck kommen. Der Mechanismus der Erleichterung der Angstsymptome durch das Aussprechen der Angst ist nicht bekannt, aber sie ist eine Realität und kann durch bewußte Anwendung zu einer wertvollen Hilfe für den Patienten werden.

Frei flottierende Angst

Die Annahme, daß man in allen Fällen von Angst ein spezifisches Angstthema »herauspräparieren« und durch Erklärungen beseitigen kann, ist irrig. Immerhin bessern sich die Resultate mit zunehmender Erfahrung und wachsendem Geschick des Arztes, wichtige Punkte in der Anamnese zu erkennen. Auch die Zeit, die man für die Vorgeschichte nimmt, kommt der Diagnose zugute. Es gibt natürlich auch Ängste, die durch die Realität gerechtfertigt sind, aber sogar diese können oft gemildert werden, wenn der Patient sie aussprechen und mit dem Arzt teilen kann.

In vielen Fällen zeigen Eltern oder Kind – und oft beide – eine allgemein ängstliche Haltung. Bei diesen unglücklichen Menschen scheint sehr viel frei flottierende Angst vorhanden zu sein. Selbst wenn etwas, das wie eine spezifische Angst aussieht, aufgedeckt wird, sich als grundlos erweist und eine Erklärung der Ursache der Störung gegeben wurde, bleiben die Angst und die psychosomatischen Störungen weiter bestehen.

In einer solchen Situation wird der Arzt das Problem nochmals überdenken, um sicher zu sein, daß keine organischen Störungen vorliegen und daß das Symptom »psychosomatisch« ist. Wenn keine neuen Gesichtspunkte auftauchen, mag er eine längere Besprechung planen, um die Quelle der Angst zu finden, oder er kann beschließen, daß Mutter oder Kind die Hilfe eines Psychiaters brauchen.

Verschlimmerung durch Bildung von Assoziationen: bedingter Reflex

Wenn ein Kind Bauchschmerzen hat, sind die Eltern wahrscheinlich beunruhigt wegen der Möglichkeit einer Appendizitis mit dem damit verbundenen Krankenhausaufenthalt, der Narkose und Operation, was auch immer die wirkliche Ursache der Schmerzen sein mag. Diese Angstsituation selbst ruft einen der Mechanismen für die Chronifizierung oder das Rezidivieren der abdominellen Schmerzen hervor. Ein Kind kann über Bauchschmerzen klagen, vielleicht zu Beginn einer infektiösen Hepatitis, vielleicht im Zusammenhang mit dem periodischen Syndrom, vielleicht weil es unreife Äpfel gegessen hat, aber dies nicht zugeben kann, da es ein Verbot überschritten hat. Der Arzt, der gerufen wird, kann sich mit Recht fragen, ob eine Appendizitis vorliegt. Das Kind wird zu Hause oder im Krankenhaus »beobachtet« und erholt sich nach einigen Tagen. Bei manchen Kindern, die eine solche Erfahrung gemacht haben, entsteht eine Assoziation zwischen Angst und Bauchweh, und jedesmal bei Angst stellen sich wieder Bauchschmerzen ein und wenn es Bauchweh hat, vergrößert sich seine Angst durch Furcht vor der Operation. Dies ist ein Beispiel für die Entstehung von Assoziationen oder bedingten Reflexen.

Wenn der Arzt nach einer gründlichen Befragung und Untersuchung festgestellt hat, daß keine Anhaltspunkte für eine organische Ursache der Bauchschmerzen bestehen, daß dagegen die Anamnese eines periodischen Syndroms vorliegt, sollte er eine eindeutige Erklärung abgeben. Daß der Patient keine chronische Appendizitis hat und voraussichtlich nicht zur Narkose und Operation ins Spital aufgenommen werden muß. Diese Feststellung kann zur Folge haben, daß die rezidivierenden Bauchwehattacken aufhören oder seltener werden. Beiden, der Mutter und dem Kind, müssen die guten Nachrichten mitgeteilt werden, und zwar mit einer vernünftigen, einfachen Erklärung, die »das Vakuum ausfüllt«. Es wäre aber irreführend, zu erwarten, daß ein solches Vorgehen immer Erfolg hat. Die meisten Ärzte werden zugeben, daß in gewissen Fällen eine Operation oder eine andere Behandlung durchgeführt werden mußte, um die Erwartungen der Eltern (oder der Ärzte), aber nicht die des Kindes selbst zu erfüllen.

Psychologische Aspekte der Untersuchung und Abklärung

Wir betonten den Wert einer gewissenhaften körperlichen Untersuchung für die Gewinnung des Vertrauens der Eltern zum Arzt und zu seiner Aussage, es liege keine organische Störung vor. Auch zusätzliche Untersuchungen können, abgesehen von ihrem diagnostischen Nutzen, in ähnlicher Weise beitragen, das Vertrauen der Eltern zu gewinnen.

Die Krankengeschichte (S. 256) des Sohnes der Witwe, der rezidivierende Bauchschmerzen hatte, zeigte nicht nur den Wert der Erkennung der spezifischen Ängste der Eltern (oder des Patienten), sondern auch den Nutzen der röntgenologischen Untersuchung als Hilfe bei der Aufklärung der Eltern. Ein solcher Umweg ist sicher nicht oft notwendig. Er wäre vielleicht auch hier nicht notwendig gewesen. Aber der Arzt hatte das Gefühl, nachdem er zuerst die wirkliche Natur des Problems nicht erkannt hatte, könne nur ein negatives Röntgenbild die Mutter überzeugen, daß das Kind kein Karzinom habe.

Die Vornahme von zusätzlichen Untersuchungen primär zum Zweck der Beruhigung des Patienten ist natürlich immer ein Eingeständnis des Arztes, daß es ihm nicht gelungen ist, das uneingeschränkte Vertrauen des Patienten zu gewinnen. Aber es ist nicht das Ziel des Arztes zu beweisen, daß er vollkommen ist, sondern er will dem Patienten Erleichterung verschaffen.

In den meisten Fällen werden aber zusätzliche Untersuchungen durchgeführt, nicht um den Patienten, sondern um den Arzt zu beruhigen. Natürlich möchte der Arzt eine richtige Diagnose stellen, aber übermäßige Vorsicht von seiten des Arztes kann Angst induzieren, und er tut gut daran, sich zu erinnern, daß es (um *William Penns* Worte zu benützten) »auch ein Zuviel an Fragen« gibt. Endlose Untersuchungen durchzuführen, um eine organische Störung zu finden oder auszuschließen, wenn keine wirkliche Indikation zur Durchführung dieser Tests besteht und wenn die Möglichkeit einer psychischen Genese nicht abgeklärt wurde, ist schlechte Praktik. Ein solches Diagnostizieren »nach Bulldozer-Art« ist unwirksam, indem es vorübergehende oder bleibende Angst erzeugt.

Die jährliche routinemäßige Kontrolluntersuchung kann notwendig sein (wie beispielsweise bei kongenitalen Herzvitien), aber sie kann sich auch schädlich auswirken. Die Ärzte sagen im allgemeinen: »Ihr Kind ist völlig gesund. Ich möchte es gern in einem Monat wiedersehen, um mich zu versichern, daß alles in Ordnung ist.« Oder sie sagen: »Alles ist in Ordnung, bringen Sie es in sechs Monaten wieder, und wir werden eine Kontrolluntersuchung vornehmen« usw. Der Arzt sagt zwar, der Patient sei vollkommen gesund. Aber wie kann das Kind oder seine Mutter diese Aussage glauben, wenn das Kind immer und immer wieder ins Krankenhaus bestellt wird? Für sie muß etwas nicht stimmen, wenn der Arzt es immer wieder zu sehen wünscht. Kontrollen können geschickter durchgeführt werden, als dies meist geschieht. Um das zu vermeiden, was man »negative Beruhigung« mit den damit verbundenen Gefahren nennen könnte, kann der Arzt dem Patienten und seinen Angehörigen sagen, es bestehe keine Notwendigkeit, weiter zur Kontrolle zu kommen, aber es würde ihn sehr interessieren, wenn sie sich etwa in einem Jahr wieder einmal zeigen wollten.

Schlußfolgerungen

Beruhigung kann ein wirkungsvolles Heilmittel sein, aber sie muß überlegt angewendet werden. Phrasen wie »Es fehlt ihm nichts«, »Machen Sie sich keine Sorgen« und »Es ist alles in Ordnung« sind vom Arzt im Grunde genommen zu sich selbst gesprochen. Der Arzt muß sich darüber Rechenschaft geben, daß es für Eltern beunruhigend sein kann, lediglich zu hören, daß dem Kind körperlich nichts fehlt. Die Eltern können dies als Vorwurf gegen sich selbst oder gegen das Kind auffassen, und sie bleiben auf jeden Fall ohne akzeptable Erklärung für die Symptome des Kindes. Erklärung und Beruhigung werden eher angenommen, führen zum Ziel und wirken überzeugender, wenn sie sich nicht nur an den Intellekt richten, sondern auch die Gefühle ansprechen.

Der Arzt versucht, die Ängste, die das Vertrauen unterminieren, zu erkennen. Es können vernünftige Befürchtungen oder unnötige Ängste sein, Ängste, die bei Laien häufig sind, oder spezifische Ängste bestimmter Eltern und Kinder.

In jenen Fällen, wo beim Kind oder bei den Eltern eine spezifische Angst oder Furcht besteht, ist ihre Feststellung für Diagnose und Therapie von Nutzen. Oft stellt sich eine Besserung der Symptome ein, nachdem die Angst aufgedeckt und ausgesprochen wurde. In anderen Fällen, wo eine anscheinend spezifische Angst oder gewisse Symptome nur ein vorübergehender Ausdruck einer allgemeinen Ängstlichkeit oder »frei flottierenden Angst« sind, kann ein Symptom durch ein anderes abgelöst werden. Dieser Zustand wird höchstens gebessert, aber nicht völlig geheilt, und die Hilfe eines Psychiaters kann notwendig sein.

Eine bestimmte Angst und ein bestimmtes Symptom können sich verbinden oder assoziiert werden, so daß das Auftreten des einen das andere hervorruft oder verschlimmert. Übertriebene Vorsicht des Arztes, die darauf zielt, alle möglichen Krankheitsursachen diagnostisch auszuschließen, kann die Angst vergrößern, statt sie zu beseitigen und so die Störung aufrechterhalten. Er muß das Pro und Contra sorgfältig abwägen, bevor er Untersuchungen vornimmt, die ihn selbst beruhigen, aber das Vertrauen des Patienten und seiner Familie unwiederbringlich zerstören kann. Es ist das erste Ziel des Arztes, bei den Patienten, die ihn wegen psychosomatischer Störungen aufsuchen, das Vertrauen wiederherzustellen. Beruhigen heißt Vertrauen wiederherstellen; um möglichst wirksam zu sein, sollte die Beruhigung nicht nur auf Kenntnissen der Anatomie, Physiologie und Pathologie basieren, sondern auf dem Verständnis dafür, wie Menschen denken und fühlen.

24. Behandlung

Gute Behandlung ist umfassend – Abwägen von Vorteilen und Nachteilen jedes Schrittes – Beratung – Weitergabe an die Eltern

Allgemeine Betrachtungen

Gute Behandlung ist umfassend. Sie kümmert sich um mehr als nur um das vorliegende Symptom, wenn auch dieses und die Einstellung des Patienten zu ihm nicht vernachlässigt werden darf. Sie umfaßt jeden Aspekt des Kindes – den körperlichen, geistigen und emotionalen im Rahmen der Familie, der Schule und der Gesellschaft. Sie kann nicht von der Diagnose getrennt werden: Die Behandlung beginnt mit den ersten Worten, die bei der ersten diagnostischen Konsultation gesprochen werden.

Eine gute Behandlung hängt von einer diagnostischen Beurteilung ab, die weder die somatischen noch die psychosozialen Aspekte außer acht läßt.

Ein siebenjähriges Mädchen erbrach immer wieder, wenn es in die Schule ging. Schließlich wurde es mit einer Tante fortgeschickt, »um sich zu erholen«. Die Tante (eine Psychologin) beobachtete, daß das Kind seine Bücher beim Lesen nahe an die Augen hielt, und ließ seine Augen untersuchen. Das Kind erwies sich als kurzsichtig, und als es eine entsprechende Brille bekam, hörte es auf zu erbrechen und ging eifrig weiter in die Schule.

Manchmal gelingt die Behandlung am besten, wenn zuerst die Einstellung des Kindes geändert wird. Manchmal ist aber eine Änderung der Haltung der Umgebung erfolgreicher.

Ein siebenjähriger Knabe litt täglich an häufigen Bauchwehattacken. Er war ein Knabe, der hohe Anforderungen an sich stellte, sich sehr anstrengte, sie zu erfüllen und enttäuscht war, wenn er versagte. Sein Vater war ein sehr geschäftiger Mann, der bis spät abends arbeitete und seine Kinder selten sah. An einem Wochenende, als die Mutter mit dem anderen Kind abwesend war, kümmerte der Vater sich um den Knaben, ging mit ihm aus und widmete sich während des ganzen Wochenendes seinem Sohn. Die Bauchwehattacken traten während des ganzen Wochenendes und während mehreren Tagen nachher nicht mehr auf, und der Vater zog daraus den Schluß, daß ihn der Sohn mehr brauche.

Bei allem, was der Arzt an diagnostischen oder therapeutischen Eingriffen vorschlägt, muß er die wahrscheinlichen und möglichen Vorteile gegenüber den wahrscheinlichen und möglichen Nachteilen abwägen. Dies gilt gleichermaßen, ob er einem verängstigten Kind, das sich an seine Mutter klammert, eine Penicillininjektion machen will, oder ob er eine Laparotomie empfiehlt, ob er sich in Erklärungen einläßt oder einfache Psychotherapie versucht. Wir sind sicher, daß Hausärzte und Kinderärzte (ohne spezielle psychiatrische Ausbildung) keine emotionalen Zusammenbrüche bei Eltern und Kindern auszulösen riskieren, wenn sie ihnen die Möglichkeit geben, sich auszusprechen. Die große Mehrzahl von emotionalen Problemen sind nicht schwerwiegend; Psychosen kommen noch seltener vor. Der Arzt wird lernen, die Situationen zu erkennen, bei welchen er in bezug auf die Behandlung kompetent ist; für die anderen wird er die Hilfe eines Kinderpsychiaters beanspruchen, genau wie er die Hilfe von anderen Spezialisten in Anspruch nimmt.

Beratung

Der Arzt muß sich klar sein, was er unter »Beratung« versteht. Das Wort wird verwendet für dogmatische Belehrung oder für suggestive Beeinflussung. In akuten Situationen ist Belehrung notwendig, ob sie nun heißt: »Sie müssen den Tatsachen ins Auge schauen« oder »Ihr Kind muß ins Spital zur Appendektomie«. In chronischen Situationen, wo es darum geht, sich mit einem Gebrechen abzufinden, ist oft eine Änderung der Einstellung der Eltern oder des Kindes oder von beiden notwendig. In diesem Falle hilft eine dogmatische Belehrung nichts. Eine Erklärung kann helfen, aber nur dann, wenn der Arzt Mutter und Kind anhört, so daß er weiß, was sie verstehen können und was nicht, welche Ängste sie haben und was dem im Wege stehen würde, was er zu tun für richtig hält. Ungeachtet der auslösenden Faktoren liegen vielen Symptomen, die in diesem Buch besprochen wurden, lange andauernde Störungen der persönlichen Beziehungen zugrunde. Der beste Rat wird abgelehnt, wenn er zu abrupt gegeben wird; es braucht Zeit, alte Einstellungen in neue umzuwandeln.

Weitergabe an die Eltern

Wenn der Arzt entschieden hat, in welcher Richtung das Milieu oder die Einstellungen von Eltern und Kind zu deren Bestem geändert werden können, muß er noch entscheiden, wie dies erreicht werden soll. Erklären und Überzeugen sind wichtige Teile der Arbeit des Arztes. Er wird sie wirksamer anwenden, wenn er sich Rechenschaft gibt über seine gefühlsmäßige Einstellung zu dem Patienten, ob sie nun positiv oder negativ ist, und auch über die Haltung des Patienten zum Arzt.

Die besten Resultate stellen sich ein, wenn es gelingt, den Patienten oder die Eltern aktiv in die Behandlung einzubeziehen, damit sie die Behandlung, sei es ein Medikament, eine Diät oder eine Änderung der Einstellung nicht als etwas von außen Aufgedrängtes empfinden. Sie werden umso bereitwilliger mitmachen, wenn sie das Gefühl haben, der Arzt habe ihr Problem erkannt. Am Ende der Konsultation sollte der Arzt die Situation, wie er sie beurteilt, zusammenfassen und sie mit der Mutter besprechen. Er sollte die Mutter fragen, ob seine Beurteilung zu dem paßt, was sie über ihr Kind weiß. Der Arzt fragt die Mutter auch, ob sie noch Fragen stellen möchte und ob sie das Gefühl habe, sie verstehe die Ursache der Symptome und wisse, was zu tun sei. In manchen Fällen muß der Arzt nicht nur herausfinden, was möglicherweise nicht stimmt, sondern warum das Kind gebracht wurde und warum gerade jetzt. Die Mutter kann ihr Kind scheinbar wegen seiner Gliederschmerzen bringen. Der wirkliche Grund kann dies sein, aber eventuell auch die Befürchtung, es habe ein schlechtes Herz oder eine Leukämie oder es brauche Vitamine oder es sei zu mager. Das Kind oder die Mutter kann der wirkliche Patient sein. Beruhigung ist nicht ein Wort, sie ist eine Kunst; sie muß eine wichtige Rolle spielen bei der Behandlung, ihre Theorie und Praxis werden in Kap. 23 besprochen.

Genaue Erklärungen sind ebenso notwendig, wenn die Störung einen organischen Ursprung hat, wie wenn sie psychisch bedingt ist, denn auch wenn die Ängste der Eltern real begründet sind, können sie doch ein unnötiges Ausmaß annehmen. Wenn der Arzt komplizierte oder sehr ernste Erklärungen geben muß, wie z. B. bei einem behinderten Kind, ist es oft gut, den Eltern einige schriftliche Notizen zu geben, die festhalten, was besprochen wurde – da Tränen ihre Sicht und Angst ihr Verständnis getrübt haben können –, und oft wird es richtig sein, die Eltern bald zu einer weiteren Besprechung zu bestellen.

Der vielbeschäftigte Arzt kann versucht sein, Diskussionen möglichst abzuschneiden und Symptome, und manchmal die Person, mit Medikamenten zu behandeln. Er kann versucht sein, Vitamine und Eisen gegen Müdigkeit zu geben, Imipramin gegen Enuresis, Diazepam »für die Nerven«. Zu viele Ärzte sind »medikamentsüchtig« in ihren Behandlungen – sie verfallen dem unnötigen Gebrauch von Medikamenten zur symptomatischen Behandlung oder als Placebos. Wenn es um psychosomatische Probleme geht, wird der Arzt, der lieber die ganze Persönlichkeit als ein Symptom behandelt und lieber Erklärungen und Aussprachen ermöglicht als Rezepte schreibt, mehr Erfolg haben. Er wird nicht erwarten, sein Ziel in einer Konsultation zu erreichen. Bei der zweiten Konsultation kann er manchmal sehen, daß das Ziel schon erreicht ist, aber viel häufiger wird es nötig sein, das Gespräch weiterzuführen.

Wenn Symptome durch emotionale Disharmonien verursacht sind, muß der Arzt zuerst fortlaufend die Eltern überzeugen, daß keine organische Krankheit vorliegt, auch wenn die Symptome real bestehen und daß er ihnen keinerlei Schuld an einer psychisch bedingten Krankheit ihres Kindes gibt. Zweitens muß er den Eltern und dem Kind Möglichkeiten der emotionalen Entspannung geben, Möglichkeiten, ihre Gefühle zur Sprache zu bringen, nicht nur in bezug auf die Krankheit, sondern auch auf Schwierigkeiten zu Hause und in der Schule. Drittens muß er ihnen helfen, den Grund der Schwierigkeiten des Kindes zu verstehen, damit sie die Umgebung des Kindes so ändern können, daß es ihm leichter wird, sich zufriedenstellend anzupassen. Manchmal wird die Hilfe eines Kinderpsychiaters notwendig sein. Der Arzt wird entscheiden, was er selbst tun kann. In vielen Fällen werden Mühe und Zeit, die er aufgewendet hat, die sachgemäße und notwendige Hilfe sein, die zu befriedigenden Heilerfolgen führt.

Selbsthilfe- und Förderorganisationen für Behinderte

Bundesrepublik Deutschland

1. **Autismus**

   Bundesverband »Hilfe für das autistische Kind« e.V.
   Bebelallee 141, 2000 Hamburg 60

2. **Epilepsie**

   Deutsche Sektion der Internationalen Liga gegen Epilepsie e.V.
   Landstraße 1, 7640 Kehl-Kork

   Hilfe für das anfallskranke Kind e.V.
   Holländerey 5c, 2300 Kiel-Kronshaben

3. **Geistig Behinderte**

   Bundesvereinigung »Lebenshilfe für geistig Behinderte« e.V.
   Raiffeisenstraße 18, 3550 Marburg 7

   Aktion Sorgenkind e.V.
   Franz-Lohe-Straße 19, 5300 Bonn

4. **Diabetes**

   Deutscher Diabetikerbund e.V.
   Marktstraße 37, 6750 Kaiserslautern

5. **Hämophilie**

   Deutsche Hämophiliegesellschaft zur Bekämpfung von Blutungskrankheiten e.V.
   Rathausgasse 7, 8000 München 60

6. **Hörbehinderte**

   Deutsche Gesellschaft zur Förderung der Hör-Sprach-Geschädigten e.V.
   Bernadottestraße 126, 2000 Hamburg 52

7. **Lernbehinderte**

   Bundesverband zur Förderung Lernbehinderter e.V.
   Kerpener Straße 157–163, 5159 Kerpen-Sindorf

   Bundesverband Legasthenie e.V.
   Am Weinberg 31, 3452 Bodenwerder 11

8. **Muskelkrankheiten**

   Bekämpfung der Muskelkrankheiten e. V. – Helft dem muskelkranken Kind
   Friedrichring 20, 7800 Freiburg

9. **Mucoviscidose**

   Deutsche Gesellschaft zur Bekämpfung der Mucoviscidose e. V.
   Rheinstraße 79, 6078 Neu Isenburg

10. **Psoriasis**

    Deutscher Psoriasis-Bund e. V.
    Weg beim Jäger 89, 2000 Hamburg 61

11. **Sehbehinderte**

    Bund zur Förderung Sehbehinderter e. V. (BFS)
    Kirchfeldstraße 149, 4000 Düsseldorf 1

12. **Spastisch Gelähmte**

    Bundesverband für spastisch Gelähmte und andere Körperbehinderte e. V.
    Kölner Landstraße 375, 4000 Düsseldorf

13. **Körperbehinderte**

    Bundesverband der Eltern körpergeschädigter Kinder e. V.
    Bergisch-Gladbacher-Straße 981, 5000 Köln 80

14. **Spina bifida und Hydrocephalus**

    Arbeitsgemeinschaft Spina bifida und Hydrocephalus e. V.
    Kaiserstraße 4, 575 Menden

Österreich

1. Lebenshilfe für Behinderte
   1010 Wien, Ebendorferstraße 10

2. Österreichischer Dachverband zugunsten behinderter Kinder und Jugendlicher
   8010 Graz, Alberstraße 8

Schweiz

Schweizerische Vereinigung der Elternvereine für geistig Behinderte
16 Rue Centrale, Case postale 191, 2500 Biel 3

Bibliographie

Abraham S. and *Nordsieck M.* 1960. Relationship of excess weight in children and adults. *Publ. Hlth Rep. (Wash),* **75,** 263–273.
Aldrich C. A. and *Aldrich M. M.* 1938. *Babies are Human Beings.* New York: Macmillan.
Aldrich C. A., Sung C. and *Knop C.* 1945. The crying of newly born babies. 1. The community phase. *J. Pediat.* **26,** 313–326.
Allison J. H. and *Bettley F. R.* 1958. Investigations into cantharidin blisters raised on apparently normal skin in normal and abnormal subjects. *Brit. J. Derm.* **70,** 331–339.
American Institute of Nutrition 1959. Symposium on protein requirement and its assessment in man. *Fed. Proc.* **18,** 1124–1131.
Ansell B. M. 1972. Hypermobility of joints. In *Modern Trends in Orthopaedics* (6th edition). Editor A. G. Apley, London: Butterworths.
Anthony E. J. 1960. Effects of training under stress in children, *in* Tanner J. M. (ed.) *Stress and Psychiatric Disorder.* Oxford: Blackwell Scientific Publications, pp. 34–46.
Apley J. 1958. A common denominator in the recurrent pains of childhood. *Proc. roy. Soc. Med.* **51,** 1023–1024.
Apley J. 1959. *The Child with Abdominal Pains.* Oxford: Blackwell Scientific Publications, p. 86.
Apley J. 1964. An ecology of childhood. *Lancet,* ii. 1–4.
Apley J., Haslam D.R. & Tulloh C.G. 1970. Pupillary reactions in children with recurrent abdominal pain. *Arch. Dis. Childh.,* **46,** 337.
Apley J. 1973. Which of you by taking thought can add one cubit unto his stature? Psychosomatic illness in children: A modern synthesis. *Brit. Med. J.,* **2,** 756.
Apley J. 1975. *The Child with Abdominal Pains* (2nd edition). Oxford: Blackwell Scientific Publications.
Apley J. 1976. Pain in childhood. *J. Psychosom. Res.,* **20,** 383.
Apley J., Haslam D.R. & Tulloh C. G. 1970. Pupillary reactions in children with recurrent abdominal pain. *Arch. Dis. Childh.,* **46,** 337.
Apley J., Davies J., Davies D.R. & Silk B. 1971. Dwarfism without apparent physical cause. *Proc. R. Soc. Med.,* **64,** 135–8.
Apley J. & Hale B. 1973. Children with recurrent abdominal pain: How do they grow up? *Brit. Med. J.,* , 7–9.
Apley J. and *Naish J. M.* 1955. Limb pains in childhood. *In* O'Neill D.F. (ed.) *Modern Trends in Psychosomatic Medicine.* London: Butterworths, pp. 81–91.
Apley J. and *Naish J.M.* 1958. Recurrent abdominal pains: a field survey of 1000 children. *Arch. Dis. Childh.* **33,** 165–170.
Apley J. and *Simpson K.* 1960. Heart failure in infants. *Practitioner,* **185,** 650–653.
Asher P. 1966. Fat babies and fat children: the prognosis of obesity in the very young. *Arch. Dis. Childh.* **41,** 672–673.
Asnes R.S. & Mones R. L. 1973. Pollakisuria. *Paediatrics,* **52,** 615.
Azrin N.H. & Foxx R.M. 1973. A rapid method of eliminating bed-wetting. *Behaviour Research Therapy,* **11,** 427.

Baird H.W. 1972. *The Child with Convulsions. A Guide to Parents, Teachers, Counsellors and Medical Personnel.* New York and London: Grune and Stretton.
Bakwin H. 1942. Loneliness in infants. *Amer. J. Dis. Child,* **63,** 30–40.
Bakwin H. 1973. Body weight regulation in twins. *Devel. Med. Child. Neurol.,* **15,** 1978.
Barbero G.J., *Rigler* D. and *Rose* J.A. 1957. Infantile gastro-intestinal disturbance: A pilot study and design for research. *Amer. J. Dis. Child,* **94,** 532–533.
Beaudoin R., *Van Itallie* T.B. and *Meyer* J. 1952–1953. Carbohydrate metabolism in ›acute‹ and ›static‹ human obesity. *J. clin. Nutr.* **1,** 91–99.
Berg I., *Fielding* D. & *Meadow* R. 1977. Psychiatric disturbance, urgency and day and night wetting in children. *Arch. Dis. Childh.,* **52,** 645.
Bernstein B. 1961. Aspects of learning and language in the genesis of the social process. *J. Child Psychol. Psychiat.* **1,** 313–324.
Bille B. 1962. Migraine in school children. *Acta paediat. scand.* **51,** Suppl. 136.
Birn S.B., *Blank* M., *Bridger* W.H. and *Escalona* S.K. 1965. Behavioural inhibition in neonates. *Child Develop.* **36,** 639–649.
Birell J.F. 1952. Chronic maxillary sinusitis in children. *Arch. Dis. Childh.* **27,** 1–9.
Blackwell B. & *Currah* J. 1973. The psychopharmacology of nocturnal enuresis. *Bladder Control and Enuresis,* Chap. 25, eds Kolvin I., Mac Keith R.C. & Meadow S. R. London: Heinemann; Philadelphia: Lippincott.
Brazelton T.B. 1962. Child-oriented approach to toilet training. *Pediatrics,* **29,** 121–128.
Brenning R. 1960. Growing pains. *Acta Soc. Med. Upsal.,* **65,** 185–201.
Britton S. W. and *Kline* R.F. 1939. Emotional hyperglycemia and hyperthermia in tropical mammals and reptiles. *Amer. J. Physiol.* **125,** 730–734.
Brooks D. & *Mander* A. 1972. Pathogenesis of the urethral syndrome in women and its diagnosis in general practice. *Lancet,* **2,** 893.
Bruch H. 1961. Transformation of oral impulses in eating disorders: a conceptual approach. *Psychiat. Quart.* **35,** 458–481.
Bruch H. 1966. Neurophysiological disturbances in obesity. *Psychiat. Quart.* **27,** 37–41.
Cameron H.C. 1946. *The Nervous Child.* 5th edn. London: Oxford University Press.
Cannon W.B. 1928. Mechanisms of emotional disturbances of bodily functions. *New Engl. J. Med.* **198,** 877–884.
Carey W.B. & *Sibinga* M.S. 1972. Avoiding paediactric pathogenesis in the management of acute minor illness. *Paediatrics,* **49,** 553–62.
Carne S. 1966. The influence of the mother's health on her child. *Proc. roy. Soc. Med.,* **59,** 1013–1014.
Christenson M.F. & *Mortensen* O. 1975. Long term prognosis in children with recurrent abdominal pain. *Arch. Dis. Childh.,* **50,** 110–14.
Clardy E.R., *Hill* B.C. Quoted by Anthony E.J. 1960.
Clarke C.M. and *Davis* R.D. 1963. The families of mentally retarded children. *Develop. Med. Child Neurol.,* **5,** 279–286.
Court S.D.M 1963. (ed.) *The Medical Care of Children.* London: Oxfort University Press.
Dalton K. 1965. The influence of the mother's menstruation on her child. *Proc. roy. Soc. Med.* **59,** 1013–1016.
Darwin C. 1889. *The Expression of the Emotions in Man and Animals.* London: Murray.
Davidson M. & *Wasserman* R. 1966. The irritable colon of childhood. *J. Ped.,* **69,** 1027.
Davis D.R. 1974. ›Psychosomatic‹ stunting of children. *Brit. Clin. J.,* **2,** 7–10.
Davis D.R., *Apley* J., *Fill* G. & *Grimaldi* C. Diet and Stunted Growth (to be published).

Dawson B., Harobin G., Illsley R. & Mitchell R. 1969. A survey of childhood asthma in Aberdeen. *Lancet*, **1**, 927.
De Jonge G.A. 1973. Epidemiology of enuresis. *Bladder Control and Enuresis*, Chap. 4, eds Kolvin I., Mac Keith R.C. & Meadow S.R. London: Heinemann; Philadelphia: Lippincott.
De Jonge G.A. 1973. The urge syndrome. *Bladder Control and Enuresis*, Chap. 8, eds Kolvin I., Mac Keith R.C. & Meadow S.R. London: Heinemann, Philadelphia: Lippincott.
Dische S. 1973. Treatment of enuresis with an enuresis alarm. *Bladder Control and Enuresis*, Chap. 24, eds Kolvin I., Mac Keith R.C. & Meadow S.R. London: Heinemann, Philadelphia: Lippincott.
Dodge W.F., West E.F., Bridgforth E.B. & Travis L.B. 1970. Nocturnal enuresis in 6–10 year old children: Correlation with bacteriuria, proteinuria and pyuria. *Amer. J. Dis. Child.*, **120**, 32.
Douglas J.W.B. 1973. Early disturbing events and later enuresis. *Bladder Control and Enuresis*, Chap. 15, eds Kolvin I., Mac Keith R.C. & Meadows S.R. London: Heinemann; Philadelphia: Lippincott.
Dubos R.J. 1958. *Bacterial and Mycotic Infections of Man*. 3rd edn. London: Pitman Medical Publishing Co.
Elmer E. & Gregg G.S. 1967. Developmental characteristics of abused children. *Paediatrics*, **40**, 596.
Escalona S.K. 1968. *The Roots of Individuality*. London: Tavistock Publications.
Eveleth P.B. & Tanner J.M. 1976. *Worldwide Variation in Human Growth*. Cambridge: Cambridge University Press.
Evans P.R. 1956. *Disorders of Sleep in Children*. London: Medical Press.
Ford J.A., Colhoun E.M., McIntosh W.B. & Dunningham M.G. 1972. Rickets and osteomalacia in the Glasgow Pakistani community, 1961–71. *Brit. Med. J.*, **2**, 677–80.
Forsythe W.I. & Redmond A. 1974. Enuresis and spontaneous cure rate. *Arch. Dis. Childh.* **49**, 259.
Fommer E.A. 1967. Treatment of childhood depression with antidepressant drugs. *Brit. med. J.*, **i**, 729–732.
Galton D.J. 1966. An enzymatic defect in a group of obese patients. *Brit med. J.*, **ii**, 1498–1500.
Gayford J.J. 1975. Wife battering: A preliminary survey of 100 cases. *Brit. Med. J.*, **1**, 193–4.
Gee S. 1882. On fitful or recurrent vomiting. *St. Bart's Hosp. Rep.* **18**, 1–6.
Goldsmith W.N. and Hellier E.F. 1954. *in Recent Advances in Dermatology*. 2nd edn. London: J. & A. Churchill.
Gordon E.S., Goldberg E.M., Brandabur J.J., Gee J.B. and Rankin J. 1962. Abnormal energy metabolism in obesity. *Trans. Ass. Amer. Physcns*, **75**, 118–128.
Gordon R.R. 1965. Cri-du-chat syndrome. *Develop. Med. Child Neurol.* **7**, 423–425.
Graham J.G. 1969. The treatment of migraine. *Prescribers Journal*, **9**, 131.
Graham J.R. 1956. *Treatment of Migraine*. (New England Journal of Medicine Medical Progress Series) Boston: Little, Brown & Co.
Graham P.J., Rutter M.L., Yule W. & Pless I.B. 1967. Childhood asthma: A psychosomatic disorder? Some epidemiological considerations. *Brit. J. Prevent. Social Med.*, **21**, 78.
Grant M.W. 1966. Juvenile obesity. *Med. Offr.*, **115**, 331–335.
Green J.E. 1975. *Migraine in School Children*. London: Migraine Trust Report, October.
Hallgren B. 1956. Enuresis. *Acta Psychiatrica et Neurologica Scandinavica*, **31**, 379.
Hallgren B. 1957. Enuresis: a clinical and genetic study. *Acta psychiat. scand.* **32**, Suppl. 114.

Hamburger W.W. 1951. Emotional aspects of obesity. *Med. Clin. N. Amer.* **34**, 483–499.
Hamburger W.W. 1957. Psychological aspects of obesity. *Bull. N.Y. Acad. Med.* **33**, 771–782.
Hamilton W. 1976. Endemic cretinism. *Devel. Med. Child Neurol.*, **18**, 386.
Hammond J. 1973. Prognosis of severe cyclical vomiting. *Arch. Dis. Childh.*, **48**, 81.
Harvey C. 1967. Paroxysmal vertigo in young children. *Arch. Dis. Childh.*, in the press.
Harvey W. in Hunter R.A. and MacAlpine I. 1957. William Harvey: his neurological and psychiatric observations. *J. Hist. Med.*, **12**, 126–139.
Hersov L.A. 1966. Obesity in childhood: the psychological aspects. *J. roy. Coll. Physcns*, **1**, 284–291.
Holman R.R & Kanwar S. 1975. Early life of the battered child. *Arch. Dis. Childh.*, **50** (1), 78–80.
Holmes T.H., Goodell H., Wolf S. and Wolfe H.G. 1950. *The Nose: An Experimental Study of Reactions within the Nose in Human Subjects during varying Life Experience.* Springfield, Ill.: C. C. Thomas.
Howell J.B.L. 1971. Cardiorespiratory failure of extreme obesity. In *Textbook of Medicine* (13th edition), p. 880. Editor C. Loeb, Philadelphia: W.B. Saunders Co.
Hoyt C.S. and *Stickler G.B.* 1960. A study of 44 children with the syndrome of recurrent (cyclic) vomiting. *Pediatrics*, **25**, 775–780.
Hu J.D. 1965. Australian variant on full moon disease. *Med. J. Aust.* **ii**, 1229–1230.
Hubert J. 1974. Belief and reality: Social factors in pregnancy and childbirth. In *Ruchards MPM, 1974. The Integration of a Child into a Social World.* London: Cambridge University Press.
Hughes E.L. and *Cooper C.E.* 1956. Some observations on headache and eye pain in a group of school children. *Brit. med. J.*, **i**, 1138–1141.
Illingworth R.S. 1954. Three month colic. *Arch. Dis. Childh.* **29**, 165–174.
Illingworth R.S. 1955. Crying in infants and children. *Brit. med. J.*, **i**, 75–78.
Illingworth R.S. 1975. *The Normal Child: some problems of the first five years and their treatment.* London, J & A Churchill.
Illingworth R.S. and Illingworth C.M. 1954. *Babies and Young Children*, London: J. & A. Churchill.
Johnson M.L., Burke B.S. and *Meyer J.* 1956. Prevalence and incidence of obesity in a cross-section of elementary and secondary school children. *Amer. J. clin. Nutr.*, **4**, 231–238.
Jones F.A. and *Gummer J.W.P.* 1960. *Clinical Gastroenterology.* Oxford: Blackwell Scientific Publications.
Kekwick A. 1960. On adiposity. *Brit. med. J.* **ii**, 407–414.
Kekwick A. and *Pawan G.L.S.* 1957. Metabolic study in human obesity with isocaloric diets high in fat, protein or carbohydrate. *Metabolism*, **6**, 447–460.
Keyman A., Hardoff E., Berger A. & Winter S. 1973. Recurrent abdominal pains in children. *The Family Doctor*, **3**, 1.
Klauss M.H. & Kennell J.H. 1976. Parent to infant attachment. In *Recent Advances in Paediatrics (5th edition).* Editor Hull D. Edinburgh, London, New York: Churchill Livingstone.
König P. & Godfrey S. 1974. Genetics of wheezy children assessed by exercise induced bronchial lability. *Arch. Dis. Childh.*, **49**, 242.
Leigh A.D. and *Marley E.* 1967. *Bronchial Asthma: a Genetic, Population and Psychiatric Study.* Oxford: Pergamon Press.

Lewis H. 1960. Medical responsibility in adoption. *Brit. med. J.* **1,** 1197–120.0

Lewis I. 1975. Final report of angiographic study of retinal vessels during migraine. Migraine Trust Report.

Lloyd J. & Wolff O. 1976. Obesity In *Recent Advances in Paediatric* (5th edition), Chapter 12. Editor Hull D. Edinburgh, London, New York: Churchill Livingstone.

Lloyd R.K., Wolff O.H. and Whelen W.S. 1961. Childhood abesity. *Brit. med. J.,* **ii,** 145–148.

Lott I.T., Enckson A.M., Levy H. 1972. Dietary treatment of an infant with isovaleric acidemia. *Paediatrics,* **49,** 616.

MacCarthy D. 1964. Minor disorders in infancy. *Brit. med. J.* **ii,** 1511–1513.

MacCarthy D. & Booth E.M. 1970. Parental rejection and stunting of growth. *J. Psychosom. Res.,* **14,** 259–65.

McKee W.J.W. 1963. A controlled study of the effects of tonsillectomy and adenoidectomy in children. *Brit. J. prev. soc. Med.* **17,** 49–69.

Mac Keith R.C. 1956–57. Modern views on the infant's dummy. *Clin. Rep. Adelaide Child. Hosp.* **3,** 4–6.

Mac Keith R.C. 1963. Is a big baby healthy? *Proc. Nutr. Soc.,* **22,** 128–134.

Mac Keith R.C. and O'Neill D.F. 1951. Recurrent abdominal pains in children. *Lancet,* **ii,** 278–282.

Mac Keith R., Meadow R. & Turner R.K. 1973. How children become dry. *Bladder Control and Enuresis,* Chapter 1, edited by Kolvin I., Mac Keith R.C. & Meadow S.R. London: Heinemann; Philadelphia: Lippincott.

Mac Keith R.C. 1974. High activity and hyperactivity. *Devel. Med. Child Neurol.,* **16,** 343.

Mac Keith R.C. & Wood C. 1976. *Infant Feeding and Feeding Difficulties* (5th edition). London: J. and A. Churchill.

Mace J.W., Goodman S.I., Centerwell W.R. & Chinwick R.F. 1976. The child with an unusual odor. *Clin. Ped.,* **15,** 57–62.

Mawson S.R., Adlington P. & Evans M. 1967. A controlled study evaluation of adeno-tonsillectomy in children. *J. Lar. Otol.,* **81,** 777.

Meadow, S.R. 1969. The Captive Mother. *Arch. Dis. Childh.,* **44,** 362.

Meadow, S.R. 1973. The Management of Nocturnal Enuresis. Chapter 21 of Bladder Control and Enuresis. Ed. Kolvin, I., Mac Keith, R.C., Meadow, S.R. London Heinemann, Philadelphia Lippincott.

Meadow, S.R. 1977. Munchausen Syndrome by Proxy. The hinterland of child abuse. *Lancet,* **2,** 343.

Meadow, S.R. 1977. How to use buzzer alarms to cure bed wetting. *Brit. Med. J.,* **2,** 931.

Meadow S.R., White R.H.R. & Johnston N.M. 1969. Prevalence of symptomless urinary tract disease in Birmingham school children: 1. Pyuria and bacteriuria. *Brit. Med. J.,* **3,** 81.

Meyer J. 1965. Obestiy in adolescence. *Med. Clin. N. Amer.* **49,** 421–432.

Meyer J. and Haggerty R.J. 1962. Streptococcal infections in families: factors altering individual susceptibility. *Pediatrics,* **29,** 539–549.

Miller D.S. and Mumford P.M. 1964. Overeating low proteins by adult man. *Proc. Nutr. Soc.* **23,** xliii.

Miller D.S. and Mumford P.M. 1966. Obesity: physical activity and nutrition. *Ibid.,* **25,** 100–107.

Miller F.J.W., Court S.D.M., Walton W.G. and Knox E.G. 1960. *Growing-up in Newcastle-upon-Tyne.* London: Oxford University Press.

Miller F.J.W., Court S.D.M., Knox E.G. & Brandon S. 1974. *The School Years in Newcastle upon Tyne.* London: Oxford University Press.
Miller N.E. 1969. Learning of visceral and glandular responses. *Science,* **163,** 434.
Morley D. 1973. *Paediatric Priorities in the Developing World.* London: Butterworths.
Mossberg H.O. 1948. Obesity in children. A clinical, prognostical investigation. *Actd paediat. scand.* **35,** Suppl. 2.
Mowrer O.H. & Mowrer W.M. 1938. *Enuresis: A Method for its Study and Treatment.*
Mowrer O.H. 1950. *Learning Theory and Personality Dynamics.* New York: Ronald Press.
Nairn J.R., Bennet A.J., Andrew J.D. and MacArthur P. 1961. A study of respiratory function in normal schoolchildren. *Arch. Dis. Childh.* **36,** 253–258.
Naish J.M. and Apley J. 1951. »Growing Pains«: a clinical study of nonarthritic limb pains in children. *Ibid.,* **26,** 134–140.
Newson J. and Newson E. 1963. *Infant Care in an Urban Community.* London: Allen & Unwin.
O'Doherty N. 1968. ›A new hearing test applicable to the crying newborn infant‹. *Develop. Med. Child Neurol.,* **10,** 380.
Oppel W.C., Harper P.A., Rider R.U. 1968. The age of attaining bladder control. *Paediatrics,* **42,** 614.
Oster J. & Nielsen A. 1972. Growing pains: A clinical investigation of a school. *Acta Paed. Scand.,* **61,** 329–34.
Ottenberg P., Stein M., Lewis J. and Hamilton C. 1958. Learned asthma in the guinea pig. *Psychosom. Med.,* **20,** 395–400.
Patton R.G. & Gardner L.I. 1963. *Growth Failure in Maternal Deprivation.* Springfield, Illinois., C.C. Thomas.
Pawan G.L.S. 1959. Some aspects of metabolism of the obese. *Proc. Nutr. Soc.* **18,** 155–162.
Pawan G.L.S. 1961. Some metabolic aspects of human obesity. *Proc. Ass. clin. Biochem.* **1,** 148.
Pringle M.L.K., Butler, N.R. and Davie R. 1966. *11,000 Seven year-Olds.* First Report of the National Child Development Study. London: Longmans, Green.
Quaade F.H. 1955. *Obese Children. I. Anthropology and Environment.* Copenhagen: Danish Science Press.
Rees L. 1959. The role of stress in the etiology of psychosomatic disorders. *Proc. roy. Soc. Med.* **52,** 274–278.
Reimann H.A. 1932. Habitual hyperthermia. *J. Amer. med. Ass.* **99,** 1860–1862.
Renbourne E.T. 1960. Body temperature and pulse rate in boys and young men prior to sporting contests. A study of emotional hyperthermia, with a review of the literature. *J. psychosom. Res.* **4,** 149–175.
Roberts D.F. & Dann T.C. 1975. A 12 year study of menarchal age. *Brit. J. Soc. Med.,* **29,** 31.
Roberts K.E. and Schoellkopf J.A. 1951. Eating, sleeping and elimination practices of a group of two-and-one-half-year-old children. III. Sleeping practices. *Amer. J. Dis. Child.,* **82,** 132–136.
Rogers D., Tripp J., Bentovim A., Robinson A., Berry D., Goulding R. 1976. Non-accidental poisoning: an extended syndrome of child abuse. *Brit. Med. J.,* **1,** 793.
Rose G.A. and Williams R.T. 1961. Metabolic studies on large and small eaters. *Brit. J. Nutr.* **15,** 1–9.
Ross M.H. 1959. Protein, calories and life expectancy. *Fed. Proc.* **18,** 1190–1207.
Roydhouse N. 1969. A controlled study of adeno-tonsillectomy. *Lancet,* **2,** 931.

Rubin L.S., Barbero G.J. & Sibinga M.S. 1967. Pupillary reactivity in children with recurrent abdominal pain. *Psychosomatic Medicine,* **29,** 111.
Rutter M., Graham P. & Yule W. 1970. A neuropsychiatric study in childhood. *Clinics in Developmental Medicine, 35/36.* London: Spastics International Medical Publications, Heinemann.
Ryle A. 1962. Unpublished observations.
Saint G. 1967. The work of the child welfare clinics. *Guy's hosp. Gaz.* **79,** 414–422.
Sarsfield J.K., Gowland G., Toy R. & Norman A.L.E. 1974. Mite-sensitive asthma of childhood. Trial of avoidance measures. *Arch. Dis. Childh.* **49,** 711.
Sibinga M.S. & Friedman C.J. 1971. Restraint and speech. *Paediatrics,* **48,** 116–22.
Sparks J.P. 1977. *Migraine: A Survey in Childhood.*
Spence J., Walton W.S., Miller F.J.W. and *Court S.D.M.* 1954. *A Thousand Families in Newcastle-upon-Tyne.* London: Oxford University Press.
Stafford-Clark D. 1959. The foundations of speech in psychiatry. *Brit. med. J.* **ii,** 1199–1204.
Stansfeld J.M. 1973. Enuresis and urinary tract infection. *Bladder Control and Enuresis,* Chap 13, edited by Kolvin I., Mac Keith R.C. & Meadow S.R. London: Heinemann; Philadelphia: Lippincott.
Still G.F. 1938. *Common Happenings in Childhood,* London: Oxford University Press.
Stone F.H. 1976. *Psychiatry and the Paediatrician.* London: Butterworths.
Stone R.J. & Barbero G.J. 1970. Recurrent abdominal pain in childhood. *Paediatrics,* **45,** 732–8.
Straus P. 1965. Facteurs medicaux et sociaux des hospitalisations d'enfants, in Fabia J. (ed.) *Modern Problems in Pediatrics, vol. 9, Seminar on Hospitalisation of Children.* Basel: S. Karger, pp. 139–149.
Townsend E.F. 1961. Emotional aspects of cerebral palsied adolescents within their family and society, *in* Bax M.C.O. (ed.) *Hemiplegic Cerebral Palsy in Children and Adults.* Little Club Clinics in Developmental Medicine, No. 4. London: National Spastics Society, pp. 166–170.
Trowell H.C. and *Jelliffe D.B.* 1958. *Diseases of Children in the Tropics and Subtropics.* London: Edward Arnold.
Wasz-Hockert O., Lind J., Vudrekoski V., Partenen T. & Valanne E. 1968. The infant cry. A spectrographic and auditory analysis. *Clinics in Developmental Medicine No. 29.* Spastics International Medical Publications in association with William Heinemann Medical Books, Ltd, London.
Wessel M.A., Cobb J.C., Jackson E.B., Harris G.S. and *Detwiler A.C.* 1954. Paroxysmal fussing in infancy sometimes called ›colic‹. *Pediatrics,* **14,** 421–435.
White K.L. and *Long W.N.* 1958. The incidence of psychogenic fever in a university hospital. *J. chron. Dis.,* **50,** 1–21.
Whiteside C.G. & Arnold E.P. 1975. Persistent primary enuresis: A urodynamic assessment. *Brit. Med. J.,* **1,** 364.
Whitton C.F., Pettitt M.G. & Fischoff J. 1969. Evidence that growth failure from maternal deprivation is secondary to under-eating. *J. Amer. Med. Ass.,* **209,** 1675–82.
Widdowson E.M. 1947. A study of individual children's diets. *Spec. Rep. Ser. Med. Res. Coun. (Lond.),* No. 257, pp. vii, 196.
Wilkins L. 1961. *The diagnosis and treatment of endocrine disorders in childhood and adolescence.* 3rd edn. Springfield, Ill., Charles C. Thomas.
Wilkinson A.W. 1974. Emotional aspects of injury. In *Modern Trends in Paediatrics,* **4,** Chapter 8. London: Butterworths.

Williams H.E. & McNicol K.N. 1969. Prevalence, natural history and relationship of wheezy bronchitis and asthma in children. An epidemiological study. *Brit. Med. J.,* **4,** 321.
Winter S.T. 1976. Recurrent abdominal pain in children. *Clin. Ped.,* **15,** 771–3.
Wolf S. and *Wolff H.G.* 1942. Intermittent fever of unknown origin: recurrent high fever with benign outcome in patients with migraine and notes on ›neurogenic‹ fever. *Arch. intern. Med.* **70,** 293–302.
Wolf S. & Wolff H.G. 1943. *Human Gastric Function.* London: Oxford University Press.
Wolff O.H. 1955. Obesity in childhood: study of birthweight, height and onset of puberty. *Quart. J. Med.* **24,** 109–123.
Wolff O.H. 1965. Obesity in childhood, *in* Gairdner D. (ed.) *Recent Advances in Pediatrics,* 3rd edn. London: J. & A. Churchill, pp. 216–233.
Wolff O.H. 1966a. Obesity in Childhood, *Triangle,* **7,** 234–239.
Wood B., Wong Y.K. & Theodoridis C.G. 1972. Paediatricians look at children awaiting adeno-tonsillectomy. *Lancet,* **2,** 645.
Wyllie W.G. and *Schlesinger B.* 1933. The periodic group of disorers in childhood. *Brit. J. Child. Dis.,* **30,** 1–21.
Wynne-Davies R. & Lloyd Roberts G.C. 1976. Arthrogryposis multiplex congenita. *Arch. Dis. Childh.,* **51,** 618.
Young G.C. & Morgan R.T.T. 1972. Overlearning in the conditioning treatment of enuresis. *Behaviour Research and Therapy,* **10,** 147.
Zausmer D.M. 1954. Treatment of tics in childhood: review and follow-up study. *Arch. Dis. Childh.,* **29,** 537–542.

Zusätzliche Literatur:

Asperger H. und *Wurst F.,* 1982. Psychotherapie und Heilpädagogik bei Kindern, Urban & Schwarzenberg, München–Wien–Baltimore.
Grundler E. und *Seige G.,* Kinderheilkunde – Diagnostik, Therapie, Prophylaxe. Hippokrates Verlag, Stuttgart, 5. Auflage 1980.
Harbauer H., Lempp R., Nissen G. und *Strunk, P.* 1971. Lehrbuch der speziellen Kinder- und Jugendpsychiatrie, Springer, Berlin.
Illingworth R., Leitsymptome der Kinderkrankheiten. Hippokrates Verlag, Stuttgart 1981.
Rett A. und *Seidler H.* 1981. Das hirngeschädigte Kind, Jugend und Volk, Wien–München.
Ross A.O., Lern- und Leseschwäche bei Kindern. Hippokrates Verlag, Stuttgart 1981.
Ross A.O., Psychische Störungen bei Kindern. Hippokrates Verlag, Stuttgart 1982.
Ross A.O., Das Sonderkind. Hippokrates Verlag, Stuttgart, 2. Auflage 1977.

Sachregister

Abdominalschmerzen s. Bauchschmerzen
Achondroplasie 189
Acidose 51
Adenoide Wucherungen 48, 49, 78, 144, 173
Adipositas 32, 128, 129, 188, 192 ff
– Behandlung 200
– hypothalamische 194
– Vorbeugung 199
Adoleszenz 21, 74, 119, 150, 151, 187, 198, 218, 235
Adoption 16
Adrenalin 163
Affektkrämpfe, respiratorische 138
Aggressivität 113, 197
Akne vulgaris 124
Alimentäre Erkrankung 123
Allergene 56, 61
Allergische Krankheit 48, 53, 56, 60, 89, 124, 160
Allgemeinreaktion 28
Alkoholabusus 105
Alopecia areata 125
Alpträume 147
Altersverteilung psychosomatischer Störungen 32, 53, 65, 95, 127, 147, 148
Amputation 234
Analfissur 109
Analstriktur 242
Anämie 16, 173
Anamnese 14, 31, 51, 78, 98, 128, 241 ff
Angst 16, 27, 51, 68, 71, 82, 109, 118, 124, 147, 149, 208, 229, 242, 245, 256 ff
– der Mutter (Eltern) 40, 45, 142, 163, 175, 200, 251, 256
– »spezifische« 256
– vor dem Tod 208, 259
Anorexia nervosa 32, 33, 188
Anorexie s. Appetitstörung
Anpassung 21, 143, 188
Anpassungsstörung 234, 235
Antigen-Antikörper-Reaktion 122
Aortenstenose 79

Appendizitis 258
– chronische 66, 253, 261
Appetit 172
Appetitstörung 27, 32, 50, 172 ff, 190, 209
Armut 17, 34, 36, 37, 47, 198
Arthrogryposis multiplex congenita 39
Asthma bronchiale 18, 25 ff, 32, 47, 53 ff, 147, 182, 186, 206, 230, 258
– Intervallbeh. 60, 253
– Status asthm. 60
– Therapie 59, 62, 63, 253
– Ursachen 55, 61
Atemnot – Attacken 32
Atemübungen 62
Autismus 267
Autoimmunkrankheit 125
Axillarche 187

Bauchschmerzen 13, 21, 40
– rezidivierende 32, 64, 65, 66 ff, 76, 84, 244, 261, 264
Begabungsschwäche 230
Behandlung s. auch Therapie 264
Behandlungsplan für behinderte Kinder 224, 226
Behindertes Kind 212 ff, 220 ff
– Einstellung der Eltern 213 ff
– Einstellung der Öffentlichkeit 213
– Förderorganisationen 267
– Untersuchungsstellen 225
– Verhalten der Eltern 215 ff
Beratung 265
Berufsausbildung Behinderter 225
Beruhigung durch den Arzt 251 ff
Bettnässen s. Enuresis noct.
Bewegungsmuster 127
Blasenbeherrschung 95
Bleivergiftung 173
Blindheit 228
Blutkrankheiten 72
Bronchitis 138
Brusternährung 140, 157 ff, 161
– insuffiziente 167

Sachregister

Chloralhydrat 141, 150
Chorea 130
Chronifizienz 28
Colitis 137
– ulcerosa 29, 32
Corticosteroide 62, 124, 190
Crohn'sche Krankheit 67, 86
Cushing-Syndrom 199

Darmparasiten s. Wurmbefall
Daumenlutschen 27, 143
Dehydrierung 108, 181
Delinquenz 17, 37
Depression 31, 139, 151, 153, 204
Deprivation, emotionale 37, 183, 190
Desensibilisierung 79
Diabetes mellitus 120, 126, 181, 183, 186, 192, 229 ff, 267
Diagnose 14, 20, 132, 247 ff
Diarrhoe 25, 67, 84, 110, 138, 182
Diät 76, 87, 108, 110, 111, 180, 182, 192, 200, 203
Dimension
– emotionale 16
– geistige 16
– somatische 15
– soziale 17
Diphtherie 50
Disposition 24, 28, 56, 75, 194
Down-Syndrom 132, 189, 212, 217, 222, 231
Drei-Monat-Kolik 25, 32, 136 ff, 140, 156
Dysmenorrhoe 71

Ekzem 25, 27, 119, 123, 137, 146
Emotionale Störung 31, 41, 48, 57, 68, 69, 71, 80, 88, 113, 114, 116, 120, 125, 127, 146, 164, 174, 183, 188, 193, 223, 227, 243 ff
Endokrine Einflüsse 26, 122, 194
Enkopresis 27, 32, 106 ff
Enuresis
– diurna 93, 101 ff
– nocturna 17, 27, 32, 37, 68, 93 ff, 209
– persistierende 93, 94
– Prophylaxe 102
– Therapie 98 ff

Epilepsie 67, 89, 119, 130, 206, 215, 232 ff, 267
– abdominale 90
– Behandlung 232
Erbrechen 19, 181
– azetonämisches 77, 82, 85 ff
– nach dem Füttern 27
– psychogenes 19, 25, 32, 169
– rezidivierendes 19, 21, 32
Erfahrungen 38, 145, 166, 243
Ernährungsplan 154, 155, 169
Erröten 32
Eßgewohnheiten, familiäre 198, 201

Familie 38 ff
– mit behindertem Kind 218, 224
Fehlgeburt 36
Feste Nahrung beim Säugling 170, 171
Fieberzustände, rezidivierende 82 ff
Fingerlutschen 129
Flaschenernährung 157, 168 ff
Frühbehandlung behinderter Kinder 217, 224
Früherfassung behinderter Kinder 217, 224
Früherziehung 102, 103, 107, 144, 217, 224
Frühgeburt 36, 179
Fütterungsschwierigkeiten 153

Ganzheitsmedizin 29
Geburtsgewicht 179, 184, 189
Gefühle des Kindes 22 ff, 253 ff
– der Mutter 253 ff
Geistig Behinderte 212 ff, 215, 224, 230, 267
Gelenkrheumatismus 39, 52, 73, 75, 183
Genetische Ursachen 38, 39, 44, 55, 56, 103, 189, 193
Geschlechtsverteilung 33, 94, 127, 180
Gespräch, ärztliches 238 ff
Gewichtskurve 184
Gliederschmerzen, rezidivierende 18, 32, 64, 65, 73 ff, 89, 259, 266

Hämaturie 72
Hämophilie 267
Harnwegsinfekt 15, 84, 97, 102, 104, 105, 182, 205
Hautkrankheiten 118 ff

Sachregister

Heilpädagogik 17
Heilpädagogische Untersuchungszentren 225
Herzerkrankung, rheumatische 73, 234, 236
Herzfehler, kongenitale 73, 134, 182, 185, 186, 234, 235
Herzneurose 236
Heuschnupfen 61
Hiatushernie 86, 181
Hirnschädigung 181
Hirntumor 258
Hirschsprung'sche Krankheit 109, 110, 112, 181
Homöostose 17
Hörbehinderte 228, 267
Hörgerät 229
Hörprüfung 135, 229
Hunger 135, 136, 181
Hydrocephalus 268
Hyperkinetisches Syndrom 27, 130
Hypertension (Hypertonie) 15, 29, 79, 192, 199
Hyperthyreose 183, 186
Hyperventilation 51, 52
Hypogammaglobulinämie 39
Hypoglykämie 119
Hypogonadismus 199
Hypophysenhinterlappen 163
Hypophysenvorderlappen 189
Hypothyreose 110, 189, 199
Hypoxie, perinatale 134

Iatrogene Krankheit 18
Imipramin-Therapie (Enuresis) 100
Immunreaktionen 24
Infekte, Infektionskrankh. 30, 37, 39, 49, 56, 61, 73, 77, 84, 141, 173, 181, 183, 185, 186
Information, nicht-verbale 241
Intelligenz 16, 37, 43, 173, 228
Intelligenzschwäche 231
Internatsunterbringung 63, 69, 222, 230
Intertrigo 126
Invagination 86, 132, 134

Juckreiz (Pruritis) 119, 120

Kalorienkonsum 195
Katzenschreisyndrom 134
Kinderpsychiater 101, 203, 223, 233, 265, 266
Klumpfuß 39
Kohlehydratintoleranz 182
Konditionierung (bedingter Reflex) 23, 26, 28, 55, 172
Konsultation 238 ff
Konzentrationsstörung 27
Kopfschmerzen 18, 32, 40, 64, 65, 71, 257
– rezidivierende 77 ff, 89
Körperbehinderung 234, 268
Körpergröße 179
Kraniopharyngeom 199
Krankenhausaufenthalt 18, 65, 184, 185, 205, 208, 255
Krankheit, akute 205 ff
Kretinismus 134
Kreuzschmerzen 65
Kulturelle Einflüsse 35

Laboruntersuchung 14, 85, 86, 92, 97
Laktation 161
Lärm 145
Laurence-Moon-Biedl-Syndrom 199
Leibesübungen 203
Lernbehinderte 267
Lernen 23, 174, 225
Lernschwierigkeiten 31, 40
Leukämie 74, 173, 266
Light for dates s. Mangelgeburt
Lippenspalte 39, 185
Luftschlucken 136

Magenschmerzen 18, 67
Magerkeit 178 ff
Malabsorption 31, 182, 186
Mamille 162, 165
Mammarche 187
Mangelgeburt 179
Masturbation 27, 257
Meckel'sches Divertikel 67, 86
Megakolon 112, 181
Menarche 187
Meningitis 132, 134, 258
Meningomyelozele 17, 39, 234
Meteorismus 156

Migräne 25, 32, 64, 71, 75 ff, 90, 119
Miktionsstörung 93
Milchejektionsreflex 157, 162 ff, 184
Milchpräparate 169
Milchsekretion 153, 154, 162
Minderwuchs 37, 189 ff
- alimentärer 190
- hypophysärer 190
Mißbildung 209
Mißhandlung 42, 190
Mitteilung, ärztliche 20, 251 ff
Mortalität, perinatale
Mukoviszidose 47, 268
Muskeldystrophie 194, 200, 234
Muskelkrankheiten 268
Mütterberatung 183, 229
Mutter-Kind-Beziehung 45, 58, 152 ff
Myoklonus 130

Nachtangst 27, 32, 147
Nachtwandeln 32, 147
Nägelbeißen 27, 129
Nahrungsaufnahme 180
Nahrungsverweigerung 27, 172, 174, 176, 177
Nahrungsverwertung 173, 180
Nebennierenrinde, Überfunktion 199
Nebennierenrindentumor 79
Neoplasmen 84, 88, 173, 183
Nervensystem, autonomes 26, 27, 118, 122
Nierenkrankheiten 66, 72, 73, 79, 120, 173, 181, 183, 205

Obstipation 32, 106 ff, 136, 169
- Behandlung 111
- chronische 112
Ökologie 34
Organdisposition 24
Otitis media 40, 50, 138
Oxyuren 120, 126

Pavor nocturnus 27, 32, 138, 147
Penarche 187
Perineales Wundsein 105
Periodisches Syndrom 64, 82, 89 ff, 261
Persönlichkeit, kindliche 44, 76, 120, 127, 202, 244
Peutz-Jegher-Syndrom 67
Phäochromozytom 79

Pica 32, 173
Pneumonie 134
Pollakisurie 72, 104
Prader-Willi-Syndrom 199
Präventivmedizin 21
Problemfamilie 41, 244
Prognose 21, 198, 252
Proteinmangel 190
Pruritis ani 126
Psoriasis 268
Psychosomatische Betrachtungsweise 13 ff, 152 ff, 161 ff, 237, 251
Psychosomatische Krankheit 18, 22 ff, 27, 28, 121, 227, 233, 252
Psychotherapie 186, 201
Pubarche 187
Pubertas praecox 199
Pubertät 63, 124, 179, 187, 204
Pupillenreaktion 25, 26
Purpura *Schönlein-Henoch* 74
Pylorusstenose 39, 70, 108, 141, 152, 181
Pyurie 72

Rachitis 189
Radiologische Untersuchung 99, 112
Rassische Charakteristika 35, 189
Reaktion, emotionale 23, 28
Reflex, bedingter 261
Refraktionsanomalien 78, 80
Reizblase 104
Reizkolon 67, 70
Respirationstrakt, Erkrankungen 47 ff, 192
Rhinitis 166, 173
Rhinitis vasomotorica 25, 48, 144, 173
Rückkoppelung (feed back) 29
Rumination 141, 181

Sauger 152, 170, 182
Säuglingsernährung 152 ff
Sauberkeitserziehung, Harn 95, 96, 102, 103
- Stuhl 107, 116
Saugbedürfnis 135
Säuglingssterblichkeit 35, 36
Schielen 228
Schlaf 97, 143 ff
Schlafstörung 27, 31, 32, 40, 68, 143 ff, 209
- Aufwachen, frühes 150

- Behandlung 140, 141, 148, 150
- Einschlafstörung 145
Schmerzen 120, 135, 146, 164, 208
Schmerzzustände, rezidivierende 16, 25, 27, 64 ff
Schock-Reaktion 125, 215
Schreien 132 ff
- Behandlung 139
- im Kleinkindalter 137, 138
- paroxysmales 156
- im Säuglingsalter 27, 132 ff, 154, 169, 184
Schularzt 200
Schulbesuch 233, 243
Schuldgefühle 215
Schwächlichkeit 229
Schwachsinn 17, 199
Schweißfußsyndrom 86
Schwerhörigkeit 228
Schwindelattacken, paroxysmale 139
Schwitzen, exzessives 119, 120
Sehbehinderte 228, 268
Selbstheilung 21
Self-Demand-System 154, 155
Sinusitis 83
Skabies 120, 126
Skybala, rektale 112, 113, 115
Sonderkindergarten 222, 223
Soziale Klassen 36, 43, 94, 166, 193
Spastisch Gelähmte 268
Spina bifida 200, 268
Sprachfehler 37
Sprachstörung 228, 236
Stillen s. Brusternährung
Stoffwechselkrankheit 86, 181, 193, 194
Stottern 27
Streß, emotionaler 16, 22, 23, 30, 31, 45, 48, 49, 51, 53, 67, 74, 76, 79, 87, 90, 91, 125, 196, 229
Stuhlretention 27, 106, 107, 110
Süßigkeiten, Konsum 170, 173, 175, 195, 198, 203
Symptom 247 ff
Symptomwahl 117
Syndrom 17

Tagesrhythmen 143
Taubheit 228

Testarche 187
Therapie, kausale 14, 59
Therapie, symptomatische 14
Tics 27, 30, 127 ff
- Behandlung 131
Tod, plötzlicher bei Säuglingen 160
Tonsillektomie 49, 50, 78
Tonsillitis 40, 49, 50, 84, 174, 196
Torsionsspasmus 130
Totgeburt 36
Tracheolaryngitis 134
Trennungsangst 27, 132
Trennungsfolgen, Kind-Mutter 209 ff, 222
Tuberkulose 73, 75, 178, 182, 248
Turner-Syndrom 189

Überbehütung 197
Überfüllung der Brust 165
Überfütterung 184, 192, 196
Überlauf-Inkontinenz 114 ff
Ulcus pepticum 25, 67, 70, 73
Umwelt 34 ff, 58
Uneheliche Geburt 36, 38
Unfälle 32, 37
Unterernährung 17, 173
- beim Säugling 110, 155, 156, 184
Untersuchung 245, 246
Urticaria 120, 123

Vasomotorische Symptome 32, 119
Verbrennung 42
Vergiftungen 32
Verhalten, Biochemie 23
Verhaltensstörung 173, 233
Verwöhnung 133, 144
Vitamine 155, 266
Vollmond-Ikterus 36
Volvulus 86

Wachstumshormon 190
Wachstumsstörung 15, 25, 32
Wahrnehmung 45
Warzen 121
Weckgeräte (Enuresis) 101
Wohnverhältnisse 37, 190, 213
Wut s. Zorn
Wurmbefall 66, 173

Zahndurchbruch 137, 148
Zahnstellungsfehler 142
Zahnwechsel 137
Zerebelläre Symptome 130
Zerebrale Bewegungsstörung 130, 194, 200, 212, 234, 268

Zöliakie 118, 182
Zorn 16, 30, 83, 118, 119, 138, 176, 229
Zwiemilchernährung 169
Zwillingsstudien 55
Zytomegalie 84